医疗机构感染防控知识与技能
千问千答

河南省卫生健康委员会　编写

河南科学技术出版社
·郑州·

图书在版编目（CIP）数据

医疗机构感染防控知识与技能千问千答 / 河南省卫生健康委员会编写. —郑州：河南科学技术出版社，2020.8（2023.3重印）

ISBN 978-7-5725-0140-1

Ⅰ.①医… Ⅱ.①河… Ⅲ.①医疗卫生组织机构—感染—控制—问题解答 Ⅳ.①R197.323-44

中国版本图书馆CIP数据核字（2020）第157029号

出版发行：河南科学技术出版社
　　　　　地址：郑州市郑东新区祥盛街27号　　邮编：450016
　　　　　电话：（0371）65788613　65788870
　　　　　网址：www.hnstp.cn
策划编辑：马艳茹　李明辉
责任编辑：郭亚婷
责任校对：许逸舒
封面设计：张　伟
责任印制：张艳芳
印　　刷：三河市同力彩印有限公司
经　　销：全国新华书店
开　　本：787 mm×1092 mm　1/16　印张：23.5　字数：460千字
版　　次：2023年3月第2次印刷
定　　价：198.00元

本书编委会

主任委员　阚全程

主　　审　李红星

主　　编　王秀萍　范秋萍　许　斯

副 主 编　王　俊　吴　睿　陈长英　李毅萍　职晨阳　张卫青

编　　委　（按姓氏笔画排序）

丰　羽　王　俊　王　勤　王秀萍　申巧玲　朱礼阳

刘慧萍　许　斯　孙明洁　苏富萍　李　华　李　洋

李晓莉　李凌云　李凌乐　李福琴　李毅萍　吴　睿

吴　赛　宋凤丹　张　玲　张小燕　张卫青　张亚琴

张有英　张要武　张福来　陈长英　陈扬武　陈利涛

陈淑敏　范郑周　范秋萍　范鑫苇　赵　琳　姚卓娅

党德建　高　姗　高　楠　高雯静　职　志　职晨阳

曹晓晨　逯　南　敬　丽　翟清华　樊英戈　魏　巍

在社会经济飞速发展的今天，伴随着人们生活水平的提高，健康已成为广大人民群众关注、关心之大事。在维护和促进人民群众健康的过程中，特别是在医疗卫生事业不断发展、医疗改革不断深化的背景下，保障医疗质量和患者安全成为永恒的话题，而医疗机构感染的预防与控制关系到医患安全，是决定宏观医疗管理水平与医疗质量的基础性关键因素。我国感染防控工作发展至今30余年，在理论和实践层面取得了长足发展，今后也必将持续探索、与时俱进。

医学新业务、新技术等在临床实践中快速而广泛的应用，给感染防控工作带来了新的问题，新的病原体、新发传染病，尤其是2020年新型冠状病毒引发的全球感染给感染防控工作带来严峻挑战，对医务人员提出了更高的要求。近年来，国家卫生健康委员会高度重视感染防控工作，随着感染防控相关法律、法规、规章、标准、规范等的先后颁布，感染防控工作趋于科学化、规范化管理。但是仍有一些医疗机构存在对感染防控工作重视程度不够，感染防控措施落实存在薄弱环节等现象，故严格落实相关法律、法规、规章、标准及规范等，切实加强感染防控管理，采取有效措施，提高传染病、感染性疾病诊疗防控能力，预防和控制其传播，杜绝医源性感染发生，防范化解感染暴发风险，是保障医疗质量和医疗安全的底线要求，是医疗机构开展诊疗活动中必须履行的基本职责。

本书以医疗机构感染防控相关法律、法规等最新发布版本为基准，精选了1000个感染预防与控制问答题，包含感染防控、感染监测与报告、重点部门和重点环节感染防控、清洁消毒与隔离技术、抗菌药物和多重耐药菌管理、传染病感染防控六个章节，具有很强的实用性、指导性。

相信本书的出版，将会对提高医疗机构广大医务人员及管理、后勤（包括外包服务）等人员在感染防控工作科学化、规范化、常态化管理的认知技能水平，规范各项诊疗行为，确保医疗质量，保证医患安全，促进医疗机构感染防控水平的持续提升等方面有较大的帮助，也期待大家共同努力，为人民群众提供安全、高质量的诊疗服务，为感染防控工作做出更多的贡献。

2020 年 6 月

前　言

　　医疗机构感染预防与控制（简称感染防控）是医疗管理的重要内容，做好感染防控工作对保障医疗质量和医疗安全具有重要作用，特别是在医疗救治工作中发生的感染相关不良事件，反映出部分医疗机构少数管理者和医务人员对感染防控工作重视程度不足，感染防控理念缺乏，感染防控规章制度及措施掌握不全面、落实不到位，暴露出诸多薄弱环节。随着新发传染病的不断出现、多重耐药菌感染患者不断增多、新技术新业务的不断扩展、侵入性诊疗技术的广泛应用使得感染防控的重要性越发凸显，对医院管理者、感染防控专（兼）职人员和医务人员提出了更高的要求。

　　为进一步做好医疗机构感染防控工作，有效降低感染风险，保障医疗质量和医疗安全，维护广大患者和医务工作者健康，更好地贯彻落实《中华人民共和国传染病防治法》《突发公共卫生事件应急条例》《医院感染管理办法》《消毒管理办法》等与感染防控相关的最新法律、法规、规章、标准及规范，河南省卫生健康委员会组织感染防控相关专业的专家，编写了《医疗机构感染防控知识与技能千问千答》。本书理论与实际并重，共感染防控、感染监测与报告、重点部门和重点环节感染防控、清洁消毒与隔离技术、抗菌药物和多重耐药菌管理、传染病感染防控六个章节，通过一问一答的形式，解答医疗机构感染防控临床实践中亟待解决的问题，力求贴近基层、贴近临床、贴近基础。本书适合各级各类医疗机构临床医务人员、职能部门人员、管理人员、后勤保障人员等的日常学习，同时也将成为一本指导大家做好感染防控工作的案头工具书。

　　相信此书对提升各级卫生健康行政主管部门和各级各类医疗

机构管理者、广大医务人员的感染防控重要性认知水平，进一步加强医疗机构感染防控能力建设，促进医务人员快速掌握感染防控工作关键点，指导感染防控工作实施法制化、规范化、科学化、常态化管理等方面有较好的帮助。

对于参与本书编写审核的各位专家、同仁及河南科学技术出版社表示衷心的感谢。

由于编写时间仓促，可能会有疏漏之处，恳请广大读者批评指正。

编　者

2020 年 6 月

目　录

第一章
感染防控

1.何谓医疗机构？何谓基层医疗机构？何谓医院？

（1）医疗机构是指按照《医疗机构管理条例》取得医疗机构执业许可证，从事疾病诊断、治疗活动的机构。如医院、卫生院、疗养院、门诊部、诊所、卫生所（室）及急救站等。

（2）基层医疗机构是指乡镇卫生院、社区卫生服务中心（站）、诊所、村卫生室、门诊部等。

（3）医院是指治疗和护理患者的机构，也兼做健康检查、疾病预防等工作。

2.何谓医源性感染？何谓医疗机构感染？

（1）医源性感染是指在医学服务中，因病原体传播引起的感染。

（2）医疗机构感染是指住院患者在医疗机构内获得的感染，包括在住院期间发生的感染和在医疗机构内获得出院后发生的感染，但不包括入院前已开始或者入院时已处于潜伏期的感染。医疗机构工作人员在医疗机构内获得的感染也属医疗机构感染。

3.何谓医疗机构感染防控？

医疗机构感染防控是指各级卫生健康行政部门、医疗机构及医务人员针对诊疗活动中存在的医疗机构感染、医源性感染及相关的危险因素进行的预防、诊断和控制活动。

4.原卫生部《医院感染管理办法》是根据我国哪些法律、行政法规制定的？其目的是什么？

（1）原卫生部《医院感染管理办法》是根据《中华人民共和国传染病防治法》《医疗机构管理条例》和《突发公共卫生事件应急条例》等法律、行政法规制定的。

（2）目的是加强医疗机构感染管理，有效预防和控制医疗机构感染，提高医疗质量，保证医疗安全。各级各类医疗机构应当严格按照本办法的规定实施医疗机构感染管理工作。

5.各级各类医疗机构应当建立感染防控责任制的依据是什么？该依据对实施责任制提出了哪些要求？

（1）各级各类医疗机构应当建立感染防控责任制的依据是《医院感染管理办法》。

（2）该办法要求各级各类医疗机构制定并落实感染防控的规章制度和工作规范，严格执行有关技术操作规范和工作标准，有效预防和控制医疗机构感染，防止传染病病原体、耐药菌、机会致病菌及其他病原微生物的传播。

6.医疗机构设立感染防控委员会和独立的感染防控部门的依据是什么？

（1）住院床位总数在100张以上的医院应当设立感染防控委员会和独立的感染防控部门。

（2）住院床位总数在100张以下的医院应当指定分管医院感染防控工作的部门。

（3）其他医疗机构应当有感染防控专（兼）职人员。

7.医疗机构感染防控委员会由哪些部门组成？主任委员由谁担任？

（1）医疗机构感染防控委员会由感染防控部门、医务部门、护理部门、临床科室、消毒供应中心（室）、手术部（室）、临床检验部门、药事管理部门、医学装备部门、后勤管理部门及其他有关部门的主要负责人组成。

（2）主任委员由医院院长或者主管医疗工作的副院长担任。

8.医疗机构感染防控委员会有哪些职责？

（1）认真贯彻感染防控方面的法律法规及技术规范、标准，制定本机构预防和控制感染的规章制度、感染诊断标准并监督实施。

（2）根据预防医疗机构感染和卫生学要求，对本机构的建筑设计、重点科室建设的基本标准、基本设施和工作流程进行审查并提出意见。

（3）研究并确定本机构的感染防控工作计划，并对计划的实施进行考核和评价。

（4）研究并确定本机构的感染防控重点部门、重点环节、重点流程、危险因素以及采取的干预措施，明确各有关部门、人员在预防和控制医疗机构感染工作中的责任。

（5）研究并制定本机构发生感染暴发及出现不明原因传染性疾病或者特殊病原体感染病例等事件时的控制预案。

（6）建立会议制度，定期研究、协调和解决有关感染防控方面的问题。

（7）根据本机构病原体特点和耐药现状，配合药事管理委员会提出合理使用抗菌药物的指导意见。

（8）其他有关感染防控的重要事宜。

9.医疗机构感染防控部门、分管部门及感染防控专（兼）职人员主要职责有哪些？

医疗机构感染防控部门、分管部门及感染防控专（兼）职人员具体负责医疗机构感染预防与控制方面的管理和业务工作。主要职责包括：

（1）对有关预防和控制医疗机构感染防控规章制度的落实情况进行检查和指导。

（2）对医疗机构感染及其相关危险因素进行监测、分析和反馈，针对问题提出控制措施并指导实施。

（3）对医疗机构感染发生状况进行调查、统计分析，并向感染防控委员会或者医疗机构负责人报告。

（4）对医院的清洁、消毒灭菌与隔离、无菌操作技术、医疗废物管理等工作提供指导。

（5）对传染病的医疗机构感染防治工作提供指导。

（6）对医务人员有关预防医疗机构感染的职业卫生安全防护工作提供指导。

（7）对医疗机构感染暴发事件进行报告和调查分析，提出控制措施并协调、组织有关部门进行处理。

（8）对医务人员进行预防和控制医疗机构感染的培训工作。

（9）参与抗菌药物临床应用的管理工作。

（10）对消毒药械和一次性使用医疗器械、器具的相关证明进行审核。

（11）组织开展医疗机构感染防控方面的科研工作。

（12）完成医疗机构感染防控委员会或者医疗机构负责人交办的其他工作。

10.医疗机构如何做好重复使用医疗器械、器具的消毒工作？

（1）医疗机构应当按照《消毒管理办法》，严格执行医疗器械、器具的消毒工作技术规范。

（2）进入人体组织、无菌器官的医疗器械、器具和物品必须达到灭菌水平。

（3）接触皮肤、黏膜的医疗器械、器具和物品必须达到消毒水平。

（4）各种用于注射、穿刺、采血等有创操作的医疗器具必须一用一灭菌。

11.医疗机构可以从哪些方面加强感染防控工作？

（1）使用的消毒药械、一次性医疗器械和器具应当符合国家有关规定。一次性使用的医疗器械、器具不得重复使用。

（2）应当制定具体措施，保证医务人员的手卫生、诊疗环境条件、无菌操作技术和职业卫生防护工作符合规定要求，对医疗机构感染的危险因素进行控制。

（3）应当严格执行隔离技术规范，根据病原体传播途径，采取相应的隔离措施。

（4）应当制定医务人员职业卫生防护工作的具体措施，提供必要的防护物品，保障医务人员的职业健康。

（5）应当严格按照《抗菌药物临床应用指导原则》，加强抗菌药物临床使用和耐药菌监测管理。

（6）应当按照医疗机构感染诊断标准及时诊断医疗机构感染病例，建立有效的医疗机构感染监测制度，分析医疗机构感染的危险因素，并针对导致医疗机构感染的危险因素，实施防控措施。

（7）应当及时发现医疗机构感染病例和医疗机构感染的暴发，分析感染源、感染途径，采取有效的处理和控制措施，积极救治患者。

12.医疗机构发生的感染属于法定传染病的，应当按照哪些法律和法规的规定进行报告和处理？

应当按照《中华人民共和国传染病防治法》和《国家突发公共卫生事件应急预案》的规定进行报告和处理。

13.医疗机构发生感染暴发时，所在地的疾病预防控制机构应开展哪些工作？

应当及时进行流行病学调查，查找感染源、感染途径、感染因素，采取控制措施，防止感染源的传播和感染范围的扩大。

14.医疗机构发生感染暴发时，卫生健康行政部门应开展哪些工作？

卫生健康行政部门接到报告后，应当根据情况指导医疗机构进行感染的调查和控制工作，并可以组织提供相应的技术支持。

15.医疗机构如何做好工作人员的感染防控培训工作？有哪些要求？

（1）应当制定对本机构工作人员的培训计划，对全体工作人员进行医疗机构感染相关法律法规、感染防控相关工作规范和标准、专业技术知识的培训。

（2）医疗机构感染防控专业人员应当具备感染防控工作的专业知识，并能够承担感染防控和业务技术工作。

（3）医务人员应当掌握与本职工作相关的感染防控方面的知识，落实感染防控规章制度、工作规范和要求。后勤人员应当掌握有关预防和控制医疗机构感染的基础卫生学和消毒隔离知识，并在工作中正确运用。

16.各级卫生健康行政部门如何做好工作人员的感染防控培训工作？有哪些要求？

（1）各级卫生健康行政部门和医疗机构应当重视感染防控的学科建设，建立专业人才培养制度，充分发挥感染防控专业技术人员在感染防控工作中的作用。

（2）省级人民政府卫生健康行政部门应当建立感染防控专业人员岗位规范化培训和考核制度，加强继续教育，提高感染防控专业人员的业务技术水平。

17.县级以上卫生健康行政部门对所辖区域的医疗机构监督检查的主要内容包括哪些？

（1）医疗机构感染防控的规章制度及落实情况。

（2）针对医疗机构感染危险因素的各项工作和控制措施。

（3）消毒灭菌与隔离、医疗废物管理及医务人员职业卫生防护工作状况。

（4）医疗机构感染病例和医疗机构感染暴发的监测工作情况。

（5）现场检查。

（6）卫生健康行政部门在检查中发现医疗机构存在感染隐患时，应当责令限期整改或者暂时关闭相关科室或者暂停相关诊疗科目。

18.医疗机构应如何配合卫生健康行政部门的检查、调查取证等工作？

医疗机构对卫生健康行政部门的检查、调查取证等工作，应当予以配合，不得拒绝和阻碍，不得提供虚假材料。

19.县级以上地方人民政府卫生健康行政部门未按照原卫生部《医院感染管理办法》的规定，履行监督管理和对医疗机构感染暴发事件的报告、调查处理职责，造成严重后果的，应受到哪些处罚？

对卫生健康行政主管部门主要负责人、直接责任人和相关责任人予以降级或者撤职的行政处分。

20.医疗机构违反原卫生部《医院感染管理办法》，有哪些行为的，由县级以上地方人民政府卫生健康行政部门责令改正，逾期不改的，给予警告并通报批评；情节严重的，对主要负责人和直接责任人给予降级或者撤职的行政处分？

（1）未建立或者未落实感染防控的规章制度、工作规范。

（2）未设立感染防控部门、分管部门以及指定专（兼）职人员负责感染防控工作。

（3）违反对医疗器械、器具的消毒工作技术规范。

（4）违反无菌操作技术规范和隔离技术规范。

（5）未对消毒药械和一次性医疗器械、器具的相关证明进行审核。

（6）未对医务人员职业暴露提供职业卫生防护。

21.医疗机构违反原卫生部《医院感染管理办法》的规定，未采取预防和控制措施或者发生医疗机构感染未及时采取控制措施，造成医疗机构感染暴发、传染病传播或者其他严重后果的，对负有责任的主管人员和直接责任人员应给予哪些处罚？

（1）给予降级、撤职、开除的行政处分。

（2）情节严重的，依照《中华人民共和国传染病防治法》第六十九条规定，可以依法吊销有关责任人员的执业证书。

（3）构成犯罪的，依法追究刑事责任。

22.医疗机构发生感染暴发事件未按原卫生部《医院感染管理办法》规定报告的，应受到哪些处罚？

（1）由县级以上地方人民政府卫生健康行政部门通报批评。

（2）造成严重后果的，对负有责任的主管人员和其他直接责任人员给予降级、撤职、开除的处分。

23.卫生健康行政部门和医疗机构如何提高对感染防控工作重要性的认识？

（1）做好感染防控工作是保障医疗质量和医疗安全的底线要求，是医疗机构开展诊疗活动中必须履行的基本职责。

（2）地方各级卫生健康行政部门和各级各类医疗机构要以高度的责任感和敏感性，提高政治站位，树立底线意识，重视并做好感染防控工作。

（3）要严格落实相关法律法规、规章制度及技术标准，采取有力有效措施，提高感染性疾病诊疗防控能力，预防和控制感染性疾病传播，杜绝医源性感染发生，防范化解感染暴发风险，以对人民健康高度负责的态度，切实加强感染防控管理，为人民群众提供安全、高质量的医疗服务。

24.卫生健康行政部门和医疗机构如何强化责任意识，落实感染防控制度要求？

（1）地方各级卫生健康行政部门和各级各类医疗机构要履行主体责任，法定代表人或主要负责人是感染防控工作的第一责任人。

（2）医疗机构要切实发挥本机构感染防控委员会的作用，明确感染防控部门、医务、药学、护理、临床检验以及各临床科室的职责分工，压实部门责任，并建立多学科、多部门协作机制，形成合力共同开展感染防控工作。

（3）医疗机构要认真学习贯彻《医疗机构感染预防与控制基本制度（试行）》，根据本机构实际情况，细化具体制度措施，加强全过程管理。

（4）医疗机构要加强感染防控人才队伍建设，确保感染防控专（兼）职人员配备充足，感染防控队伍专业结构合理，健全感染防控人员职业发展路径和激励机制，加大投入倾斜力度，保持感染防控队伍的稳定性。

25.医疗机构如何做好重点科室感染防控工作？

（1）对感染性疾病病例较多，易发生人与人之间的传播，特别是易发生医源性感染的科室，要重点关注并加强管理。

（2）针对新生儿病区（室）、新生儿重症监护区（室）、重症医学科、器官（骨髓）移植病房、血液透析中心（室）、感染性疾病科、手术部（室）、产房、急诊科、口腔科、介入手术室、输血科、内镜室、消毒供应中心（室）等重点部门和科室的特点，制订并落实具体防控措施。

（3）重点科室要指定专人负责本科室感染防控工作，明确其岗位责任，统一接受感染防控部门业务指导，确保各项防控措施落实到位。

26.《国家卫生健康委办公厅关于进一步加强医疗机构感染预防与控制工作的通知》（国卫办医函〔2019〕480号）中对降低潜在感染风险的主要措施有哪些？

（1）建立完善国家级、省级、医疗机构三级感染监测控制体系，逐步实现全国范围内医疗机构感染前瞻性目标监测。

（2）医疗机构要加强对重点科室的主动监测，对侵入性操作环节（如手术治疗、中心静脉插管、留置导尿管、呼吸机辅助呼吸、透析治疗、内镜操作等）实现全覆盖。通过主动监测，及时发现感染散发病例、感染聚集性病例和感染暴发，持续改进感染防控工作。

（3）医疗机构要定期开展感染防控风险因素科学评估，明确影响本机构感染防控的主要风险因素和优先干预次序。根据风险评估结果，合理设定或调整干预目标和策略。采取基于循证证据的干预措施，进行科学防控，避免防控过度和防控不足。

（4）医疗机构建立并实施基于风险评估结果开展感染高危人群筛查的工作机制。应当积极创造条件，利用信息化手段开展感染监测评估工作。

27.卫生健康行政部门和医疗机构如何全面提升感染防控能力水平？

（1）地方各级卫生健康行政部门和各级各类医疗机构要建立感染防控全员培训制度，制订培训大纲和培训计划，每年至少开展一次感染防控法律法规、知识和技能专项培训。

（2）培训对象覆盖全体医务人员以及医疗机构的管理、后勤（包括外包服务）等人员，培训内容针对不同岗位特点设定，并组织培训效果考核。

（3）将参加培训情况以及考核结果作为重要内容，纳入医师定期考核、护士执业注册、药学、医技以及其他人员档案管理等，并与职称晋升、绩效分配、评优评先等挂钩。

28.《国家卫生健康委办公厅关于进一步加强医疗机构感染预防与控制工作的通知》（国卫办医函〔2019〕480号）中对做好感染暴发报告及处置工作提出了哪些要求？

（1）医疗机构应建立感染暴发报告、调查和处置过程中的规章制度、工作程序和工作预案，明确感染防控委员会、感染防控部门、感染防控专（兼）职人员及相关部门医务人员在感染暴发报告及处置工作中的职责，做到分工明确、反应迅速、管理规范，提高感染暴发的防控和处置水平，降低感染造成的伤害。

（2）医疗机构发生疑似感染暴发或暴发后，必须按照规定及时报告上级卫生健康行政部门。

（3）各级卫生健康行政部门接到报告后，应当及时组织有关专家指导医疗机构开展感染暴发的医疗救治及调查处置工作，并提供相应的指导和技术支持。

29.卫生健康行政部门如何加强监督管理，以督促各项要求有效落实？

（1）地方各级卫生健康行政部门要加强对辖区内医疗机构的日常监督、管理和指导，将感染防控工作作为"一票否决"项纳入医疗机构等级评审、绩效考核、评优评先等工作。

（2）充分发挥医疗机构感染防控质控中心等专业组织的作用，协助行政部门开展人员培训、指导评估、督导考核等工作，促进感染防控水平的持续提升。

（3）对于发现的薄弱环节及风险隐患，要立即督促整改；对于违反有关法律法规和技术规范，造成严重后果的，要对相关责任人依法依规处理。

30.《医疗机构感染预防与控制基本制度（试行）》实施的意义是什么？

感染防控是医疗管理的重要内容，做好感染防控工作对保障医疗质量与医疗安全具有重要意义。为进一步落实相关法律法规、规章制度和规范性文件等要求，指导医疗机构开展感染防控工作，提高感染防控水平。

31.《医疗机构感染预防与控制基本制度（试行）》实施的要求是什么？

本制度是各级各类医疗机构必须遵守和严格执行的基本要求，具有"底线性""强制性"。

32.医疗机构感染防控基本制度及名称是什么？

（1）感染防控分级管理制度。

（2）感染防控监测及报告管理制度。

（3）感染防控标准预防措施执行管理制度。

（4）感染防控风险评估制度。

（5）多重耐药菌感染预防与控制制度。

（6）侵入性器械/操作相关感染防控制度。

（7）感染防控培训教育制度。

（8）医疗机构内感染暴发报告及处置制度。

（9）医务人员感染性病原体职业暴露预防、处置及上报制度。

（10）医疗机构内传染病相关感染预防与控制制度。

33.《医疗机构感染预防与控制基本制度（试行）》感染防控风险评估制度的含义及基本要求是什么？

（1）含义：感染防控风险评估制度是医疗机构及医务人员针对感染防控风险开展的综合分析、评价、预判、筛查和干预等活动，从而降低感染发生风险的规范性要求。感染防控风险评估种类主要包括病例风险评估、病种风险评估、部门（科室）风险评估、机构风险评估，以及感染聚集、流行和暴发等的风险评估。

（2）基本要求：

1）医疗机构及其科室、部门应当根据所开展诊疗活动的特点，定期开展感染防控风险评估。

2）明确影响本机构感染防控的主要风险因素和优先干预次序。

3）根据风险评估结果，合理设定或调整干预目标和策略，采取基于循证证据的干预措施。

4）建立并实施根据风险评估结果开展感染高危人员筛查的工作机制。

34.《医疗机构感染预防与控制基本制度（试行）》感染防控培训教育制度的含义及基本要求是什么？

（1）含义：感染防控培训教育制度是医疗机构针对不同层级、不同岗位的工作人员开展针对性、系统性、连续性的感染防控相关基础知识、基本理论和基本技能培训教育活动的规范性要求。感染防控培训教育的基本内容包括但不限于培训目标、适用对象、进度安排、实施方式，以及考核评估等。

（2）基本要求：

1）医疗机构人力资源、医疗、护理、教育科研和后勤保障等相关管理职能部门和各临床、医技科室应当将感染防控相关内容纳入所开展的培训教育之中。各部门和临床、医技科室应当根据培训对象制订培训计划并组织实施。

2）明确不同层级、不同岗位工作人员接受感染防控知识培训的形式、内容与方法等，并做好培训教育组织管理工作。

3）制订并实施感染防控知识与技能培训教育考核方案，将考核结果纳入相关医务人员执业资质（准入）、执业记录和定期考核管理。

4）向陪护、探视等人员提供感染防控相关基础知识宣教服务。

35.何谓个案追踪？

个案追踪是医疗机构现场评价所使用的一种方法，即采用真实患者分析医疗机构所提供治疗、护理和服务的过程，以评估各学科、科室、项目、服务之间相互关系，以及他们在所提供的治疗和服务中的重要功能，旨在追踪某一患者在医疗机构接受诊疗服务的全过程。所选择的真实患者通常是那些接受过多学科或复杂服务的患者。

36.何谓系统追踪？

系统追踪是以个案追踪为基础的医疗机构现场评价方法，用于评价各诊疗环节之间的整合与协调、各学科和各部门之间的沟通，以发现各环节的潜在问题。系统追踪评价的三个方面是数据利用、感染防控以及用药管理。

37.何谓医疗机构感染防控重点部门？

医疗机构感染防控重点部门是指在感染防控过程中需要重点关注的、具有感染率高或引发感染风险高等特点的科室。

38.医疗机构感染防控评价的基本原则是什么?

（1）医疗机构感染防控工作的评价，应符合国家医疗机构感染防控有关法律法规、规章、标准和规范等要求。

（2）医疗机构应鼓励相关科室根据循证医学原则，采用有效的感染防控方法，降低感染发生的风险。

（3）医疗机构感染监测、预防与控制等管理措施应得当。

（4）医疗机构感染防控工作应体现持续质量改进。

39.医疗机构感染防控评价的评价方法是什么?

（1）采取现场评估和查阅资料相结合的方法，对医疗机构感染防控工作进行评价。

（2）现场评估宜采用个案追踪和系统追踪方法。

（3）医疗机构感染防控质量指标宜与同地区同类医院进行比较分析，促进医疗机构感染防控工作的持续质量改进。

40.医疗机构感染防控评价内容包括哪些?

评价内容包括医疗机构感染防控组织管理、知识培训与教育、医疗机构感染监测、医疗机构感染防控措施、重点部门感染防控、医务人员职业暴露和感染防控。

41.医疗机构感染防控组织建设与职责落实评价内容及要求有哪些?

（1）有感染防控委员会，每年至少召开两次工作会议，有会议记录或会议简报。

（2）有感染防控部门，专（兼）职人员配备应符合原卫生部《医院感染管理办法》的要求。

（3）临床及医技科室有感染防控小组。

（4）有三级组织的工作制度及职责并落实，有定期检查，对存在问题有反馈及持续改进。

（5）相关人员知晓本部门、本岗位感染防控相关的职责并履行。

（6）与相关部门分工协作，共同推进医疗质量与安全管理及持续改进。

（7）有临床、检验、感染防控、药学等部门的联动机制，信息及时共享。

（8）有医疗机构感染重大事件如医疗机构感染暴发的应急体系及联动机制，并落实。

42.医疗机构感染防控制度建设与落实评价内容及要求有哪些？

（1）有根据相关法律法规、标准，并结合本医疗机构实际情况，不断修订和完善的医疗机构感染防控制度。

（2）有保障制度落实的工作流程、具体措施。

（3）医疗机构感染防控相关人员熟知相关制度、工作流程及所管辖部门防控感染特点。

（4）全体人员熟知本部门、本岗位有关医疗机构感染防控相关制度及要求，并执行。

43.医疗机构感染防控部门职责与落实评价内容及要求有哪些？

（1）有年度工作总结与计划，工作计划有效落实。

（2）开展的工作内容符合原卫生部《医院感染管理办法》的要求和医疗机构工作的需要。

（3）专职人员每年参加医疗机构感染防控及相关学科知识的培训。

44.医务部门医疗机构感染防控职责与落实评价内容有哪些？

（1）协助组织医师和医技部门人员预防与控制医疗机构感染知识与技能的培训。

（2）有监督指导医师和医技人员落实医疗机构感染防控的制度及措施。

（3）当发生医疗机构感染暴发时，负责组织、协调相关科室、部门开展感染防控工作，根据需要进行医师和医技人力调配，组织对患者的治疗和善后处理。

45.护理部门医疗机构感染防控职责与落实评价内容有哪些？

（1）协助组织医疗机构护理人员预防与控制医疗机构感染知识与技能的培训。

（2）有监督指导护理人员落实医疗机构感染防控包括消毒隔离等制度及措施。

（3）当发生医疗机构感染暴发时，根据需要进行护士人力调配。

46.人力资源部门、教育部门的医疗机构感染防控职责与落实评价内容有哪些?

（1）人力资源部门：可将医疗机构感染防控的绩效指标纳入医师、护士、医技人员和后勤人员的考核体系。

（2）教育部门：负责组织医疗机构感染防控及相关知识与技能的培训与考核。

47.药学部门医疗机构感染防控职责与落实评价内容有哪些?

（1）有抗菌药物临床应用的管理、监测和评价制度。

（2）有"抗菌药物临床应用和管理实施细则"和"抗菌药物分级管理制度"，有明确的限制使用抗菌药物和特殊使用抗菌药物临床应用程序，实行责任制管理。

（3）协助对医务人员进行抗菌药物合理应用的培训。

（4）有定期抗菌药物临床应用的监测与评价分析报告，有改进措施，及时为临床提供抗菌药物信息。

（5）督促临床医务人员严格执行抗菌药物应用的管理制度和应用原则。

48.后勤或相关主管部门医疗机构感染防控职责与落实评价内容有哪些?

（1）有医疗机构感染防控相关设施、设备，包括清洗、消毒、灭菌、通风系统、一次性使用物品、防护用品的保障制度与措施，并落实。

（2）医疗机构新建、改建与扩建应有论证制度，应符合医疗机构感染防控的要求。

（3）有医疗废物管理规章制度和岗位职责，落实并符合以下要求：

1）有专人负责医疗废物处理工作，知晓相关知识。

2）医疗废物的分类收集、运送、暂存、交接等工作符合有关法规的要求，有相应记录。

3）医疗废物处置设施设备运转正常，有运行日志。

4）有医疗废物处置人员的防护制度，防护用品配备合格，使用得当。

5）有医疗废物泄漏应急预案。

（4）有医用织物的管理制度，医用织物管理符合《医院医用织物洗涤消毒技术规范》（WS/T 508）的要求。

（5）配合感染防控部门完成对消毒药械和一次性使用医疗器械、器具和物品的相关证明的审核。

（6）有主管部门对制度与岗位职责落实情况的监管和持续质量改进记录。

49.《医院感染预防与控制评价规范》中培训与教育的评价内容有哪些?

（1）有针对各级各类人员制定的医疗机构感染防控培训计划和培训内容。

（2）有培训责任部门，根据不同人员设计相关知识与技能等培训内容，并有考核。

（3）各级各类人员应掌握本部门、本岗位相应的医疗机构感染防控知识与技能。

50.基础性医疗机构感染防控措施有哪些?

（1）手卫生。

（2）清洁、消毒与灭菌。

（3）隔离。

（4）一次性使用无菌医用品的管理。

（5）抗菌药物合理使用的管理。

51.重点部门医疗机构感染防控的评价内容通用要求有哪些?

（1）有医疗机构感染防控小组，职责明确，并落实。

（2）根据本部门的特点，制定适用于本部门的医疗机构感染防控制度并落实。

（3）有落实标准预防的具体措施。

（4）配合感染防控部门开展医疗机构感染的监测，并能将监测结果用于临床感染防控。

（5）有落实医疗机构感染监测、手卫生、清洁、消毒、隔离、抗菌药物合理使用、医疗废物管理等的具体措施与流程。

（6）有医疗机构感染防控相关知识与技能的培训，医务人员知晓本部门、本岗位医疗机构感染防控知识与技能。

（7）医疗机构感染防控小组定期（至少每季度）对医疗机构感染防控工作进行自查、总结分析，能体现持续质量改进。

52.何谓感染性疾病?

感染性疾病是指由微生物引起的疾病。

53.何谓消毒服务机构?

消毒服务机构是指为社会提供对可能被污染的物品及场所、卫生用品和一次性使用医疗用品等进行消毒与灭菌服务的单位。

54.何谓医疗卫生机构?

医疗卫生机构是指医疗保健、疾病控制、采供血机构及与上述机构业务活动相同的单位。

55.医疗卫生机构如何落实《消毒管理办法》中关于消毒的卫生要求?

（1）医疗卫生机构应当建立消毒管理组织，制定消毒管理制度，执行国家有关规范、标准和规定，定期开展消毒与灭菌效果检测工作。

（2）医疗卫生机构工作人员应当接受消毒技术培训、掌握消毒知识，并按规定严格执行消毒隔离制度。

（3）医疗卫生机构使用的进入人体组织或无菌器官的医疗用品必须达到灭菌要求。各种注射、穿刺、采血器具应当一人一用一灭菌。凡接触皮肤、黏膜的器械和用品必须达到消毒要求。使用的一次性使用医疗用品用后应当及时按照医疗废物分类弃置、处理。

（4）医疗卫生机构购进消毒产品必须建立并执行进货检查验收制度。

（5）医疗卫生机构环境、物品应当符合国家有关规范、标准和规定。排放废弃的污水、污物应当按照国家有关规定进行无害化处理。运送传染病患者及其污染物品的车辆、工具必须随时进行消毒处理。

（6）医疗卫生机构发生感染性疾病暴发、流行时，应当及时报告当地卫生健康行政部门，并采取有效消毒措施。

（7）从事致病微生物实验的单位应当执行有关的管理制度、操作规程，对实验的器材、污染物品等按规定进行消毒，防止实验室感染和致病微生物的扩散。

（8）疫源地的消毒应当执行国家有关规范、标准和规定。

56.医疗机构如何落实《医院消毒卫生标准》中关于建筑布局和消毒隔离设施的要求?

（1）建筑设计和工作流程应符合传染病防控和医疗机构感染防控需要，消毒隔离设施配置应符合《医院隔离技术规范》（WS/T 311）和《消毒技术规范》有关规定。

（2）感染性疾病科、消毒供应中心（室）、手术部（室）、重症监护病区、血液透析中心（室）、新生儿病区（室）、内镜中心（室）和口腔科等重点部门的建筑布局和消毒隔离应符合相关规定。

（3）洁净场所的设计、验收参照《医院洁净手术部建筑技术规范》（GB 50333）要求，竣工全性能监测应由有资质的第三方单位完成。

（4）Ⅱ类环境和门急诊、病区等诊疗场所应按《医务人员手卫生规范》（WS/T 313）要求，配置合适的手卫生设施，提供满足需要的洗手液、手消毒剂以及干手设施等。

57.医疗机构如何落实《医院消毒卫生标准》中关于消毒产品使用管理的要求?

（1）使用的消毒产品应符合国家有关法规、标准和规范等管理规定，并按照批准或规定的范围和方法使用。

（2）含氯消毒液、过氧化氢消毒液等易挥发的消毒剂应现配现用；过氧乙酸、二氧化氯等二元、多元包装的消毒液活化后应立即使用。采用化学消毒、灭菌的医疗器材，使用前应用无菌水（高水平消毒的内镜可使用经过滤的生活饮用水）充分冲洗以去除残留。不应使用过期、失效的消毒剂。不应采用甲醛自然熏蒸方法消毒医疗器材。不应采用戊二醛熏蒸方法消毒、灭菌管腔类医疗器材。

（3）灭菌器如需进行灭菌效果验证，应由省级以上卫生健康行政部门认定的消毒鉴定实验室进行检测。灭菌物品的无菌检查应按《中华人民共和国药典》"无菌检查法"要求进行。使用消毒器械灭菌的消毒员经培训合格后方可上岗。

58.《医院感染管理专业人员培训指南》中培训要求有哪些?

（1）省级人民政府卫生健康行政部门应根据原卫生部《医院感染管理办法》和本指南制定岗位规范化培训计划、培训大纲，课程设置应符合专业人员岗位要求，考核合格颁发岗位培训证书。

（2）医疗机构宜根据原卫生部《医院感染管理办法》和本指南制定医疗机构

感染防控专业人员岗位培训计划，课程设置应符合专业人员岗位要求，并有培训记录及考核结果。

（3）培训机构应符合以下基本条件：

1）有组织机构和管理制度。

2）具备与培训任务相适应的教师。

3）具备进行培训所需的场所、设施、设备。

4）有培训计划、培训大纲和培训教材。

5）课程设置符合专业人员岗位要求。

6）为考核合格者颁发岗位培训证书。

（4）医疗机构感染防控专业人员培训分为三个阶段，应根据不同培训阶段和培训目标采取不同的培训方式。

59.医疗机构感染防控专业人员培训分为哪几个阶段？

培训分为基础培训阶段、实践培训阶段和提高培训阶段三个阶段。

60.医疗机构感染防控专业人员基础培训阶段的培训对象、培训内容和培训形式是什么？

（1）新上岗、转岗医务人员、在医疗机构感染防控岗位工作不满两年的专业人员应参加基础培训。此阶段培训以基本理论、基本知识、基本技能、相关法律法规等培训为主。

（2）培训以集中式讲授为主，自学和网络学习为辅。

61.医疗机构感染防控专业人员实践培训阶段的培训对象、培训内容和培训形式是什么？

（1）从事医疗机构感染防控工作两年以上五年以下的专业人员应参加实践培训。在掌握第一阶段知识的基础上应以了解医疗机构感染暴发的识别、调查和防控，医疗机构感染目标性监测，以及重点部门、重点环节的医疗机构感染防控等内容为主。

（2）培训以集中式讲授为主，自学和网络学习为辅。

62.医疗机构感染防控专业人员提高培训阶段的培训对象、培训内容和培训形式是什么？

（1）对从事医疗机构感染防控工作五年以上专业人员的培训宜以医疗机构感染防控新理论、新知识、新技术为主。使其能够应用所学知识培训医疗机构医务人员，开展与医疗机构感染防控相关的科研工作。

（2）培训形式可以是自学、参加医疗机构感染防控及相关学科继续医学教育培训班或参加专业学术交流会等。

63.医疗机构感染防控专业人员培训方式有哪些？

（1）集中讲授培训：以多媒体课堂讲授为主，可安排适当的课堂讨论。

（2）集中讲授与带教结合培训：可安排适当的感染防控场景讨论和课堂讲授，以及带教实践培训。

（3）网络视频培训：以网络视频教学为主，结合网络答题进行考核。

（4）自学：对基础理论和技能、法规，学习者可按照大纲要求进行自修，并参加网络答题进行考核。

64.医疗机构感染防控专业人员培训内容有哪些？

（1）医疗机构感染防控相关法律、法规。

（2）医疗机构感染防控相关标准和规范。

（3）医疗机构感染防控专业理论、知识与技能。

65.《基层医疗机构医院感染管理基本要求》适用于哪些医疗机构？

适用于社区卫生服务中心（站）、诊所、乡镇卫生院、村卫生室等基层医疗机构。

66.基层医疗机构如何落实《基层医疗机构医院感染管理基本要求》中组织管理的要求？

（1）健全医疗机构感染防控体系，实行主要负责人负责制，配备医疗机构感染防控专（兼）职人员，承担医疗机构感染防控和业务技术咨询、指导工作。相关人员应当经过上级卫生健康行政部门或医疗机构组织的感染防控知识与技能岗位培训并经考核合格。

（2）制定符合本单位实际的医疗机构感染防控规章制度，内容包括：清洁消毒与灭菌、隔离、手卫生、医源性感染预防与控制措施、医源性感染监测、医源性感染暴发报告制度、一次性使用无菌医疗器械管理、医务人员职业卫生安全防护、医疗废物管理等。

（3）医疗机构感染防控专（兼）职人员负责对全体职员开展医疗机构感染防控知识与技能培训。医疗机构工作人员应当学习、掌握与本职工作相关的医疗机构感染防控知识与技能。

67.《医疗质量管理办法》中对医疗机构加强感染防控有哪些要求?

医疗机构应当加强感染防控工作，严格执行消毒隔离、手卫生、抗菌药物合理使用和医疗机构感染监测等规定，建立医疗机构感染的风险监测、预警以及多部门协同干预机制，开展医疗机构感染防控知识与技能的培训和教育，严格执行医疗机构感染暴发报告制度。

68.《医疗机构感染预防与控制基本制度（试行）》中感染防控分级管理制度的含义及基本要求是什么?

（1）含义：感染防控分级管理制度是指导和规范医疗机构建立层级合理、专兼结合、分工明确、运转高效的感染防控分级管理组织体系，并有效开展感染防控工作的规范性要求。

（2）基本要求：

1）按规定建立感染防控组织体系，结合本机构规模和诊疗活动实际，配备数量充足、结构合理的感染防控专（兼）职人员。

2）明确感染防控组织体系的管理层级与责任主体。管理层级有"医疗机构、感染防控部门和临床科室"三级管理和"医疗机构、临床科室"二级管理两种基本模式，后者主要适用于依规定不需要设置独立感染防控部门的医疗机构。采用二级管理模式的医疗机构应当设置专（兼）职感染防控管理岗位。

3）明确管理体系中各层级、各部门及其内设岗位的感染防控职责；明确各层级内部、外部沟通协作机制。

4）教育引导全体工作人员践行"人人都是感染防控实践者"的理念，将感染防控理念和要求融入诊疗活动全过程、全环节、全要素之中。

5）规范预检分诊工作，落实医疗机构内传染病防治措施。将发热伴有呼吸道、消化道感染症状，以及其他季节流行性感染疾病症状、体征的就诊者纳入医疗机构预检分诊管理；将基于特定病种、操作和技术等的感染防控核心措施纳入重点病种临床路径管理和医疗质量安全管理；参与抗菌药物临床合理应用与管理。

69.感染防控分级管理组织体系的各层级主体包括哪些？

感染防控分级管理组织体系的各层级主体包括医疗机构感染防控委员会、感染防控管理部门、临床与医技科室感染防控小组，以及感染防控专（兼）职人员等。

70.感染防控涉及的相关部门有哪些？

（1）涉及的相关职能部门包括但不限于医务、护理、药学、信息、后勤、医学装备、质量控制，以及教学科研等管理部门。

（2）涉及的临床与医技科室包括全部临床学科、专业，并覆盖各学科、专业所设立的门急诊、病区和检查治疗区域等。

71.《医疗质量管理办法》中对医疗机构如何提高医院信息化工作管理水平有哪些要求？

医疗机构应当强化基于电子病历的医院信息平台建设，提高医院信息化工作的规范化水平，使信息化工作满足医疗质量管理与控制需要，充分利用信息化手段开展医疗质量管理与控制。建立完善医疗机构信息管理制度，保障信息安全。

参考文件

［1］《国家卫生健康委办公厅关于进一步加强医疗机构感染预防与控制工作的通知》（国卫办医函〔2019〕480号）.

［2］《医院感染管理办法》（卫生部令第48号）.

［3］《医疗质量管理办法》（国家卫生和计划生育委员会令第10号）.

［4］《消毒管理办法》（卫生部令第27号）.

［5］《医院消毒卫生标准》（GB 15982）.

［6］《医院感染管理专业人员培训指南》（WS/T 525）.

［7］《医院感染预防与控制评价规范》（WS/T 592）.

［8］《国家卫生计生委办公厅关于印发〈基层医疗机构医院感染管理基本要求〉的通知》（国卫办医发〔2013〕40号）.

［9］《医疗机构管理条例》（国务院令第149号）.

第二节 医疗机构感染信息化监测及管理

1.何谓医疗机构感染管理信息系统?

医疗机构感染管理信息系统是指从医疗机构信息系统中采集、存储和分析感染相关临床数据,围绕提高医疗机构感染管理水平实施智能化、信息化的综合监测、目标监测并且有上报和辅助分析管理功能的计算机信息处理系统。

2.医疗机构感染管理信息系统基本要求有哪些?

(1)应满足从医疗机构各信息系统获取住院患者感染相关临床数据的需求。

(2)应满足医疗机构感染病例自动筛查、实时预警、确认排除、干预反馈的需求。

(3)应满足医务人员血源性病原体职业暴露监测、消毒灭菌效果监测、消毒供应中心质量控制过程的监测的功能需求。

(4)应实现与医疗机构内其他信息系统数据共享,并保障本系统数据安全。

3.医疗机构感染监测功能基本要求涵盖哪些?

医疗机构感染监测功能涵盖数据采集、自动筛查、实时预警、辅助确认、干预反馈、统计分析、数据上报7项功能。

4.医疗机构感染监测系统应该具有哪些数据采集功能?

(1)采集住院患者感染相关临床数据,建立感染信息数据库,采集以下基本信息:

1)患者的基本信息:住院患者标识符、住院次数、病案号、姓名、性别、出生日期、有效身份证件号码、入院日期时间、出院日期时间、离院方式、入住病区代码、入病区日期时间、出病区日期时间等。

2)患者感染的相关信息:器械相关治疗信息,细菌、真菌病原学检验信息、抗菌药物敏感性试验信息,生命体征信息、常规检验信息、影像学报告、病理报告等。

3）能满足重点部门、重点环节和重点人群的监测应采集的数据。

（2）除感染判断相关数据、手术回访情况、ICU患者病情等级评定等其他业务系统中未记录的内容需手工录入少量内容外，系统应自动采集感染相关临床数据。

5.医疗机构感染监测系统应该具有哪些自动筛查功能？

应结合医疗机构自身特点定义感染病例筛查策略，实现实时、自动筛查，及时发现危险因素和疑似感染病例。

6.医疗机构感染监测系统应该具有哪些实时预警功能？

（1）应具备对医疗机构感染指标设置暴发预警阈值功能，超出阈值时及时警示疑似暴发。

（2）宜具备医疗机构感染病例感染时间、病区内床位分布等情况直观展示功能。

（3）应具备对全院抗菌药物各项指标超过标准值的实时预警功能。

（4）应具备对细菌耐药率超过标准值的实时预警功能。

7.医疗机构感染监测系统应该具有哪些辅助确认功能？

（1）应具备疑似医疗机构感染病例提醒功能，以工作列表的形式供医疗机构感染监测专职人员进行确认和排除。

（2）应具备疑似暴发辅助确认和排除功能。

（3）作为医疗机构感染监测工作开展的成果，感染监测专职人员应通过日常监测产生感染判断相关数据：感染部位名称、感染日期时间、感染转归情况、感染转归日期时间、是否新发感染、感染属性、手术部位感染名称、实验室检出病原体的感染类型等。

8.医疗机构感染监测系统应该具有哪些干预反馈功能？

（1）应具备感染管理专职人员和临床医师对疑似医疗机构感染病例诊断进行沟通的功能。

（2）应具备干预措施推送功能，将病例诊断建议、感染防控要点等内容及时推送给医师进行干预。

（3）应具备反馈评价功能，记录干预执行情况。

（4）宜提供感染诊断、防控相关知识培训与学习模块。

9.医疗机构感染监测系统应该具有哪些统计分析功能?

（1）应按类别自动记录并统计任意时段全院及各病区的住院人数、住院天数、出院人数、尿道插管千日使用率、中央血管导管千日使用率、呼吸机千日使用率、手术人数、多重耐药菌检出数、抗菌药物使用人数等，并方便查询。

（2）在每日新发感染病例得到确认的基础上，根据预设的标准算法，应自动统计任意时段全院及各病区的感染（例次）发病率、千日感染（例次）发病率、感染现患（例次）率、手术患者手术部位感染发病率、尿道插管相关泌尿道感染发病率、中央血管导管相关血流感染发病率、呼吸机相关性肺炎发病率、多重耐药菌感染（例次）发生率、多重耐药菌感染例次千日发生率、多重耐药菌定植例次千日发生率等统计指标。

（3）应提供所有重点部位、重点部门和重点环节感染监测相关的监测结果。

（4）应自动生成各项指标的报表，并分为全院、科室（或病区）等层次，以图形、表格等方式展示，并直接导出可编辑、分析的文档格式。

（5）应提供各项指标的"钻取"功能，即点击数字可浏览该数字对应的原始数据，如点击某时段某病区的"发病率"数字可看到该时段在该病区的住院患者列表，该时段新发的感染例次列表等。应具备统计分析数据排序和导出功能。

（6）应具备查询任意时点或时段在院或出院病例情况、查询任意时段全院及各病区感染统计分析结果的功能，应具备展示上述（1）和（2）各指标全院及各病区按年提供指标变化趋势的功能。

10.医疗机构感染监测系统应该具有哪些数据上报功能?

（1）应设置临床医师主动上报功能，对系统未自动筛查出的、由临床医师诊断的医疗机构感染病例进行上报。对临床医师诊断的系统未自动筛查的感染病例进行上报。

（2）应具有医疗机构按上级卫生健康行政部门要求，依据《医院感染监测规范》（WS/T 312）报告基本数据，报告符合基本数据集标准的住院患者感染相关临床数据的功能；上报的数据应采用公开的数据存储格式，使用非特定的系统或软件能够解读数据；网络直报应满足标准的定义要求，采用指定的上报方式。

（3）宜具有按《医院感染暴发报告及处置管理规范》内容要求进行报告的功能。

11.医疗机构感染监测系统应满足手术部位感染监测数据采集的哪些要求?

（1）应满足采集住院患者医院感染相关临床数据要求。

（2）应采集监测手术病例的手术名称、手术 ICD 编码、手术开始日期时间、手术结束日期时间、手术切口类别代码、手术切口愈合等级代码、美国麻醉师协会（ASA）评分、急诊手术、手术患者进入手术室后使用抗菌药物通用名称、手术患者进入手术室后抗菌药物给药日期时间、手术医师（代码）、植入物使用、失血量、输血量、手术备皮方式及时间等。

12.医疗机构感染监测系统在手术部位感染监测数据统计与分析中应满足哪些要求?

（1）应自动统计任意时段全院及各病区的手术患者手术部位感染发病率、手术患者术后肺部感染发病率、择期手术患者感染发生率、按ICD-9编码的手术部位感染发病率、清洁手术甲级愈合率、清洁手术手术部位感染率、清洁手术抗菌药物预防使用百分率、清洁手术抗菌药物预防使用人均用药天数、手术术前0.5~2 h给药百分率、手术时间大于3 h的手术术中抗菌药物追加执行率等指标。

（2）应按危险指数统计各类危险指数手术部位感染发病率。

（3）应按手术医师（代码）统计医师感染发病专率。

（4）应按手术医师（代码）统计医师按不同危险指数感染发病专率、平均危险指数、医师调整感染发病专率。

13.医疗机构感染监测系统应满足重症监护病房（ICU）感染监测的哪些要求?

（1）除应满足数据采集功能中采集住院患者感染相关临床数据外，还应采集患者病情严重情况评分。

（2）应根据相关要求采集患者的入住病区代码、入病区日期时间、出病区日期时间、自动计算进入/转出 ICU日期时间，自动生成ICU患者日志等。

（3）应能自动统计任意时段各ICU 病区的感染（例次）发病率、千日感染（例次）发病率。

（4）应自动统计任意时段各 ICU 病区的尿道插管千日使用率、中央血管导管千日使用率、呼吸机千日使用率。

（5）应能自动统计任意时段各ICU 病区的尿道插管相关泌尿道感染发病率、中央血管导管相关血流感染发病率、呼吸机相关性肺炎发病率。

14.医疗机构感染监测系统应满足新生儿病区（室）医疗机构感染监测的哪些要求？

（1）除应满足数据采集功能中采集住院患儿感染相关临床数据外，还应采集出生体重、Apgra 评分等。

（2）应根据相关要求采集新生儿入住病区代码、入病区日期时间、出病区日期时间、自动计算进入/转出新生儿病区（室）日期时间，自动生成新生儿病区（室）日志等。

（3）应能自动统计任意时段各新生儿病区（室）的新生儿感染发生率、不同出生体重分组新生儿千日感染发病率。

（4）应能自动统计任意时段各新生儿病区（室）的不同出生体重分组新生儿脐或中央血管导管使用率、不同出生体重分组新生儿呼吸机使用率。

（5）应自动统计任意时段各新生儿病区（室）的不同出生体重分组新生儿脐或中央血管导管相关血流感染发病率、不同出生体重分组新生儿呼吸机相关性肺炎发病率。

15.医疗机构感染监测系统应满足器械相关感染监测哪些要求？

（1）除应满足数据采集功能中采集住院患者感染相关临床数据外，还应采集器械相关治疗开始日期时间、器械相关治疗结束日期时间。

（2）应能自动统计任意时段全院及各病区的尿道插管千日使用率、中央血管导管千日使用率、呼吸机千日使用率、尿道插管相关泌尿道感染发病率、中央血管导管相关血流感染发病率、呼吸机相关性肺炎发病率，应具备各指标全院及各病区按年变化趋势的展示功能。

16.医疗机构感染监测系统应满足临床抗菌药物使用监测的哪些要求？

（1）数据采集：除应满足数据采集功能中采集住院患者感染相关临床数据外，还至少应采集住院患者使用抗菌药物的通用名称、使用开始日期时间、使用结束日期时间、等级、用药目的、给药方式、处方医师姓名、职称、手术患者进入手术室后使用抗菌药物通用名称、手术患者进入手术室后抗菌药物给药日期时间等。

（2）数据统计与分析：

1）应能自动统计任意时段全院及各病区的出院患者抗菌药物使用率、住院患者抗菌药物使用率、预防使用抗菌药物构成比、治疗使用抗菌药物构成比、出院患者人均使用抗菌药物品种数、住院患者人均使用抗菌药物天数、出院患者使用抗菌药物病原学送检率、出院患者治疗性使用抗菌药物病原学送检率、住院患者抗菌药物治疗前病原学送检率、住院患者限制类抗菌药物治疗性使用前病原学送检率、住院患者特殊类抗菌药物治疗性使用前病原学送检率、清洁手术抗菌药物预防使用百分率、清洁手术抗菌药物预防使用人均用药天数、手术术前0.5~2 h给药百分率、手术时间大于3 h的手术中抗菌药物追加执行率等，应具备展示以上各指标全院及各病区按年变化趋势的功能。

2）应能自动统计任意时段各手术医师的手术术前0.5~2 h给药百分率、手术时间大于3 h的手术中抗菌药物追加执行率。

3）应能自动按季度统计全院及各病区对各致病菌耐药超过标准值的抗菌药物种类。

17.医疗机构感染监测系统应满足细菌耐药性监测的哪些要求？

（1）应满足数据采集功能中采集住院患者感染相关临床数据。

（2）应能自动统计任意时段全院及各病区的多重耐药菌检出率、多重耐药感染致病菌分离绝对数、多重耐药医疗机构感染致病菌对抗菌药物耐药率、多重耐药菌感染（例次）发生率、多重耐药菌感染例次千日发生率、多重耐药菌定植例次千日发生率、不同感染病原体构成比、感染致病菌对抗菌药物的耐药率，应具备展示以上各指标全院及各病区按年变化趋势的功能。

（3）应能自动统计任意时段全院及各病区的血标本培养各病原体分离绝对数及构成比、感染致病菌的绝对数及构成比，应具备展示以上各指标全院及各病区按年变化趋势的功能。

（4）应能自动统计任意时段全院及各病区的感染致病菌抗菌药物敏感性试验中不同药物药敏试验的总株数、敏感数、中介数、耐药数、敏感率、中介率、耐药率。

18.医疗机构感染监测系统应满足医务人员血源性病原体职业暴露监测的哪些要求?

（1）数据采集：暴露者基本情况、本次暴露方式、发生经过描述、暴露后紧急处理、血源患者评估、暴露者免疫水平评估、暴露后的预防性措施、暴露后追踪检测、是否感染血源性病原体的结论等。

（2）基本功能：

1）录入功能。

2）保护医务人员隐私的保密功能。

3）到期提醒疫苗接种、追踪检测等功能。

4）统计分析功能。

19.医疗机构感染监测系统应满足消毒灭菌效果监测的哪些要求?

（1）数据采集包括：空气消毒效果监测、物体表面消毒效果监测、手消毒效果监测、洁净医疗用房主要性能监测、医疗器械消毒灭菌效果监测、消毒剂监测、紫外线灯辐照强度监测、透析用水质量监测、食品卫生监测等。

（2）基本功能包括：

1）监测数据的手工录入或从实验室信息系统（LIS）系统导入功能。

2）自动判断监测结果是否合格。

3）标准格式报告单的导出与打印功能。

4）统计分析功能。

20.医疗机构感染监测系统应满足消毒供应中心质量控制监测功能的哪些要求?

（1）具备与消毒供应中心消毒灭菌器械追溯管理系统对接功能，实现对消毒供应中心的质量控制的监测。

（2）能对手术器械的回收、清洗、消毒、包装、灭菌、使用等进行追溯和追踪。

参考文件

[1]《医院感染管理信息系统基本功能规范》（WS/T 547）.

[2]《医院感染监测规范》（WS/T 312）.

第三节　一次性使用无菌医疗用品管理

1.我国法律、法规和部门规章对重复使用的医疗器械及一次性使用医疗器具的处置要求有哪些？

（1）《中华人民共和国传染病防治法》第五十一条：医疗机构应当按照规定对使用的医疗器械进行消毒；对按照规定一次使用的医疗器具，应当在使用后予以销毁。

（2）《医疗器械监督管理条例》第三十五条：医疗器械使用单位对重复使用的医疗器械，应当按照国务院卫生健康行政部门制定的消毒和管理的规定进行处理。一次性使用的医疗器械不得重复使用，对使用过的应当按照国家有关规定销毁并记录。

（3）《医院感染管理办法》第十二条：医疗机构使用的一次性医疗器械和器具应当符合国家有关规定。一次性使用的医疗器械、器具不得重复使用。

（4）《一次性使用无菌医疗器械监督管理办法（暂行）》第二条：一次性使用无菌医疗器械（以下简称无菌器械）是指无菌、无热原、经检验合格，在有效期内一次性直接使用的医疗器械。

2.一次性使用无菌医疗用品管理措施的评价内容有哪些？

（1）建立一次性使用无菌医疗用品的管理制度、流程，有相关记录。

（2）采购、使用、储存、发放、使用后处理等工作规范。

（3）有一次性使用无菌医疗用品感染监测报告制度与程序，有改进措施并得到落实。

（4）落实定期自查、检查、总结分析与反馈，能做到持续质量改进。

3.诊疗活动中对一次性使用无菌诊疗器械、物品的要求是什么？

诊疗活动中使用的一次性使用无菌诊疗器械、物品应符合使用管理规定，在有效期内使用，且不得重复使用。

4.医疗机构如何加强医用耗材管理？

医用耗材管理是指医疗机构以患者为中心，以医学科学为基础，对医用耗材的采购、储存、使用、追溯、监测、评价、监督等全过程进行有效组织实施与管理，以促进临床科学、合理使用医用耗材的专业技术服务和相关的医用耗材管理工作。医用耗材管理是医疗管理工作的重要组成部分。

5.何谓医用耗材？

医用耗材是指经药品监督管理部门批准的使用次数有限的消耗性医疗器械，包括一次性及可重复使用医用耗材。

6.医疗机构在医用耗材临床使用过程中，如何落实医疗机构感染防控相关规定？

医疗机构应当在医用耗材临床使用过程中严格落实医疗机构感染防控有关规定。一次性使用的医用耗材不得重复使用；重复使用的医用耗材，应当严格按照要求清洗、消毒或者灭菌，并进行效果监测。

7.医疗机构每年应对直接接触医用耗材的工作人员进行健康检查，何种情况下不得从事此项工作？

传染病患者、病原携带者和疑似传染病患者，在治愈前或者在排除传染病嫌疑前，不得从事直接接触医用耗材的工作。

8.医疗机构采购一次性使用无菌医疗器械应建立哪些制度？采购记录内容应包括哪些？生产企业、经营企业出具的证明应包括哪些？

（1）应建立无菌器械采购、验收制度，严格执行并做好记录。

（2）采购记录至少应包括：购进产品的企业名称、产品名称、型号规格、产品数量、生产批号、灭菌批号、产品有效期等。按照记录应能追查到每批无菌器械的进货来源。

（3）从生产企业采购无菌器械，应验明生产企业销售人员出具的证明，所出具证明的内容包括：

1）加盖本企业印章的《医疗器械生产企业许可证》《医疗器械产品注册证》的复印件及产品合格证。

2）加盖本企业印章和企业法定代表人印章或签字的企业法定代表人的委托授权书原件，委托授权书应明确授权范围。

3）销售人员的身份证。

（4）从经营企业采购无菌器械，应验明经营企业销售人员出具的证明，所出具证明的内容包括：

1）加盖本企业印章的《医疗器械经营企业许可证》《医疗器械产品注册证》的复印件及产品合格证。

2）加盖本企业印章和企业法定代表人印章或签字的企业法定代表人的委托授权书原件，委托授权书应明确其授权范围。

3）销售人员的身份证。

9.医疗机构对使用后的一次性使用无菌医疗器械应建立哪些制度？发现或使用不合格产品时如何处理？发生使用后严重不良事件时如何上报？

（1）应建立一次性使用无菌医疗器械使用后销毁制度。医疗机构不得重复使用一次性使用无菌医疗器械。

（2）发现不合格无菌器械，应立即停止使用、封存，并及时报告所在地药品监督管理部门，不得擅自处理。经验证为不合格的无菌器械，在所在地药品监督管理部门的监督下予以处理。

（3）使用不合格无菌器械，不能指明不合格品生产者的，视为使用无产品注册证的产品；不能指明不合格品供货者的，视为从无《医疗器械经营企业许可证》的企业购进产品。

（4）使用无菌器械发生严重不良事件时，应在事件发生后24 h内，报告所在地省级药品监督管理部门和卫生健康行政部门。

10.医疗机构采购、使用一次性使用无菌医疗器械时，不得有哪些行为？

（1）从非法渠道购进无菌器械。

（2）使用小包装且已破损、标识不清的无菌器械。

（3）使用过期、已淘汰的无菌器械。

（4）使用无《医疗器械产品注册证》、无《医疗器械产品合格证》的无菌器械。

参考文件

[1]《中华人民共和国传染病防治法》(主席令第5号).

[2]《医疗器械监督管理条例》(国务院令第680号).

[3]《医院感染管理办法》(卫生部令第48号).

[4]《一次性使用无菌医疗器械监督管理办法(暂行)》(国家药品监督管理局令第24号).

[5]《医疗机构医用耗材管理办法(试行)》(国卫医发〔2019〕43号).

[6]《国家卫生健康委办公厅关于进一步加强医疗机构感染预防与控制工作的通知》(国卫办医函〔2019〕480号).

[7]《医院感染预防与控制评价规范》(WS/T 592).

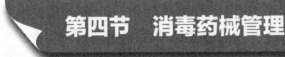

第四节 消毒药械管理

1.何谓紫外线杀菌灯?

紫外线杀菌灯是指一种采用石英玻璃或其他透紫玻璃的低气压汞蒸气放电灯,放电产生以波长为253.7 nm为主的紫外辐射,其紫外辐射能杀灭细菌和病毒。

2.何谓紫外线辐射照度?

紫外线辐射照度是指距紫外线杀菌灯管表面正中法线1.000 m处,灯管无反射罩测得的单位面积上以253.7 nm为主波长的紫外线辐射照度,单位为$\mu W/cm^2$。

3.何谓紫外线杀菌灯有效寿命?

紫外线杀菌灯有效寿命是指由新灯的紫外线辐射照度降低到$70\mu W/cm^2$(功率≥30 W的灯)或降低到《紫外线空气消毒器安全与卫生标准》(GB 28235)标准规定70%(功率<30 W的灯)时的点燃时间。

4.紫外线灯应如何维护?

应保持紫外线灯表面清洁,每周用70%~80%(体积比)乙醇棉球擦拭一次。发现灯管表面有灰尘、油污时,应及时擦拭。

5.使用中紫外线灯辐照度值的测定要求有哪些?

(1)监测方法:

1)紫外线辐照计测定法:开启紫外线灯5 min后,将测定波长为253.7 nm的紫外线辐照计探头置于被检紫外线灯下垂直距离1 m的中央处,特殊紫外线灯在推荐使用的距离处测定,待仪器表稳定后,所示数据即为该紫外线的辐照度值。

2)紫外线强度照射指示卡监测法:开启紫外线灯5 min后,将指示卡置于紫外线灯下垂直距离1 m处,有图案一面朝上,照射1 min,紫外线照射后,观察指示卡色块的颜色,将其与标准色块比较,读出照射强度。

（2）结果判定：

1）普通30 W直管型紫外线灯，新灯管的辐照强度应符合《紫外线杀菌灯》（GB 19258）要求。

2）使用中紫外线灯辐照强度≥70 μW/cm² 为合格。

3）30 W高强度紫外线灯的辐照强度≥180 μW/cm² 为合格。

（3）注意事项：

1）测定时电压220 V±5 V，温度20~25℃，相对湿度＜60%，紫外线辐照计应在计量部门检定的有效期内使用。

2）指示卡应获得原卫生部消毒产品卫生许可批件，并在有效期内使用。

6.何谓紫外线空气消毒器?

紫外线空气消毒器是指利用紫外线杀菌灯、过滤器和风机组合成的一种消毒器械，达到消毒目的的设备。其过滤器和风机不具有杀菌因子的作用。

7.何谓紫外线空气消毒器的消毒周期及消毒时间?

（1）消毒周期是指紫外线空气消毒器实施一次消毒操作处理达到消毒要求的全过程。

（2）消毒时间是指紫外线空气消毒器在《紫外线空气消毒器安全与卫生标准》（GB 28235）标准规定的工作条件下，进行消毒处理的时间。

8.何谓紫外线空气消毒器循环风量?

紫外线空气消毒器循环风量是指空气状态下每小时通过紫外线空气消毒器内循环的空气体积流量，单位为m³/h。

9.如何选择和正确使用循环风紫外线空气消毒器?

（1）适用范围：适用于有人状态下的室内空气消毒。

（2）消毒原理：消毒器由高强度紫外线灯和过滤系统组成，可以有效杀灭进入消毒器空气中的微生物，并有效地滤除空气中的尘埃粒子。

（3）使用方法：应遵循原卫生部消毒产品卫生许可批件批准的产品使用说明，在规定的空间内正确安装使用。

（4）注意事项：

1）消毒时应关闭门窗。

2）进风口、出风口不应有物品覆盖或遮挡。

3）用湿布清洁机器时，须先切断电源。

4）消毒器的检修与维护应遵循产品的使用说明。

5）消毒器应取得原卫生部消毒产品卫生许可批件。

10.紫外线空气消毒器应达到何种消毒效果?

（1）在空气消毒效果试验中，对白色葡萄球菌（8 032株）的杀灭率≥99.90%，或对自然菌的消亡率≥90%的消毒时间不超过3 h者为合格。

（2）用于医疗机构环境空气消毒的，还应符合《医院消毒卫生标准》（GB 15982）的卫生标准值。即Ⅱ类环境空气平均菌落数≤4.0 cfu（15 min）/皿，Ⅲ类、Ⅳ类环境空气平均菌落数≤4.0 cfu（5 min）/皿。

11.紫外线空气消毒器的使用方法有哪些?

（1）根据待消毒处理空间的体积大小，选择适用的消毒器机型。每台消毒器的适用体积不得大于技术参数的规定，可根据实际使用环境情况进行适当调整，上调幅度不得超过1 m³。如待消毒空间的体积过大，应根据体积计算增加消毒器的数量。

（2）按照产品使用说明书要求安装消毒器。

（3）进行空气消毒时，应关闭门窗，接通电源，指示灯亮，按动开关或遥控器，设定消毒时间，开机5 min稳定后，机器开始工作。按设定程序经过一个消毒周期，完成消毒处理。消毒器运行方式采用间断运行。

12.紫外线空气消毒器使用的注意事项有哪些?

（1）使用消毒器前应严格按照说明书操作，并应按产品使用说明书规定定期维护、保养，保养及维修时务必拔下电源插头。

（2）使用本机进行空气消毒时，应保持待消毒空间内环境清洁、干燥，关闭门窗，避免与室外空气流通，以确保消毒效果。

（3）严禁在存有易燃、易爆物质的场所使用。

（4）严禁堵塞紫外线空气消毒器的进风口、出风口。

（5）为确保有效的循环风量和消毒效果，应根据使用环境清洁度定期清理过滤器，保持清洁；不宜使用风速调节器。

（6）紫外线杀菌灯应视使用时间检测辐射照度，其辐射照度<70μW/cm²（功率≥30W的灯）或累积使用时间超过有效寿命时，应及时更换灯管。

（7）消毒器应由专业人员维修。在中心波长为253.7 nm的紫外线下消毒操作时，应戴防护镜、穿防护服。应避免直接照射人体皮肤、黏膜和眼。

13.静电吸附式空气消毒器与循环风紫外线空气消毒器消毒原理有何不同？

（1）静电吸附式空气消毒器采用静电吸附和过滤材料，消除空气中的尘埃和微生物。

（2）循环风紫外线空气消毒器由高强度紫外线灯和过滤系统组成，可以有效杀灭进入消毒器空气中的微生物，并有效地滤除空气中的尘埃粒子。

14.何谓消毒湿巾？

消毒湿巾是指以非织造布、织物、无尘纸或其他原料为载体，纯化水为生产用水，适量添加消毒剂等原材料，制成的具有清洁与消毒作用的产品，适用于人体、一般物体表面、医疗器械表面及其他物体表面。

15.何谓卫生湿巾？

卫生湿巾是指以非织造布、织物、木浆复合布、木浆纸等为载体，适量添加生产用水和消毒液等原材料，对处理对象（如手、皮肤、黏膜及普通物体表面）具有清洁杀菌作用的湿巾。

16.卫生湿巾的微生物学指标和杀灭微生物指标的要求有哪些？

（1）微生物学指标：卫生湿巾细菌菌落总数≤20 cfu/g，大肠菌群、致病性化脓菌（包括铜绿假单胞菌、金黄色葡萄球菌与溶血性链球菌）、真菌菌落总数不得检出。

（2）杀灭微生物指标：卫生湿巾对大肠杆菌和金黄色葡萄球菌的杀灭率应≥90%，如标明对真菌有杀灭作用的，应对白色念珠菌的杀灭率≥90%；如标明对其他微生物有杀灭作用的，应对相应微生物杀灭率≥90%。

17.消毒剂包装及消毒剂最小销售包装标签应标注哪些内容？

（1）消毒剂包装（最小销售包装除外）标签应当标注以下内容：产品名称、产品卫生许可批件号、生产企业（名称、地址）、生产企业卫生许可证号（进口产品除外）、原产国或地区名称（国产产品除外）、生产日期和有效期/生产批号和限期使用日期。

（2）消毒剂最小销售包装标签标注除应满足以上消毒剂包装标签标注内容外，还应标注主要有效成分及其含量，用于黏膜的消毒剂还应标注"仅限医疗卫生机构诊疗用"内容。

18.消毒剂说明书应标注哪些内容？

消毒剂说明书应包括以下内容：产品名称，产品卫生许可批件号，剂型、规格，主要有效成分及其含量，杀灭微生物类别，使用范围和使用方法，注意事项，执行标准，生产企业（名称、地址、联系电话、邮政编码），生产企业卫生许可证号（进口产品除外），原产国或地区名称（国产产品除外），有效期，用于黏膜的消毒剂还应标注"仅限医疗卫生机构诊疗用"内容。

19.消毒器械最小销售包装及消毒器械包装标签（铭牌）应标注哪些内容？

（1）消毒器械最小销售包装标签或铭牌应标注以下内容：产品名称、产品卫生许可批件号、生产企业（名称、地址）、生产企业卫生许可证号（进口产品除外）、原产国或地区名称（国产产品除外）、生产日期、有效期（限生物指示剂、化学指示剂和灭菌包装物等）、注意事项。

（2）消毒器械包装（最小销售包装除外）标签除应满足消毒器械最小销售包装标签标注内容外，还应标注型号、运输存储条件。

20.消毒器械说明书应标注哪些内容？

消毒器械说明书应标注以下内容：产品名称，产品卫生许可批件号，型号规格，主要杀菌因子及其强度、杀菌原理和杀灭微生物类别，使用范围和使用方法，使用寿命（或主要元器件寿命），注意事项，执行标准，生产企业（名称、地址、联系电话、邮政编码），生产企业卫生许可证号（进口产品除外），原产国或地区名称（国产产品除外），有效期（限于生物指示物、化学指示物和灭菌包装物等）。

21.消毒剂标签及说明书禁止标注哪些内容?

（1）禁止标注广谱、速效、无毒、抗炎、消炎、治疗疾病、减轻或缓解疾病症状、预防性病、杀精子、避孕，以及抗生素、激素等禁用成分内容。

（2）禁止标注无检验依据的使用范围、剂量及方法，无检验依据的杀灭微生物类别和有效期。

（3）禁止标注用于人体足部、眼睛、指甲、腋部、头皮、头发、鼻黏膜、肛肠等特定部位等内容。

22.何谓试纸半定量测定?

试纸半定量测定是指试纸上特定的化学物质与对应消毒剂中的有效成分发生化学反应，试纸的颜色发生变化后与标准比色卡比对确定消毒剂有效成分含量的一种快速检测方法。

23.常用消毒剂现场快速检测方法中，试纸半定量测定法的适用范围包括哪些? 操作方法有何要求?

（1）适用范围：适用于过氧乙酸、二氧化氯、含氯、含溴、含碘消毒剂、酸性氧化电位水、戊二醛、邻苯二甲醛消毒剂及应用液有效成分含量的快速测定。

（2）操作方法：

1）在室温条件下，取适量待测消毒剂于25 mL烧杯中作为样品。取一片相应的消毒剂浓度测试纸，将其试纸部分浸入样品中，达到消毒剂浓度测试纸使用说明书规定时间后取出。

2）在自然光线下，按照消毒剂浓度测试纸说明书规定时间将试纸片与标准比色卡比对，读取浓度值或判定消毒剂的浓度是否符合要求。

3）若被测消毒剂样品的有效成分含量或浓度高于所用试纸所能测试的最高限量值，可将样品用消毒剂厂家规定的稀释用水稀释后再按上述方法测试，读出的消毒剂浓度值乘以稀释倍数即为原消毒剂样品的有效成分含量或浓度值。

24.常用消毒剂现场快速检测方法中，试纸半定量测定法如何进行结果判定?

（1）对过氧乙酸、二氧化氯、含氯、含溴、含碘消毒剂、酸性氧化电位水、戊二醛消毒剂及应用液，若被检测消毒剂样品有效成分含量或浓度符合消毒产品相关国家标准和说明书规定的范围，则认为该消毒剂样品有效成分含量或浓度符合要求；若被检测消毒剂样品有效成分含量或浓度不符合相应国家标准和说明书规定的范围，则初步判定该消毒剂样品不符合产品质量要求，应进一步按《消毒技术规范》的方法进行含量测定，以最终确定产品有效成分含量或浓度是否符合相应要求。

（2）对戊二醛消毒剂，若灭菌使用中的被检测样品在测试试纸上的颜色反应未达到1.8%戊二醛浓度限量值的标准色，则判定该消毒剂浓度偏低，不能继续使用。

（3）对邻苯二甲醛消毒剂，若被检测样品的邻苯二甲醛初始浓度在说明书规定的范围之内，则该消毒剂样品符合要求；若被检测样品的浓度不符合说明书规定的范围，则初步判定该消毒剂样本不符合产品质量要求，应进一步按《医疗卫生机构常用消毒剂现场快速检测方法》（WS/T 535）附录A要求进行测定，以最终确定产品含量是否符合要求；若使用中的被检测样品在测试试纸上的颜色反应未达到说明书规定的邻苯二甲醛浓度限量值的标准色，则判定该消毒剂浓度偏低，不能继续使用。

25.常用消毒剂现场快速检测方法中，试纸半定量测定法有哪些注意事项？

（1）消毒剂浓度试纸应符合《消毒产品卫生安全评价规定》等要求，并在有效期内使用。

（2）不同产品的消毒剂浓度试纸使用方法略有不同，应按产品使用说明书规定的方法操作。

（3）不同产品测试消毒剂浓度范围不同，浓度接近上限或下限时误差较大，接近中值时，测定结果较准确。

（4）开封取用后，应及时将包装封闭，切勿与酸碱物质接触，注意不要取出干燥剂。

（5）消毒剂浓度试纸应在密封、避光、干燥、阴凉处保存。

（6）拿取消毒剂浓度试纸时，避免将其污染。

26.何谓酸性氧化电位水生成器？何谓隔膜式电解槽？

（1）酸性氧化电位水生成器是指利用隔膜式电解槽将混有一定比例氯化钠和经软化处理的自来水电解，在阳极侧生成具有低浓度有效氯、高氧化还原电位的酸性水溶液的装置。

（2）隔膜式电解槽是指槽内设有分隔阳极和阴极区的离子隔膜，并有进、出口的封闭式电解槽。

27.何谓酸性氧化电位水?

酸性氧化电位水是指在经过软化处理的自来水中加入低浓度的氯化钠（溶液浓度小于0.1%），经过离子隔膜式电解槽电解后，从阳极一侧生成的具有低浓度有效氯、高氧化还原电位的酸性水溶液。

28.酸性氧化电位水性状及理化指标的要求是什么?

（1）无色透明液体，有轻微氯味。

（2）主要有效成分为次氯酸（HClO），有效氯含量为60 mg/L ± 10 mg/L。

（3）pH应为2.0~3.0。

（4）氧化还原电位（ORP）≥1 100 mV。

（5）残留氯离子小于1 000 mg/L。

（6）生成量：按照酸性氧化电位水的生成量可将规格划分为：500 mL/min、1 000 mL/min、1 500 mL/min、2 000 mL/min、3 000 mL/min、4 000 mL/min、5 000 mL/min、6 000 mL/min。

29.酸性氧化电位水生成器使用的注意事项有哪些?

（1）生成器必须严格按照说明书操作，并应按说明书的要求定期维护、保养，维修保养时务必拔下电源插头。

（2）酸性氧化电位水对光线敏感，水中所含有效氯浓度会随时间推移而下降，生成后应尽早使用，最好现用现制备。贮存时应选用避光、密闭、硬质聚氯乙烯材质制成的容器，室温条件下不超过3天。

（3）每次使用前，应在使用现场酸性氧化电位水出水口处，分别检测pH和有效氯浓度。pH应为2.0~3.0，有效氯浓度应为50~70 mg/L。

（4）对除不锈钢以外的金属物品有一定的腐蚀作用，应慎用。

（5）对含有机物较多的物品消毒时，应先彻底清除有机物，然后再进行消毒处理。

（6）酸性氧化电位水为外用消毒产品，不可直接饮用。

（7）皮肤敏感人员操作时应戴手套。

（8）碱性还原电位水不慎溅入眼内，应立即用大量水冲洗。

（9）不得将酸性氧化电位水和其他药剂混合使用。

（10）如仅排放酸性氧化电位水，长时间可造成排水管道等的腐蚀，故排放后应再排放少量碱性还原电位水或自来水。

30.消毒药械管理措施的评价内容有哪些?

（1）应有感染防控部门对医院购置消毒药械的审核意见。

（2）医院配备有满足消毒或灭菌要求的设施、设备与消毒剂。

（3）消毒、灭菌产品符合国家相关规定，证件齐全，质量和来源可追溯。

（4）定期对消毒、灭菌设备的消毒效果进行检测。

（5）定期对使用中消毒剂的浓度、消毒或灭菌效果等进行监测。

（6）对消毒药械管理工作有定期的自查、检查、总结分析与反馈，能做到持续质量改进。

参考文件

［1］《紫外线杀菌灯》（GB 19258）.

［2］《紫外线空气消毒器安全与卫生标准》（GB 28235）.

［3］《医院空气净化管理规范》（WS/T 368）.

［4］《医疗机构消毒技术规范》（WS/T 367）.

［5］《医院消毒卫生标准》（GB 15982）.

［6］《医疗机构环境表面清洁与消毒管理规范》（WS/T 512）.

［7］《卫生湿巾卫生要求》（WS 575）.

［8］《卫生部关于印发〈消毒产品标签说明书管理规范〉的通知》（卫监督发〔2005〕426号）.

［9］《医疗卫生机构常用消毒剂现场快速检测方法》（WS/T 535）.

［10］《酸性氧化电位水生成器安全与卫生标准》（GB 28234）.

［11］《医院感染预防与控制评价规范》（WS/T 592）.

第五节 医用织物管理

1.何谓医用织物？何谓清洁织物？

（1）医用织物是指医院内可重复使用的纺织品，包括患者使用的衣物、床单、被罩、枕套；工作人员使用的工作服、帽；手术衣、手术铺单；病床隔帘、窗帘以及环境清洁使用的布巾、地巾等。

（2）清洁织物是指经洗涤消毒等处理后，外观洁净、干燥的医用织物。

2.何谓感染性织物？何谓脏污织物？

（1）感染性织物是指医院内被隔离的感染性疾病（包括传染病、多重耐药菌感染/定植）患者使用后，或者被患者血液、体液、分泌物（不包括汗液）和排泄物等污染，具有潜在生物污染风险的医用织物。

（2）脏污织物是指医院内除感染性织物以外的其他所有使用后的医用织物。

3.何谓洗涤？何谓分拣？

（1）洗涤是指利用洗涤设备、洗涤剂（粉），在介质（水或有机溶剂）中对使用后医用织物进行清洗的过程。

（2）分拣是指在洗涤消毒作业场所的污染区内，对脏污织物按使用对象及洗涤消毒工艺需求进行人工清点分类的操作过程。

4.何谓洗衣房？何谓其清洁区？何谓其污染区？

（1）洗衣房是指医院内专门洗涤消毒医用织物的场所。

（2）清洁区是指洗衣房内用于经洗涤消毒后医用织物的暂存、整理、烘干、熨烫、储存、发放的区域，以及织物周转库房内用于清洁织物的储存、发放的区域。

（3）污染区是指洗衣房内用于使用后未经洗涤消毒处理医用织物的接收、分拣、洗涤、消毒的区域，以及织物周转库房内用于脏污或感染性织物的接收、暂存的区域。

5.何谓织物周转库房?

织物周转库房是指选择社会化洗涤服务机构的医院所设置的,洁污分开,用于接收使用后医用织物和发放洗涤消毒后医用织物的场所。

6.何谓卫生隔离式洗涤烘干设备?

卫生隔离式洗涤烘干设备是指利用隔离技术,将双门卧式洗衣机或烘干机安装在污染区与清洁区之间,使洗涤物由位于污染区一侧的舱门装入,洗涤完毕后从位于清洁区一侧的舱门取出的专用洗涤设备。

7.何谓完全隔离屏障?何谓部分隔离屏障?

(1)完全隔离屏障是指洗衣房污染区与清洁区之间设置的全封闭式、实质性隔断,除分别开设通道门供人员进出和物品由污到洁运送外,两区之间空气不能对流。

(2)部分隔离屏障是指在医用织物洗涤消毒作业场所清洁区内设置的半封闭式隔断,其高度与宽度适应操作需要,空间空气可以对流。

8.何谓水溶性包装袋?

水溶性包装袋是指以高分子、多聚糖等为原材料,具有防透水和在特定温度水中自行分裂、溶解特性,用于盛装感染性织物,具有双层加强结构,并印有生物危害警告标志的一次性塑料包装袋。

9.医院医用织物管理要求有哪些?

(1)应明确负责洗衣房管理工作的职能部门。

(2)应将洗衣房医用织物洗涤消毒工作纳入医院质量管理,制定和完善洗衣房医院感染管理和医用织物洗涤消毒的各项规章制度并认真落实。

(3)应有专人从事医用织物洗涤消毒工作,从业人员数量应满足工作需要。

(4)如选择社会化洗涤服务机构,应对其资质(包括工商营业执照,并符合商务、环保等有关部门管理规定)、管理制度(含突发事件的应急预案)及医用织物运送、洗涤消毒操作流程等进行审核。

(5)对社会化洗涤服务机构进行风险评估,签订协议书,明确双方的职责。

(6)应与社会化洗涤服务机构建立医用织物交接与质量验收制度。

10.医院对社会化洗涤服务机构进行风险评估主要包括哪些内容?

（1）识别可能存在的生物污染风险，如与感染性织物混洗等。

（2）确立、评估与生物污染风险相关的关键控制点，如医用织物分类收集、运送、洗涤（温度与时间）环节和相关洗涤设备、人员、环境，以及清洁织物质量标准等。

（3）对生物污染风险识别和控制过程中存在的问题进行反馈，并提出可持续改进措施。

11.医院洗衣房管理要求有哪些?

（1）应建立医用织物洗涤消毒工作流程、分类收集、洗涤消毒、卫生质量监测检查、清洁织物储存管理、安全操作、设备与环境卫生保洁以及从业人员岗位职责、职业防护等制度。

（2）应对工作人员进行岗前培训，使其熟练掌握洗涤、消毒技能；并了解洗涤和烘干等相关设备、设施及消毒隔离与感染控制基础知识、常用消毒剂使用方法等。

（3）应有质量管理负责人和专（兼）职质检员，负责开展各工序的自检、抽检工作。

（4）污染废物处置与管理应符合《医疗废物管理条例》《医疗卫生机构医疗废物管理办法》的规定。

12.洗衣房工作人员防护要求有哪些?

（1）在污染区和清洁区穿戴的个人防护用品不应交叉使用。

（2）在污染区应遵循"标准预防"的原则，按照《医院隔离技术规范》（WS/T 311）的隔离要求，穿戴工作服（包括衣裤）、帽、口罩、手套、防水围裙和胶鞋，并按《医务人员手卫生规范》（WS/T 313）要求进行手卫生。

（3）在污染区根据实际工作需要可选穿隔离衣。

（4）在清洁区应穿工作服、工作鞋，并保持手卫生。

（5）在清洁区可根据实际工作需要戴工作圆帽和手套。

13.洗衣房应设置哪些用房? 建筑布局应符合哪些要求?

（1）洗衣房应设有办公区域（包括办公室、卫生间等）和工作区域。

（2）工作区域的建筑布局应符合下列要求：

1）应独立设置，远离诊疗区域；周围环境卫生、整洁。

2）应设有工作人员、医用织物接收与发放的专用通道。

3）工作流程应由污到洁，不交叉、不逆行。

4）分别设有污染区和清洁区，两区之间应有完全隔离屏障。清洁区内可设置部分隔离屏障。

5）污染区应设医用织物接收与分拣间、洗涤消毒间、污车存放处和更衣（缓冲）间等；清洁区应设烘干间，熨烫、修补、折叠间，储存与发放间、洁车存放处及更衣（缓冲）间等。

6）有条件的可在清洁区内设置质检室。

7）各区域及功能用房标识明确，通风、采光良好。

8）污染区及各更衣（缓冲）间设洗手设施，宜采用非手触式水龙头开关。

9）污染区应安装空气消毒设施。

10）清洁区应清洁干燥。

11）室内地面、墙面和工作台面应坚固平整、不起尘，便于清洁，装饰材料防水、耐腐蚀。

12）排水设施完善；有防蝇、防鼠等有害生物防制设施。

14.洗衣房织物周转库房建筑布局有哪些要求？

（1）选择社会化洗涤服务机构的医院应设置织物周转库房。

（2）应分别设有不交叉、相对独立的使用后医用织物接收区域和清洁织物储存发放区域，标识应明确。

（3）室内应通风、干燥、清洁；地面、墙面应平整；有防尘、防蝇、防鼠等设施。

15.洗衣房洗涤用水、设备及用品有哪些要求？

（1）医用织物洗涤、消毒、烘干、熨烫等用品与设备应满足工作需要。

（2）洗涤用水的卫生质量应符合《生活饮用水卫生标准》（GB 5749）要求。

（3）应选用经国家检测合格、有加热功能的专用洗涤和烘干设备。

（4）宜选择卫生隔离式洗涤烘干设备。

（5）社会化洗涤服务机构宜装备隧道式洗涤机组。

（6）洗涤剂、消毒剂及消毒器械应符合国家有关规定。

16.医用织物分类收集有哪些要求？

（1）应按《医院医用织物洗涤消毒技术规范》（WS/T 508）对脏污织物和感染性织物进行分类收集。收集时应减少抖动。

（2）确认的感染性织物应在患者床边密闭收集。

（3）盛装感染性织物的收集袋（箱）宜为橘红色，有"感染性织物"标识；有条件的医院可使用专用水溶性包装袋。

（4）专用水溶性包装袋的装载量不应超过包装袋的2/3，并应在洗涤、消毒前持续保持密封状态。

（5）脏污织物宜采用可重复使用的专用布袋或包装箱（桶）收集，也可用一次性专用塑料包装袋盛装；其包装袋和包装箱（桶）应有文字或颜色标识。

（6）盛装使用后医用织物的包装袋应扎带封口，包装箱（桶）应加盖密闭。

（7）用于盛装使用后医用织物的专用布袋和包装箱（桶）应一用一清洗消毒；医用织物周转库房或病区暂存场所内使用的专用存放容器应至少一周清洗一次，如遇污染应随时进行消毒处理；消毒方法参照《医疗机构消毒技术规范》（WS/T 367）执行。使用后的一次性专用塑料包装袋应按医疗废物处理。

17.医用织物运送有哪些要求？

（1）医院洗衣房应分别配置运送使用后医用织物和清洁织物的专用运输工具，不应交叉使用。专用运输工具应根据污染情况定期清洗消毒；运输工具运送感染性织物后应一用一清洗消毒，消毒方法参照《医疗机构消毒技术规范》（WS/T 367）执行。

（2）社会化洗涤服务机构应分别配置运送使用后医用织物和清洁织物的专用车辆和容器，采取封闭方式运送，不应与非医用织物混装混运；对运送车辆和容器的清洗消毒要求按上述执行。

18.医用织物储存有哪些要求？

（1）使用后医用织物和清洁织物应分别存放于使用后医用织物接收区（间）和清洁织物储存发放区（间）的专用盛装容器、柜架内，并有明显标识；清洁织物存放架或柜应距地面高度20~25 cm，离墙5~10 cm，距天花板≥50 cm。

（2）使用后医用织物的暂存时间不应超过48 h；清洁织物存放时间过久，如发现有污渍、异味等感官问题应重新洗涤。

（3）使用后医用织物每次移交后，应对其接收区（间）环境表面、地面进行清洁，并根据工作需要进行物表、空气消毒。

（4）清洁织物储存发放区（间）环境受到污染时应进行清洁、消毒。

19.脏污织物洗涤、消毒的原则与方法有哪些？

（1）应遵循先洗涤后消毒原则。

（2）根据医用织物使用对象和污渍性质、程度不同，应分机或分批洗涤、消毒。

（3）新生儿、婴儿的医用织物应专机洗涤、消毒，不应与其他医用织物混洗。

（4）手术室的医用织物（如手术衣、手术铺单等）宜单独洗涤。

（5）布巾、地巾宜单独洗涤、消毒。

（6）宜选择热洗涤方法。选择热洗涤方法时可不作化学消毒处理，热洗涤方法按《医院医用织物洗涤消毒技术规范》（WS/T 508）的附录A执行。

（7）所有脏污织物的洗涤方法应按洗涤设备操作说明书和《医院医用织物洗涤消毒技术规范》（WS/T 508）的附录A执行。

（8）若选择化学消毒，消毒方法应按消毒剂使用说明书和《医院医用织物洗涤消毒技术规范》（WS/T 367）执行。

20.感染性织物洗涤、消毒的原则与方法有哪些？

（1）洗涤消毒的原则应符合《医院医用织物洗涤消毒技术规范》（WS/T 508）中脏污织物洗涤、消毒的原则与方法。

（2）不宜手工洗涤。宜采用专机洗涤、消毒，首选热洗涤方法；有条件的宜使用卫生隔离式洗涤设备。

（3）机械洗涤消毒时可采用洗涤与消毒同时进行的程序。

（4）采用水溶性包装袋盛装感染性织物的，应在密闭状态下直接投入洗涤设备内。

（5）对不耐热的感染性织物宜在预洗环节同时进行消毒处理，消毒方法按《医院医用织物洗涤消毒技术规范》（WS/T 508）的附录A执行。

（6）被朊病毒、气性坏疽、突发不明原因传染病的病原体或其他有明确规定的传染病病原体污染的感染性织物，以及多重耐药菌感染或定植患者使用后的感染性织物，若需重复使用应先消毒后洗涤。消毒方法按《医院医用织物洗涤消毒技术规范》（WS/T 508）的附录A执行。

21.洗涤设备的消毒有哪些要求?

（1）感染性织物每次投放洗涤设备后，应立即选用有效消毒剂对其设备舱门及附近区域进行擦拭消毒，消毒方法参照《医疗机构消毒技术规范》（WS/T 367）执行；使用水溶性包装袋时可不做消毒处理。

（2）感染性织物若选择冷洗涤方式洗涤，工作完毕后，应对其设备采取高温热洗涤方法进行消毒处理，将水温提高到75 ℃、时间≥30 min或80 ℃、时间≥10 min或A_0值≥600。

22.洗衣房环境的消毒与杀虫有哪些要求?

（1）每天工作结束后应对污染区的地面与台面使用有效消毒剂进行拖洗/擦拭，消毒方法参照《医疗机构消毒技术规范》（WS/T 367）执行；清洁区的地面、台面、墙面应每天保洁。

（2）污染区室内机械通风的换气次数宜达到10 次/h，最小新风量宜不小于2 次/h；必要时进行空气消毒，消毒方法参照《医院空气净化管理规范》（WS/T 368）执行。

（3）工作区域的物体表面和地面有明显血液、体液或分泌物等污染时，应及时用吸湿材料去除可见的污染物，再清洁和消毒，消毒方法参照《医疗机构消毒技术规范》（WS/T 367）执行。

（4）当工作环境受到明确传染病病原体污染时，应选用有效消毒剂对环境空气和物体表面进行终末消毒，消毒方法与要求参照《疫源地消毒总则》（GB 19193）执行。

（5）每半年对工作人员手、物体表面进行1次卫生学抽检，符合《医院消毒卫生标准》（GB 15982）Ⅲ类环境规定。

（6）当发现有疥疮患者使用过医用织物或医用织物上有螨、虱、蚤等体外寄生虫时，除对其医用织物采用煮沸或蒸汽（100 ℃，时间≥15 min）等方法杀灭外，应对污染环境及时选用拟除虫菊酯、氨基甲酸酯或有机磷类杀虫剂，采取喷雾方法进行杀虫，具体方法应遵循产品的使用说明。

23.清洁织物卫生质量指标要求包括哪些? 检测要求有哪些?

（1）感官指标：清洁织物外观应整洁、干燥，无异味、异物、破损。

（2）物理指标：按《衣物洗涤质量要求》（SB/T 10989）要求，清洁织物表面的pH应达到6.5~7.5。测定方法参照《医院医用织物洗涤消毒技术规范》（WS/T 508）的附录B执行。

（3）微生物指标：细菌菌落总数≤200 cfu/100 cm²；大肠菌群、金黄色葡萄球菌不得检出。

24.清洁织物卫生质量检测要求有哪些？

（1）清洁织物洗涤质量的感官指标应每批次进行检查。

（2）pH应根据工作需要进行测定。

（3）根据工作需要或怀疑医院感染暴发与医用织物有关时，应进行菌落总数和相关指标菌检测。

25.清洁织物表面采样方法有哪些要求？

（1）对衣物等清洁织物样品，可在洗涤消毒等工序完成后于规定的储存时间内采样，送检时间不应超过4 h；若样品保存于0~4 ℃时，送检时间不应超过24 h。

（2）衣物等清洁织物表面的采样：

1）随机抽取衣物等清洁织物，将衣物等内侧面对折并使内侧面和外侧面同时暴露，用5 cm×5 cm灭菌规格板放在其两面暴露部位的中央或上下两部25 cm²的面积范围内，用1个浸湿无菌采样液（0.03 mol/L磷酸盐缓冲液或生理盐水）的棉拭子在规格板内横竖往返各涂擦5次，涂擦过程中同时转动棉拭子，连续采样4个规格板面积（各采样点不应重复采取），共采集100 cm²，用灭菌剪刀剪去或折断棉签上手接触的部分，将棉拭子放入10 mL采样液管内送检。

2）若进行金黄色葡萄球菌检测，需按上述方法另采集10 mL样液，采样面积≥100 cm²。

26.医用织物资料管理与保存有哪些要求？

（1）洗衣房的各项相关制度、风险责任协议书、微生物监测报告，以及所用消毒剂、消毒器械的有效证明（复印件）等资料应建档备查，及时更新。

（2）使用后医用织物和清洁织物收集、交接时，应有记录单据，记录内容应包括医用织物的名称、数量、外观、洗涤消毒方式、交接时间等信息，并有质检员和交接人员签字；记录单据宜一式三联。从事医用织物洗涤服务的社会化洗涤服务机构还应有单位名称、交接人与联系方式并加盖公章，供双方存查、追溯。日常质检记录、交接记录应具有可追溯性，记录的保存期应≥6个月。

27.医用织物洗涤消毒工作流程是什么？

在对使用后医用织物实施收集、分拣、洗涤消毒、整理、储存时应由污到洁，顺行通过，不应逆行。洗涤消毒工作流程按图1-5-1进行。

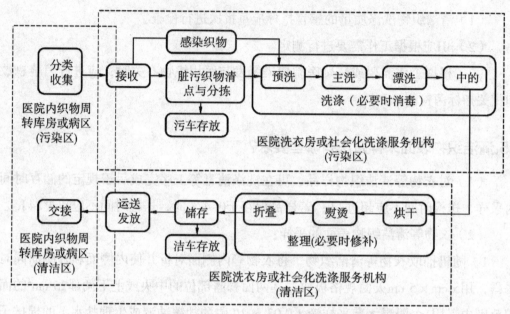

图 1-5-1　医用织物洗涤消毒工作流程

28.洗涤周期与消毒过程的选择包括哪些步骤？

（1）洗涤周期包括预洗、主洗、漂洗、中和等四个步骤。

（2）对需实施消毒处理的医用织物宜选择在预洗环节完成。在选择含氯消毒剂等腐蚀性较强的化学消毒剂进行消毒时，为尽量减少对织物的损害，应预先确定最大可接受水平即适宜的有效浓度。

（3）对耐热的感染性织物，应首选热洗涤消毒方法，并根据需要设定适宜的温度和时间。

（4）使用后医用织物的消毒处理可在预洗或主洗中的一个环节进行，不做重复处理。

29.医用织物洗涤时的装载有哪些要求？

医用织物洗涤时的装载量不应超过洗涤设备最大洗涤量的90%，即每100 kg洗涤设备的洗涤量不超过90 kg织物。

30.医用织物的预洗有哪些要求?

（1）用温度不超过40 ℃的水进行预洗；可根据冲洗污垢需要加入适量的洗涤剂。

（2）脏污织物的预洗：应采用低温、高水位方式，一般洗涤时间为3~5 min。

（3）感染性织物的预洗与消毒：

1）对不耐热感染性织物宜选择在预洗环节同时做消毒处理。

2）对被朊病毒、气性坏疽、突发不明原因传染病的病原体污染或其他有明确规定的传染病病原体污染的感染性织物，若需重复使用应遵循先消毒后洗涤的原则。

3）应根据感染性织物使用对象和污渍性质、程度不同，参照《医疗机构消毒技术规范》（WS/T 367）规定，在密闭状态下选择适宜的消毒（灭菌）方法进行处理。

4）对采用机械洗涤的感染性布巾、地巾（包括可拆卸式地拖地巾或拖把头），宜选择先洗涤后消毒的方式。消毒方法参照《医疗机构消毒技术规范》（WS/T 367）规定，可使用含有效氯500 mg/L的消毒液或250 mg/L的二氧化氯消毒液或相当剂量的其他消毒液浸泡。

31.感染性织物消毒（灭菌）方法的要求有哪些?

（1）对于被细菌繁殖体污染的感染性织物，可使用含有效氯250~500 mg/L的消毒液或100~250 mg/L的二氧化氯消毒液或相当剂量的其他消毒液，洗涤消毒应不少于10 min；也可选用煮沸消毒（100 ℃，时间≥15 min）和蒸汽消毒（100 ℃，时间15~30 min）等湿热消毒方法。

（2）对已明确被气性坏疽、经血传播病原体、突发不明原因传染病的病原体或分枝杆菌、细菌芽孢引起的传染病污染的感染性织物，可使用含有效氯2 000~5 000 mg/L的消毒液或500~1 000 mg/L的二氧化氯消毒液或相当剂量的其他消毒液，洗涤消毒应不少于30 min。

（3）对已明确被朊病毒病原体污染的感染性织物，应按《医疗机构消毒技术规范》（WS/T 367）规定的消毒方法进行处理。

（4）需灭菌的应按《医疗机构消毒技术规范》（WS/T 367）要求，首选压力蒸汽灭菌。

（5）对外观有明显血液、体液、分泌物、排泄物等污渍的感染性织物，宜首选在该环节采用上述（1）（2）规定的方法，并在密闭状态下进行洗涤消毒。

32.医用织物主洗方法分几种?

（1）主洗方法可分为热洗涤和冷洗涤两种洗涤方法。

（2）热洗涤方法：应采用高温（70~90 ℃）、低水位方式。对耐热的医用织物首选热洗涤方法。消毒温度75 ℃，时间≥30 min或消毒温度80 ℃，时间≥10 min或A_0值≥600；洗涤时间可在确保消毒时间基础上，根据医用织物脏污程度的需要而延长。

（3）冷洗涤方法：应采用中温（40~60 ℃）、低水位方式。对不耐热的医用织物如受热易变形的特殊织物（化纤、羊毛类织物），应选用水温≤60 ℃的冷洗涤方法处理。若在该环节选择对感染性织物实施消毒（灭菌）处理的，具体方法按照《医院医用织物洗涤消毒技术规范》（WS/T 508）感染性织物的预洗与消毒的要求执行。

33.医用织物的去污渍处理原则包括哪些?

（1）局部的污渍处理应遵循"先干后湿，先碱后酸"的原则。

（2）不能确定污渍种类时，其局部的污渍处理可采取下列程序：

1）使用有机溶剂，如丙酮或酒精。

2）使用洗涤剂。

3）使用酸性溶液，如氟化氢钠、氟化氢铵；若为小块斑渍，可使用氢氯酸溶液。

4）使用还原剂或脱色剂的温溶液（<40 ℃），如连二亚硫酸钠或亚硫酸氢钠。

5）使用氧化剂，如次氯酸钠（液体漂白剂）或过氧化氢。

（3）该洗涤程序应按顺序进行，每一步程序之间均应将被洗涤的织物充分过水。

34.如何进行医用织物漂洗?

（1）通过用水稀释的方法进行，为主洗去污的补充步骤。

（2）漂洗方法：应采用低水位方式，一般温度为65~70 ℃，每次漂洗时间不应低于3 min，每次漂洗间隔应进行一次脱水，漂洗次数应不低于3次。

35.医用织物漂洗后中和方法有哪些要求?

（1）对最后一次漂洗时的水应进行中和；此过程应投放适量的中和剂。

（2）中和方法：

1）应采用中、低水位方式，一般温度为45~55 ℃，时间为5 min。

2）每次中和剂（包括中和酸剂、柔软剂等）的投放量应根据洗涤织物在脱水出机后用pH试剂测试水中的结果而定，pH偏高则加量，偏低则减量。

3）中和后水中的pH应为5.8~6.5，以保证洗涤消毒后的清洁织物符合清洁织物表面的pH应达到6.5~7.5规定。

36.医用织物烘干与整理过程是什么？

（1）医用织物洗涤后宜按织物种类选择进行熨烫或烘干，烘干温度应不低于60 ℃。

（2）洗涤后医用织物整理主要包括熨烫、修补、折叠过程，其过程应严防洗涤后医用织物的二次污染。为避免织物损伤和过度缩水，清洁织物熨烫时的平烫机底面温度不宜超过180 ℃。

（3）烘干及其整理过程中应进行质量控制，如烘干前应目测检查洗涤后的医用织物是否干净，发现仍有污渍时需重新进行洗涤等。

参考文件

[1]《医院医用织物洗涤消毒技术规范》（WS/T 508）.

第六节 医疗机构内通用医疗服务场所的命名

1.《医疗机构内通用医疗服务场所的命名》（WS/T 527）适用范围有哪些？

适用于各级各类医疗机构。

2.分诊台功能、设施配置与特定要求有哪些？

（1）功能：对门急诊患者进行疾病的分诊、预检分诊，候诊患者管理与服务、突发情况紧急处理。

（2）设施配置：分诊台、座椅、电话、挂钟、体温计、血压计、速干手消毒剂。

（3）特定要求：宜配有护士。

3.隔离室功能、设施配置与特定要求有哪些？

（1）功能：医师接待疑似传染性疾病和传染性疾病的患者，对患者进行物理检查。

（2）设施配置：

1）办公桌、座椅、诊查床、隔离帘、阅片灯、手卫生设施。

2）隔离诊室外应配有放置防护用品的物品柜。

3）防护用品应包括口罩、工作圆帽、鞋套、手套、护目镜、隔离衣、医疗废物装放容器。

4）应配备呼叫系统（医疗机构在新建或改扩建时应达到的要求）。

（3）特定要求：空气和物体表面消毒应符合《医院消毒卫生标准》（GB 15982）的规定。

4.注射室功能、设施配置与特定要求有哪些？

（1）功能：为患者实施注射治疗，包括皮下注射、皮内注射、肌内注射、静脉注射。

（2）设施配置：

1）挂钟、操作台、氧源、物品柜、凳（椅）、治疗车、抢救车、负压吸引设施、锐（利）器盒、医疗废物装放容器、生活垃圾桶、手卫生设施。

2）注射室外宜设等候区及座椅。

5.何谓采血？采血室功能、设施配置与特定要求有哪些？

（1）采血是指因检验或相关需要，由医务人员经静脉、动脉采取血液标本的过程。

（2）功能：为患者采取血液标本。

（3）设施配置：医用手套、治疗台（桌）、座椅、锐（利）器盒、医疗废物装放容器、手卫生设施。

（4）特定要求：空气和物体表面消毒应符合《医院消毒卫生标准》（GB 15982）的规定。

6.何谓抢救？抢救室功能、设施配置与特定要求有哪些？抢救室设置有哪些？

（1）抢救是指对急、危、重患者采取紧急的突击性医疗救护。

（2）功能：为急、危、重患者实施紧急医疗救护。

（3）设施配置：

1）挂钟、电话、阅片灯、多功能电源、治疗台、抢救车、病床、床旁桌、隔离帘、氧源、呼吸机（或简易呼吸器）、负压吸引设施、心电图机、监护仪、除颤仪、微量泵与输液泵（社区与乡镇医疗机构可根据条件配置）、输液轨道（架）、医疗废物装放容器、生活垃圾桶。

2）急诊抢救室应配备洗胃机。

（4）特定要求：空气和物体表面消毒应符合《医院消毒卫生标准》（GB 15982）的规定。

7.留观室功能与设施配置有哪些要求？

（1）功能：留院观察的患者接受医学观察、诊疗。

（2）设施配置：

1）留观床、床头桌、座椅、隔离帘、生活垃圾桶、氧源、输液轨道（架）。

2）留观床应配备呼叫系统（医疗机构在新建或改扩建时应达到的要求）。

8.治疗准备室功能、设施配置与特定要求有哪些?

（1）功能：

1）医务人员为患者实施治疗前的准备工作。

2）配制药液。

3）存放无菌物品、清洁物品、药品。

（2）设施配置：

1）操作台、物（药）品柜、冰箱、治疗车、抢救车、锐（利）器盒、医疗废物装放容器、生活垃圾桶、手卫生设施。

2）如果配制化疗药物应配置生物安全柜。

3）没有与室外直接通风条件的应配置紫外线灯。

（3）特定要求：

1）仅允许本岗位医务人员佩戴口罩进入。

2）空气和物体表面消毒应符合《医院消毒卫生标准》（GB 15982）的规定。

9.治疗室功能与设施配置有哪些要求?

（1）功能：

1）为患者实施治疗操作，如关节腔内注射、鞘内注射、骨穿、腰穿、胸穿、换药等。

2）存放无菌物品、清洁物品（如消毒后药杯及管路）等。

（2）设施配置：

1）操作台、治疗床、物品柜、治疗车、锐（利）器盒、医疗废物装放容器、生活垃圾桶、手卫生设施。

2）没有与室外直接通风条件的应配置紫外线灯。

10.治疗室特定要求有哪些?

（1）门诊清洁性治疗和污染性治疗应分室进行，分别设置Ⅰ类（清洁性）治疗室和Ⅱ类（污染性）治疗室。

（2）Ⅰ类治疗室进行清洁性治疗，如腰穿、骨穿、胸穿、关节腔内注射、鞘内注射、导尿、清洁换药等。

（3）Ⅱ类治疗室进行感染性治疗，如感染性伤口换药等。

（4）病区可将Ⅰ类治疗室和Ⅱ类治疗室设置为同一室，清洁性治疗优先，与感染性治疗分时段进行。

（5）空气和物体表面消毒应符合《医院消毒卫生标准》（GB 15982）的规定。

11.处置室功能、设施配置与特定要求有哪些？

（1）功能：

1）实施皮肤准备及清洁灌肠等操作。

2）临时存放治疗产生的医疗废物及需要浸泡消毒的医疗物品。

（2）设施配置：

1）处置台、诊查床、医疗废物装放容器、生活垃圾桶、手卫生设施、水池。

2）没有与室外直接通风条件的应配置紫外线灯。

（3）特定要求：空气和物体表面消毒应符合《医院消毒卫生标准》（GB 15982）的规定。

12.污物间功能、设施配置与特定要求有哪些？

（1）功能：

1）分类收集、中转存放辖区的污染物品，包括使用后的医用织物、医疗废物、生活垃圾等。

2）清洗、存放保洁物品。

（2）设施配置：污衣车（袋）、保洁车及保洁物品、水池。

（3）特定要求：

1）应分为存放中转区（干区）和处理清洗区（湿区）。

2）有条件的宜将上述两区分室设置。

参考文件

[1]《医疗机构内通用医疗服务场所的命名》（WS/T 527）.

第七节 流行病学调查方法

1.流行病学研究方法按设计类型分为哪些类型?

　　流行病学研究采用观察法、实验法和数理法,又以观察法和实验法为主。观察法按是否有事先设立的对照组又可进一步分为描述性研究和分析性研究。因此,流行病学研究按设计类型分为描述流行病学、分析流行病学、实验流行病学和理论流行病学四类(图1-7-1)。

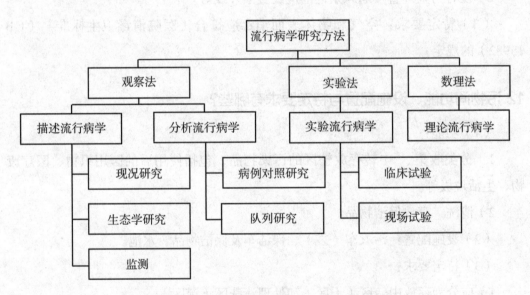

图1-7-1　流行病学研究方法(按设计类型分类)

2.何谓描述性研究? 分为哪些主要研究类型?

　　描述性研究,又称描述流行病学,是利用常规监测记录或通过专门调查获得的数据资料(包括实验室检查结果),按照不同地区、不同时间及不同人群特征进行分组,描述人群中有关疾病或健康状态以及有关特征和暴露因素的分布状况,在此基础上进行比较分析,获得疾病三间(人群、地区和时间)分布的特征,进而获得病因线索,提出病因假设。感染预防与控制相关研究中,常见的有现况研究、病例报告、生态学研究等。

3.何谓现况研究？

现况研究又称横断面研究或患病率研究，是通过对特定时点（或期间）和特定范围内的人群中的疾病或健康状况和有关因素的分布状况的资料收集、描述，从而为进一步的研究提供病因线索。感染预防与控制相关现况研究中，常见的有医院感染现患率调查、医务人员手卫生依从性现况调查、某时期医院感染管理现状调查、医疗机构某年度职业暴露现况调查等。

4. 现况研究有哪些特点？

（1）一般在设计阶段不设对照组。

（2）关注的是某一特定时点或某一特定时期。

（3）在确定因果联系时受到限制等。

5. 现况研究的设计和实施步骤包括哪些？

（1）确定研究目的：根据研究所期望解决的问题，明确该次调查所要达到的目的。

（2）明确研究类型：根据具体的研究目的，确定采用普查或抽样调查，充分考虑两种研究类型的优缺点，以便在有限的资源下取得预期的研究结果。

（3）确定研究对象：根据研究目的对调查对象的人群分布特征、地域范围以及时间点有一个明确的规定，并结合实际情况明确在目标人群中开展调查的可行性。

（4）确定样本含量和抽样方法：通过公式估算出调查所需的样本含量，选择符合实际的抽样方法。

（5）资料收集：确定拟收集资料的内容；调查员培训；选择合适的资料收集方法。

（6）数据整理与分析：对原始数据的完整性和准确性进行检查和核对；原始资料整理；了解数据分布类型；计算各类统计指标；应用流行病学的原理与方法进行分析。

6. 现况研究的随机抽样方法有哪几种？

（1）单纯随机抽样：也称简单随机抽样，是指从总体N个对象中，利用抽签或其他随机方法（如随机数字）抽取n个，构成一个样本。原则是总体中每个对象被抽到的概率相等。

（2）系统抽样：又称机械抽样，是按照一定顺序，机械地每隔若干单位抽取一个单位的抽样方法。

（3）分层抽样：指先将总体按某种特征分为若干次级总体（层），然后再从每一层内进行单纯随机抽样，组成一个样本。

（4）整群抽样：将总体分成若干群组，抽取其中部分群组作为观察单位组成样本。被抽到的群组中的全部个体均为调查对象，称为单纯整群抽样；若通过再次抽样调查部分个体，称为二阶段抽样。

（5）多阶段抽样：将抽样过程分阶段进行，每个阶段使用的抽样方法往往不同，即将以上抽样方法结合使用，在大型流行病学调查中常用。

7.何谓生态学研究？

生态学研究又称相关性研究，是在群体的水平上研究某种暴露因素与疾病之间的关系，以群体为观察和分析的单位，通过描述不同人群中某因素的暴露状况与疾病的频率，分析该暴露因素与疾病之间的关系。

8. 生态学研究的最基本特征是什么？

生态学研究的最基本特征是在收集疾病和健康状态以及某暴露因素的资料时，不是以个体为观察和分析的单位，而是以群体为单位的。感染预防与控制相关生态学研究，常见的如不同病区的医院感染发病率、平均住院日、病情评分等分布差异的比较；不同医疗机构医院感染发病率和气温的变化趋势分析等。

9.何谓疾病的"三间分布"？

疾病分布是流行病学研究中重要的内容，是描述性研究的核心，是分析性研究的基础，是制定疾病防治策略和措施的依据。

（1）人群分布：人群的一些固有特征或社会特征可构成疾病或健康状态的人群特征，包括年龄、性别、职业、种族和民族、婚姻与家庭、行为生活方式、宗教信仰、人口流动等。

（2）地区分布：疾病的分布特征与一定地域空间的自然环境、社会环境等多种因素密切相关。可采用行政区划法或自然景观法对资料进行归纳和分析。

（3）时间分布：疾病频率随着时间的推移呈现出动态变化，这是由于随人群所处的自然环境、社会环境、生物学环境等因素的改变所致。疾病的时间分布特征与变化规律可以从短期波动、季节性、周期性、长期趋势等几个方面进行归纳与描述。

10.何谓病例对照研究?

　　病例对照研究是以当前已经确诊的患有某特定疾病的一组患者作为病例组,以不患有该病但具有可比性的一组个体作为对照,通过询问、实验室检查或复查病史,搜集既往对各种可能的危险因素的暴露史,测量并采用统计学检验,比较病例组与对照组中各因素的暴露比例的差异是否具有统计学意义,如果病例组的暴露比例高于对照组,说明该暴露可能会增加疾病发生的危险,反之,病例组的暴露比例低于对照组,则该暴露可能会降低疾病发生的危险。然后评估各种偏倚对研究结果的影响,并借助病因推断技术,判断某个或某些暴露因素是否为疾病的危险因素,从而达到探索和检验病因假说的目的。常见的感染防控相关研究,如住院患者感染或定植耐碳青霉烯类抗菌药物鲍曼不动杆菌的危险因素研究、导管相关血流感染的危险因素研究等。

11.病例对照研究有哪些基本特点?

　　(1)观察性研究。研究对象的暴露情况是自然存在而非人为控制的,故病例对照研究属于观察性研究。

　　(2)研究对象分为病例组和对照组。研究对象时按是否具有研究的结局分成病例组与对照组。

　　(3)由"果"溯"因"。病例对照研究是在结局(疾病或事件)发生之后追溯可能原因的方法。

　　(4)因果联系的论证强度相对较弱。病例对照研究不能观察到由因到果的发展过程,故因果联系的论证强度不及队列研究。

12. 病例对照研究有哪些优点?

　　(1)特别适用于罕见病、潜伏期长疾病的病因研究,有时往往是罕见病病因研究的唯一选择。

　　(2)相对更节省人力、物力、财力和时间,并且较易于组织实施。

　　(3)可以同时研究多个暴露与某种疾病的联系,特别适合于探索性病因研究。

　　(4)该方法应用范围广,不仅应用于病因的探讨,而且广泛应用于其他健康事件的原因分析。

13. 病例对照研究有哪些缺点?

（1）不适于研究人群中暴露比例很低的因素。

（2）选择研究对象时，难以避免选择偏倚。

（3）获取既往信息时，难以避免回忆偏倚。

（4）暴露与疾病的时间先后常难以判断，论证因果关系的能力没有队列研究强。

（5）不能测定暴露组和非暴露组疾病的发病率，不能直接分析相对危险度（RR），只能用比值比（OR）来估计RR。

14. 病例对照研究的设计与实施步骤包括哪些?

（1）确定研究目的。

（2）明确研究类型：若是广泛地探索疾病的危险因素，可采用非匹配或频数匹配的病例对照研究方法；若是为检验病因假设，对于小样本研究，可采用个体匹配的病例对照研究，以保证对照与病例在某些重要方面的可比性。

（3）确定研究对象：病例应符合统一、明确的疾病诊断标准；对照则是以与病例相同的诊断标准确认为不患所研究疾病的人。

（4）确定样本量：

病例对照研究的样本含量与下列四个条件有关：

1）研究因素在对照组或人群中的暴露率（P_0）。

2）研究因素与疾病关联强度的估计值，即比值比（OR）。

3）希望达到的统计学检验假设的显著性水平，即第 I 类错误（假阳性）概率（α），一般取 $\alpha = 0.05$。

4）希望达到的统计学检验假设的效能或称把握度（$1-\beta$），β 为第 II 类错误（即假阴性）概率，一般取 $\beta = 0.1$。样本量可利用公式计算，也有现成的表可查。

（5）确定研究因素：可通过描述性研究、不同地区和人群中进行的病例对照研究、临床观察或其他学科领域提出的研究线索帮助确定研究因素。

（6）资料收集：主要信息收集依靠询问调查对象并填写问卷。

（7）资料整理和分析：资料整理；描述性统计和均衡性检验；推断性分析暴露与疾病的关联及关联强度。

15.病例对照研究中，描述暴露与疾病联系强度的指标是什么？

病例对照研究中表示疾病与暴露之间联系强度的指标为比值比（odds ratio, OR），又称比数比、优势比，为病例组与对照组两组暴露比值之比。所谓比值或比数（odds）是指某事物发生的可能性与不发生的可能性之比。

比值比（OR）的计算公式：

OR=病例组的暴露比值/对照组的暴露比值

OR>1说明暴露与疾病呈"正"关联，即暴露可增加疾病的危险性，暴露因素是疾病的危险因素；OR<1说明暴露与疾病呈"负"关联，即暴露可降低疾病的危险性，暴露因素是保护因素；OR=1，则表明暴露因素与疾病之间无统计学联系。

16.病例对照研究中，常见的偏倚有哪些？如何预防和处理？

病例对照研究是一种回顾性的观察性研究，比较容易产生偏倚，常见的偏倚有选择偏倚、信息偏倚和混杂偏倚。

（1）选择偏倚。一项病例对照研究所选择的研究对象只是源人群的一个样本，由于选入的研究对象与未选入者在某些特征上存在差异而引起的系统误差称为选择偏倚。常见的选择偏倚包括入院率偏倚、现患病例-新发病例偏倚、检出症候偏倚等。

1）入院率偏倚。也称伯克森偏倚，在以医院为基础的病例对照研究中常发生这种偏倚，即当选择医院患者作为病例和对照时，病例只是该医院或某些医院的特定病例而不是全体患者的随机样本，对照是医院的某一部分患者而不是全体目标人群的一个随机样本，患者对医院以及医院对患者都有一定的选择性，特别是因为各种疾病的入院率不同可导致病例组与对照组在某些特征上的系统误差。因此，尽可能在社区人群中选择病例和对照，保证较好的代表性。

2）现患病例-新发病例偏倚。也称奈曼偏倚，即如果调查对象选自现患病例，即存活病例，特别是病程较长的现患病例，得到的一些暴露信息可能只与存活有关，而未必与该病的发病有关；或者某病的幸存者由于疾病而改变了原有的一些暴露特征（如生活习惯），导致这些因素与疾病的关联误差。因此，选择新发病例作为研究对象可避免或减少此类偏倚。

3）检出症候偏倚。也称暴露偏倚，某因素虽然不是所研究疾病的病因，但有该因素的个体容易出现某些症状或体征，并常因此而就医，从而提高了所研究疾病的早期病例的检出率。如果病例对照研究中病例组包括了较多的这种早期病例，致使过高地估计了病例组的暴露程度，而产生的系统误差即为检出症候偏倚。因此，在医院中收集病例时，最好包括不同来源的早、中、晚期患者，以便减少这种偏倚。

（2）信息偏倚。又称观察偏倚或测量偏倚，是在收集整理信息过程中由于测量暴露与结局的方法有缺陷造成的系统误差。

1）回忆偏倚。由于研究对象对暴露史或既往史回忆的准确性和完整性存在系统误差而引起的偏倚。应充分利用客观记录资料，问卷调查时重视提问方式，适当采用一些调查技巧，有助于减少回忆偏倚。

2）调查偏倚。可能来自调查者或调查对象。调查环境与条件不同，或者调查者对病例与对照采取不同的询问方式，或者对暴露测量方法、采用的仪器设备或试剂不统一、不准确等均可产生调查偏倚。应做好调查员的培训，统一对病例和对照的提问方式和调查技术，尽可能使用量化或等级化的客观指标，由同一调查员调查病例和对照，调查环境尽量一致，可减少调查偏倚。

（3）混杂偏倚。当我们研究某个因素与某种疾病的关联时，由于某个既与疾病有关系，又与所研究的暴露因素有联系的外来因素的影响，掩盖或夸大了所研究的暴露因素与疾病的联系，造成的偏倚叫混杂偏倚。可在研究设计阶段对研究对象采取限制、配比等方法控制混杂偏倚；在资料分析阶段，可采取分层分析或多因素分析的方法控制混杂偏倚。

17. 何谓队列研究？

队列研究是将人群按是否暴露于某可疑因素及其暴露程度分为不同组，追踪其各组的结局，比较不同组之间结局频率的差异，从而判定暴露因素与结局之间有无因果关联及关联大小的一种观察性研究方法。

常见的感染防控相关研究，例如研究耐碳青霉烯类抗菌药物肺炎克雷伯菌血流感染所增加的病死率和住院时间、降钙素原对血液肿瘤患儿感染的预测研究等。

18. 队列研究有哪些类型？

一般依据研究对象进入队列时间及终止观察的时间不同，分为前瞻性队列研究、历史性队列研究和双向性队列研究。

19. 队列研究有哪些优点?

（1）由于研究对象暴露资料的收集在结局发生之前，并且都是由研究者亲自观察得到的，所以资料可靠，一般不存在回忆偏倚。

（2）可以直接获得暴露组和对照组的发病率或死亡率，可直接计算RR和AR等反映暴露与疾病关联强度的指标，可以充分而直接地分析暴露的病因作用。

（3）由于暴露在前，疾病发生在后，因果时间顺序明确，加之偏倚较少，故其检验病因假说的能力较强，一般可证实病因联系。

（4）在随访观察过程中，有助于了解人群疾病自然史。

（5）能对一种暴露因素所致的多种疾病同时进行观察，分析一种暴露与多种疾病的关系。

20. 队列研究有哪些缺点?

（1）不适于发病率很低的疾病的病因研究。

（2）由于随访时间较长，研究对象不易保持依从性，容易产生失访偏倚。

（3）研究耗费人力、物力、财力和时间较多，其组织与后勤工作亦相当艰巨，不易实施。

（4）在随访过程中，未知变量引入人群，或人群中已知变量的变化等，都可使结局受到影响，使资料的收集和分析复杂化。

21. 队列研究的设计与实施步骤包括哪些?

（1）确定研究因素：通常在描述性研究和病例对照研究的基础上确定。

（2）确定研究结局：应全面、具体、客观。结局变量的测定，应给出明确统一的标准，并在研究的过程中严格遵守。

（3）确定研究现场与研究人群：

1）研究现场：由于队列研究的随访时间长，其现场选择除要求有足够数量的符合条件的研究对象外，还要求当地领导重视，群众理解支持等。

2）研究人群：包括暴露组和对照组。根据研究目的和研究条件的不同，研究人群的选择有不同的方法。暴露人群即暴露于待研究因素的人群。对照人群则尽量保证其与暴露组的可比性。

（4）确定样本量。影响样本量的因素有：

1）一般人群（对照人群）中所研究疾病的发病率（p_0）。

2）暴露组与对照组人群发病率之差（d）。

3）要求的显著性水平，即检验假设时的第Ⅰ类错误（假阳性错误）α 值。

4）效力，又称把握度（$1-\beta$），β 为检验假设时出现第Ⅱ类错误（即假阴性错误）的概率，通常取 $\beta=0.1$。

（5）资料的收集与随访：包括基线资料的收集与随访。

（6）质量控制：包括调查员的选择、调查员的培训、制定调查员手册、监督。

（7）资料的整理与分析：审核资料正确性和完整性；描述性统计和分析两组可比性及资料的可靠性；推断性分析。

22.队列研究中，效应的测量指标主要是什么？

队列研究中，反映暴露与发病（死亡）关联强度的最有用的指标为相对危险度（relative risk, RR），也叫危险度比或率比，其计算公式：

RR=暴露组发病率/非暴露组发病率

RR表明暴露组发病或死亡的危险是对照组的多少倍。RR值越大，表明暴露的效应越大，暴露和结局关联的强度越大。

23.队列研究常见的偏倚有哪些？如何预防和处理？

偏倚即错误，是一种系统误差。队列研究常见的偏倚包括选择偏倚、信息偏倚和混杂偏倚。

（1）选择偏倚：选择偏倚是由于研究对象的选择不当，如缺乏代表性（暴露组不能代表暴露人群，对照组不能代表非暴露人群）和暴露组与对照组没有可比性等，而导致的研究结果偏离真实的情况。在队列研究中，失访偏倚也属于选择偏倚。预防该类偏倚，应尽可能遵守随机化原则，并严格按照规定的标准选择对象；尽量提高研究对象的应答率和依从性。

（2）信息偏倚：在队列研究中，信息偏倚是指在获取暴露、结局或其他信息时所出现的系统误差或偏差，又称错分偏倚，如判断有病为无病，有暴露为无暴露等。可通过选择精确的测量方法、调准仪器、严格实验操作规程、同等地对待每个研究对象、提高诊断技术、明确各项标准、严格按规定执行等方法进行预防。

（3）混杂偏倚：是指由于某个第三变量的作用，致使研究因素与结果的联系被歪曲，这个第三变量即混杂变量。它是疾病的一个影响因素，又与所研究的因素有联系。一般采用分层分析、标准化或多因素分析的方法进行处理。

24.何谓实验流行病学？分为哪些主要研究类型？

（1）实验流行病学是指研究者根据研究目的，按照预先确定的研究方案将研究对象分配到实验组和对照组，人为地施加或减少某种处理因素，然后追踪观察处理因素的作用结果，比较和分析两组人群的结局，从而判断处理因素的效果。

（2）根据研究目的和研究对象的不同，实验流行病学分为临床试验、现场试验和社区试验。

25.何谓临床试验？有哪些特点？

（1）临床试验是随机对照试验或随机临床试验的简称。强调以患者个体为单位进行试验分组和施加干预措施，通常用来对某种药物或治疗方法的效果进行检验和评价。

（2）具有如下特点：

1）以患者作为研究对象。

2）研究多在医院进行。

3）多为治疗性试验。

4）研究对象应尽可能在基线特征方面一致。

5）随机分配治疗措施，并尽可能做到分配方案的隐藏，对分配的治疗不依从，应当测量其程度与原因。

6）尽可能应用盲法。

7）如果对于所研究的疾病没有接受的疗法，可以应用安慰剂作为比较。

常见的感染防控相关研究中，以随机群组试验多见，例如每日用氯己定擦浴对降低医院感染的效果研究、集束化措施预防心脏手术部位感染的研究等。

26.何谓现场试验？有哪些特点？

（1）现场试验也叫人群预防试验，以尚未患病的人作为研究对象。与临床试验一样，现场试验中接受处理或某种预防措施的基本单位是个体，而不是亚人群。

（2）具有如下特点：

1）研究对象通常为非患者。

2）研究地点为社区、学校、工厂等现场。

3）多为预防性试验。

4）通常需要较多的研究对象。

5）需以个体为单位随机分配措施。

6）对分配的措施的不依从，应当测量其程度与原因。

7）尽可能应用盲法。

现场试验多用于极常见和极严重的疾病的预防研究，如预防脊髓灰质炎的Salk疫苗试验、甲型H1N1流感疫苗试验等。

27.何谓类实验？有哪些类型？

（1）一个完全的实验流行病学研究必须具备随机、对照、干预、前瞻四个基本特征，如果一项实验研究缺少其中一个或几个特征，这种实验就叫类实验或自然实验。

（2）根据是否设立对照组分为两类，即不设平行对照组（自身前后对照或与已知的结果比较）和设对照组（分组不随机）。

感染防控相关研究中，常见的类实验类型有自身前后对照研究、间断时间序列等。

参考文献

［1］詹思延.流行病学：第8版［M］.北京：人民卫生出版社，2017：9–117.

第八节　卫生统计学

1. 统计学中"总体"和"样本"的概念是什么？

（1）总体是指根据研究目的确定的同质研究个体的全体。

（2）样本是为了解总体而观测的总体的一部分。

2. 统计学中，何谓"变量"？

变量是每个被调查对象的一系列特征或属性，如年龄、学历、家庭人口数等。

3. 统计学中，变量分为哪几种类型？

（1）变量分为定性变量和定量变量。

（2）定性变量的取值是定性的。分为无序分类变量和有序分类变量。

1）无序分类变量的各个取值间没有程度的差异，如性别、血型。对于无序分类变量，根据取值的不同又可分为二项分类变量和多项分类变量，比如性别取值为相互对立的两类，而血型取值则为互不相容的多个类别。

2）有序分类变量又称等级变量，其取值的各类别之间存在着程度上的差别，如文化程度。

（3）定量变量的取值是定量的。一般有度量衡单位。一般分为离散变量和连续变量。

1）离散变量的取值范围是间断而不连续的，如不同家庭的人口数。

2）连续变量的取值范围在理论上是连续不间断的，如年龄。

4. 对于定量变量，如何选择合适的统计分析方法？

统计分析包括统计描述和统计推断，应根据变量的性质，进行统计分析（图1-8-1）。

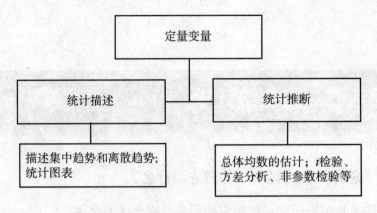

图1-8-1　定量变量的统计分析方法

5. 对于定性变量，如何选择合适的统计分析方法？

对于定性变量，常用的统计分析方法如图1-8-2所示。

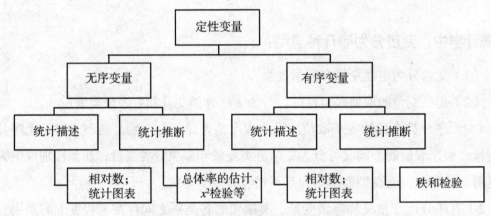

图1-8-2　定性变量的统计分析方法

6. 描述定量变量集中趋势的统计指标有哪些？

描述集中趋势常用的统计量为算术均数、几何均数、中位数等。

（1）算术均数：一个变量所有观测值的和除以观测值的个数，反映一个变量所有观测值的平均水平，简称为均数。适用于描述不含极端值的对称分布变量的平均水平。

（2）几何均数：所有n个观测值乘积的n次方根，常用于描述存在少数偏大的极端值的正偏态分布或观测值之间呈倍数关系或近似倍数关系数据的集中位置。一般而言，几何均数适合于原始数据呈正偏态分布但对数转换后呈近似对称分布的数据，尤其是医学研究中遇到的呈现等比例变化的数据，如抗体滴度、血清凝集效价等。

（3）中位数：是一组数据中位于正中位置的数。将所有观测值从小到大顺序排列，中位数将数据一分为二，所有数据中有一半数据比它大，一半数据比它小。中位数又称第50百分位数（P_{50}），广泛应用于对称分布和偏态分布数据平均水平的描述。尤其当数据中有极端值、不确定值、数据呈偏态分布或分布形态未知时，描述数据的集中位置。

7. 描述定量变量离散度的统计指标有哪些？

描述定量变量离散度的常用指标也称为变异程度测量指标。常用指标有极差、四分位数间距、方差、标准差和变异系数。

（1）极差：也称全距，为所有观测值中最大值与最小值的差值，极差越大说明数据变异程度越大，或者说数据越离散。

（2）四分位数间距（IQR）：$IQR=P_{75}-P_{25}$，P_{25}和P_{75}分别为第25和第75百分位数。IQR越大说明数据的变异程度越大。

（3）方差：所有观测值的离均差平方和的平均值，描述所有观测值与均数的平均偏离程度。方差越大说明数据越离散，变异程度越大。

（4）标准差：方差的算术平方根。标准差越大，数据的离散程度就越大。适用于描述不含离群值的对称分布的分布特征。

（5）变异系数：是变异大小相对于其平均水平的百分比。变异系数值越大，表示变量的变异程度越大。用于了解单位相同但均数相差悬殊的变量之间的变异程度，以及比较几个不同单位的变量的变异程度。

8. 常用的统计图有哪些？

（1）条图：用直条的高度反映分类数据中每一类的频数或者频率。条图又分为单式条图和复式条图。

（2）百分条图：将多组数据放在一起比较其构成比。

（3）饼图：又称圆图，是将圆形分割成若干个扇形，扇形面积的大小表示同一个事物内部中各部分的构成比。用来描述分类变量的构成比，用于说明事物内部各组成部分所占比重。

（4）热图：用不同颜色（或者深浅）表示观测值的大小，常用来表示疾病的时间与空间分布，生物信息学中也常用热图描述基因表达谱。

（5）箱式图：也称箱线图，因为中间包含一个状似箱子的长方形、两端有两根细线。用于直观地了解数据的整体概貌。主要呈现5个汇总的统计指标，包括最小值、下四分位数、中位数、上四分位数、最大值。

9. 何谓抽样调查？如何确定调查方法？

（1）抽样调查是从总体中抽取一定数量的观察单位组成样本，用样本信息推断总体特征。

1）按照抽样方式可分为概率抽样调查和非概率抽样调查。

2）按时间维度可分为横断面调查和纵向调查，其中纵向调查按时间顺序可分为回顾性调查、前瞻性调查和双向性调查。流行病学研究常见的两种纵向调查是病例对照研究和队列研究。

3）按调查性质可分为定量调查和定性调查。

（2）根据调查目的、调查对象和具备的调查条件（如人力、物力等资源）来确定调查方法。一般来说，若调查目的在于了解总体特征，可采用横断面调查方法；若调查目的在于研究事物之间的相互关系，可采用病例对照或队列研究方法。

10. 统计学中常用的调查方式有几种？

（1）常用的调查方式包括观察法、问卷法、访谈法等。

（2）观察法常用于对于客观指标的测量、样本的检查，以及一些行为方式的调查等，如手卫生依从性、正确率观察。

（3）问卷法可以由被访者自填问卷，也可以由调查员询问被访者再填写问卷，常用于收集对于主观指标和一些无法通过检查测量获取的客观指标。

（4）访谈法是常用的获得主观指标的方法，可以是直接访问或间接访问，可用于问卷调查的补充或个人隐私等敏感问题的调查。

11. 调查表制定的步骤有哪些？

（1）明确调查目的：根据调查目的确定调查内容，选择已有的公认的调查表或重新制定调查表。

（2）提出调查项目：根据调查目的和调查对象设立由相关人员组成的工作组负责调查表的制定。对调查对象的特征进行分析是拟定调查表的基础，包括分析调查对象的文化程度、理解能力、社会阶层等特征。

（3）项目筛选：对提出的调查项目进行分析及筛选，以便精简调查项目。应考虑调查时长、被访者回答负担、避免重复、相似项目前后一致、项目在调查表中的排序等。

（4）确定项目的提问形式：可采用开放性问题和封闭性问题。开放性问题没有答案，被访者自由作答；封闭性问题设计了各种可能的答案，被访者只要从中选定一个或几个现有答案即可。

（5）确定项目的回答选项：回答选项与项目的提问方式有关。分开放性问题和封闭式问题。

（6）预调查及评价：在正式调查前进行的小范围验证正式调查方案可行性的手段和方法，以便发现正式调查中可能出现的问题。

（7）修改完善：在上述基础上修改完善，形成最终调查表。最终调查表在实际应用中也可能发现问题或有需要完善的地方。

12.调查表问题的设置应避免哪些问题？

（1）避免不确切的表述。如"很久""经常""一些"等副词或形容词。

（2）避免判定性问题。如"您一天抽多少支烟"，被访者若不抽烟，则无法回答。

（3）避免引导性问题。若问题带有研究者的观点和见解的暗示，则有使被访者跟着这种倾向回答的可能。

（4）避免难堪或禁忌的敏感问题。涉及各地风俗、民族习惯、个人隐私等的问题均属于敏感问题。

（5）避免笼统和抽象的问题。如年龄、经济收入等。

（6）避免多重问题。一个问题最好只问一个要点。

参考文献

［1］李晓松.卫生统计学：第8版［M］.北京：人民卫生出版社，2017：4–275.

第二章
感染监测与报告

第一节 医疗机构感染日常监测

1.何谓医疗机构感染监测？何谓全院综合性监测？何谓目标性监测？

（1）医疗机构感染监测是指长期、系统、连续地收集、分析医疗机构感染在一定人群中的发生、分布及其影响因素，并将监测结果报送和反馈给有关部门和科室，为医疗机构感染的预防、控制和管理提供科学依据。

（2）全院综合性监测是指连续不断地对所有临床科室的全部住院患者和医务人员进行医疗机构感染及其有关危险因素的监测。

（3）目标性监测是指针对高危人群、高发感染部位等开展的医疗机构感染及其危险因素的监测，如重症监护病房感染监测、新生儿病区（室）感染监测、手术部位感染监测、抗菌药物临床应用与细菌耐药性监测等。

2.何谓患者日医疗机构感染（例次）发病率？其计算公式是什么？

（1）患者日医疗机构感染（例次）发病率是一种累计暴露时间内的发病密度，指单位住院时间内住院患者新发医疗机构感染的频率，单位住院时间通常用1 000个患者住院日表示。

（2）计算公式：

患者日医疗机构感染（例次）发病率=观察期间内医疗机构感染新发病例（例次）

数/同期住院患者住院日总数×1 000‰

3.医疗机构感染监测的管理与要求有哪些?

(1)医疗机构应建立有效的医疗机构感染监测与通报制度,及时诊断感染病例,分析发生感染的危险因素,采取针对性的防控措施,并应将医疗机构感染监测控制质量纳入医疗质量管理考核体系。

(2)医疗机构应培养感染防控专职人员和临床医务人员识别医疗机构感染暴发的意识与能力。发生暴发时应分析感染源、感染途径,采取有效的控制措施。

(3)医疗机构应建立医疗机构感染防控报告制度,如发生医疗机构感染暴发,医疗机构应报告所在地的县(区)级地方人民政府卫生健康行政部门。

(4)医疗机构应制订切实可行的医疗机构感染监测计划,如年计划、季度计划等。监测计划内容主要包括人员、方法、对象、时间等。

(5)医疗机构应按照《医院感染监测规范》相关要求开展相应监测工作。

4.医疗机构感染监测主要包括哪几项? 开展医疗机构感染监测有哪些要求?

(1)医疗机构感染监测主要包括全院综合性监测和目标性监测。

(2)开展医疗机构感染监测的要求包括:

1)新建或未开展过医疗机构感染监测的医疗机构,应先开展全机构综合性监测。监测时间应不少于2年。

2)已经开展2年以上全机构综合性监测的医疗机构应开展目标性监测。目标性监测持续时间应连续6个月以上。

3)感染患病率(现患率)调查应每年至少开展一次。

5.《医院感染监测规范》(WS/T 312)中目标性监测包括哪几项内容?

目标性监测包括手术部位感染、成人及儿童重症监护病房(ICU)感染、新生儿病区(室)感染及细菌耐药性监测。

6.《医院感染监测规范》(WS/T 312)中医疗机构感染监测信息的收集要求有哪些?

(1)宜主动收集资料。

(2)患者感染信息的收集包括查房、病例讨论、查阅医疗与护理记录、实验室与影像学报告和其他部门的信息。

(3)病原学信息的收集包括临床微生物学、病毒学、病理学和血清学检查结果。

（4）收集和登记患者基本资料、感染信息、相关危险因素、病原体及病原菌的药物敏感试验结果和抗菌药物的使用情况。

7.何谓ICU感染？ICU患者医院感染监测内容包括哪些？

（1）ICU感染是指患者在ICU发生的感染，即患者住进ICU时，该感染不存在也不处于潜伏期；患者转出ICU到其他病房后，48 h内发生的感染仍属ICU感染。

（2）ICU患者医疗机构感染监测内容包括：

1）患者基本资料：监测月份、住院号、科室、床号、姓名、性别、年龄、疾病诊断、疾病转归（治愈、好转、未愈、死亡、其他）。

2）医疗机构感染情况：感染日期、感染诊断、感染与侵入性操作相关性（中心静脉插管、泌尿道插管、使用呼吸机）、感染培养标本名称、送检日期、检出病原体名称、药物敏感结果。

3）ICU患者日志：每日记录新住进患者数、住在患者数、中心静脉插管、泌尿道插管及使用呼吸机人数、记录临床病情分类等级及分值。

8.《医院感染监测规范》（WS/T 312）中对ICU患者进行临床病情分类及分值判定的要求有哪些？

《医院感染监测规范》（WS/T 312）中对ICU患者进行临床病情分类及分值判定要求如表2-1-1所示。

表2-1-1 临床病情分类标准及分值

分类级别	分值	分类标准
A级	1分	需要常规观察，不需加强护理和治疗（包括手术后只需观察的患者），这类患者常在48 h内从ICU转出
B级	2分	病情稳定，但需要预防性观察，不需要加强护理和治疗的患者，如某些患者因需要排除心肌炎、心肌梗死以及因需要服药而在ICU过夜观察
C级	3分	病情稳定，但需要加强护理和（或）监护的患者，如昏迷患者或出现慢性肾衰竭的患者
D级	4分	病情不稳定，需要加强护理和治疗，需要经常评价和调整治疗方案的患者，如心律不齐、糖尿病酮症酸中毒（但尚未出现昏迷、休克、弥散性血管内凝血）
E级	5分	病情不稳定，且处于昏迷或休克状态，需要心肺复苏或需要加强护理治疗，并需要经常评价护理和治疗效果的患者

9. 《医院感染监测规范》（WS/T 312）中对ICU患者进行临床病情等级评定的要求有哪些？

对当时住在ICU的患者按表2-1-1"临床病情分类标准及分值"进行病情评定，每周一次（时间相对固定），按当时患者的病情进行评定。每次评定后记录各等级（A、B、C、D及E级）的患者数（表2-1-2）。

表2-1-2 ICU患者各危险等级登记表

临床病情等级	分值	第1周	第2周	第3周	第4周
A级	1				
B级	2				
C级	3				
D级	4				
E级	5				

10. ICU医院感染监测资料分析包括哪几项？

病例感染发病率和患者日感染发病率、器械使用率及其相关感染发病率、调整感染发病率。

11. 《医院感染监测规范》（WS/T 312）中如何计算病例（例次）感染发病率和患者（例次）日感染发病率？

计算公式：

病例（例次）感染发病率=感染患者（例次）数/处在危险中的患者数×100%

患者（例次）日感染发病率=感染患者（例次）数/患者总住院日数×1 000‰

12. 《医院感染监测规范》（WS/T 312）中器械使用率包括哪些指标？如何计算？

《医院感染监测规范》中器械使用率指标包括尿道插管使用率、中心静脉插管使用率、呼吸机使用率、总器械使用率。

计算公式：

尿道插管使用率=尿道插管患者日数/患者总住院日数×100%

中心静脉插管使用率=中心静脉插管日数/患者总住院日数×100%

呼吸机使用率=使用呼吸机日数/患者总住院日数×100%

总器械使用率=总器械使用日数/患者总住院日数×100%

13.《医院感染监测规范》（WS/T 312）中如何计算平均病情严重程度（分）和调整感染发病率？

计算公式：

平均病情严重程度（分）=每周根据临床病情分类标准评定的患者总分值/每周参加评定的ICU患者总数

调整感染发病率=患者（例次）感染率/平均病情严重程度

14.《医院感染监测规范》（WS/T 312）中新生儿病区（室）（含NICU）医疗机构感染监测内容包括哪些？

（1）基本资料：住院号、姓名、性别、天数、出生体重（BW，分≤1 000 g，1 001~1 500 g，1 501~2 500 g，>2 500 g四组。以上体重均指出生体重）。

（2）医疗机构感染情况：感染日期、感染诊断、感染与侵入性操作相关性（脐或中心静脉插管、使用呼吸机）、医疗机构感染培养标本名称、送检日期、检出病原体名称、药物敏感结果。

（3）新生儿日志：按新生儿体重每日记录新住进新生儿数、住在新生儿数、脐或中心静脉插管及使用呼吸机新生儿数。

15.新生儿病区（室）（含NICU）医疗机构感染监测资料分析包括哪几项？

日感染发病率和器械使用率及其相关感染发病率。

16.《医院感染监测规范》（WS/T 312）中新生儿病区（室）（含NICU）如何计算患儿日感染发病率？

计算公式：

不同体重组新生儿日感染发病率=不同出生体重组感染新生儿数/不同出生体重组总住院日数 ×1 000‰

17.《医院感染监测规范》（WS/T 312）中新生儿病区（室）（含NICU）如何计算器械使用率？

计算公式：

不同体重组新生儿血管导管使用率=不同体重组新生儿脐或中心静脉导管使用日数/不同体重组新生儿总住院日数×100%

不同体重组新生儿呼吸机使用率=不同体重组新生儿使用呼吸机日数/不同体重组新生儿总住院日数×100%

不同体重组新生儿总器械使用率=不同体重组新生儿器械（血管导管+呼吸机）应用日数/不同体重组新生儿住院日数×100%

18.《医院感染监测规范》（WS/T 312）中新生儿病区（室）（含NICU）如何计算器械相关感染发病率？

计算公式：

不同体重组新生儿血管导管相关血流感染发病率=不同体重组脐或中心静脉插管血流感染新生儿数/不同体重组新生儿脐或中心静脉插管日数×1 000‰

不同体重呼吸机相关性肺炎发病率=不同体重组使用呼吸机新生儿肺炎人数/不同体重组新生儿使用呼吸机日数×1 000‰

19.《医院感染监测规范》（WS/T 312）中医疗机构感染患病率（现患率）调查内容、调查方法及资料分析包括哪些？

（1）调查内容：

1）基本资料：监测月份、住院号、科室、床号、姓名、性别、年龄、调查日期、疾病诊断、切口类型（清洁切口、清洁-污染切口、污染切口）。

2）医疗机构感染情况：感染日期、感染诊断、感染危险因素（动静脉插管、泌尿道插管、使用呼吸机、气管插管、气管切开、使用肾上腺糖皮质激素、放射治疗、抗肿瘤化学治疗、免疫抑制剂）及相关性、医疗机构感染培养标本名称、送检日期、检出病原体名称。

3）按科室记录应调查人数与实际调查人数。

（2）调查方法：

1）应制订符合本院实际的医疗机构感染患病率（现患率）调查计划，培训调查人员。

2）应以查阅运行病历和床旁调查患者相结合的方式调查。

3）填写医疗机构感染患病率（现患率）调查表。

4）每病区（室）填写床旁调查表。

（3）资料分析：

医疗机构感染患病率（现患率）=同期存在的新旧医疗机构感染例（次）数/观察期间实际调查的住院患者人数×100%

实查率=实际调查住院患者数/应调查住院患者数×100%

20.《医院感染监测规范》（WS/T 312）中临床抗菌药物使用调查的调查内容包括哪些?

（1）基本资料：调查日期、住院号、科室、床号、患者姓名、性别、年龄、疾病诊断、切口类型（清洁切口、清洁-污染切口、污染切口）。

（2）使用抗菌药物资料：感染诊断（全身感染、局部感染、无感染）、用药方式（全身、局部）、用药目的（治疗用药、预防用药、预防加治疗用药）、联合用药（单用、二联、三联、四联及以上）、细菌培养结果、使用抗菌药物名称、使用日剂量、用药天数、经药途径（口服、肌内注射、静脉注射或静脉滴注、其他）。

21.《医院感染监测规范》（WS/T 312）中临床抗菌药物使用调查资料分析包括哪几个方面? 如何计算?

《医院感染监测规范》（WS/T 312）中临床抗菌药物使用调整资料包括出院患者抗菌药使用率、住院患者抗菌药物使用率、每千住院日某抗菌药物的DDD频数、治疗使用抗菌药物构成比、预防性使用抗菌药物构成比、门诊处方抗菌药物使用率。

计算公式：

出院患者抗菌药物使用率=使用抗菌药物患者数/调查患者数×100%

住院患者抗菌药物使用率=使用抗菌药物患者数/调查患者数×100%

每千住院日某抗菌药物的DDD频数=抗菌药物的DDD频数/累计住院日数×1 000‰

治疗使用抗菌药物构成比=治疗使用抗菌药物患者数/总的使用抗菌药物患者数×100%

预防性使用抗菌药物构成比=预防性使用抗菌药物患者数/总的使用抗菌药物患者数×100%

门诊处方抗菌药物使用率=使用抗菌药物处方数/调查处方数×100%

22.医疗机构感染防控质量控制指标有哪些？

感染发病（例次）率、感染现患（例次）率、感染病例漏报率、多重耐药菌感染发现率、多重耐药菌感染检出率、医务人员手卫生依从率、住院患者抗菌药物使用率、抗菌药物治疗前病原学送检率、Ⅰ类切口手术部位感染率、Ⅰ类切口手术抗菌药物预防使用率、血管内导管相关血流感染发病率、呼吸机相关性肺炎发病率及导尿管相关泌尿系感染发病率。

23.何谓医疗机构感染新发病例？何谓医疗机构感染（例次）发病率？如何计算？二者的意义是什么？

（1）医疗机构感染新发病例是指观察期间发生的医疗机构感染病例，即观察开始时没有发生医疗机构感染，观察开始后直至结束时发生的医疗机构感染病例，包括观察开始时已发生医疗机构感染，在观察期间又发生新的医疗机构感染的病例。

（2）医疗机构感染发病（例次）率是指住院患者中发生医疗机构感染新发病例（例次）的比例。

（3）计算公式：

医疗机构感染发病（例次）率=医疗机构感染新发病例（例次）数/同期住院患者总数×100%

（4）意义：二者反映医疗机构感染总体发病情况。一般指月发病（例次）率和年发病（例次）率。

24.何谓医疗机构感染现患（例次）率？如何计算？有何意义？

（1）定义：确定时段或时点住院患者中，医疗机构感染患者（例次）数占同期住院患者总数的比例。

（2）计算公式：

医疗机构感染现患（例次）率=确定时段或时点住院患者中医疗机构感染患者（例次）数/同期住院患者总数×100%

（3）意义：反映确定时段或时点医疗机构感染实际发生情况，为准确掌握医疗机构感染现状，判断变化趋势，采取针对性干预措施及干预效果评价提供基础。

25. 何谓医疗机构感染病例漏报率？如何计算？有何意义？

（1）定义：应当报告而未报告的医疗机构感染病例数占同期应报告医疗机构

感染病例总数的比例。

（2）计算公式：

$$医疗机构感染病例漏报率=应当报告而未报告的医疗机构感染病例数/同期应报告医疗机构感染病例总数 \times 100\%$$

（3）意义：反映医疗机构对感染病例报告情况及感染监测、管理情况。

26.感染监测及报告管理制度的含义及基本要求是什么？

（1）含义：是医疗机构根据感染防控工作需要，对健康保健相关感染的发生、分布及其影响因素等数据信息开展收集、分析、反馈，以及依法依规上报等活动的规范性要求。

（2）基本要求：

1）制订并实施可行的健康保健相关感染监测与报告管理规定，主要内容包括但不限于：监测的类型、指标、方法以及监测结果的反馈等；明确监测责任主体、参与主体及其各自职责；强化临床一线医务人员履行健康保健相关感染监测与报告义务第一责任人的主体责任。

2）为开展健康保健相关感染监测提供物资、人员和经费等方面的保障；积极稳妥地推动信息化监测工作，并将健康保健相关感染的监测质量、结果评价及数据利用等纳入医疗质量安全管理考核体系。

3）加强对健康保健相关感染监测制度执行情况的监管，并进行持续质量改进及效果评价。

4）完善健康保健相关感染监测多主体协调联动机制和信息共享反馈机制，确保监测工作顺利开展，监测结果能够有效应用于医疗质量安全持续改进的实践。

27.《医疗机构感染预防与控制基本制度（试行）》医疗机构内感染暴发报告及处置制度的含义及基本要求是什么？

（1）含义：是医疗机构及医务人员针对诊疗过程中出现的感染疑似暴发、暴发等情况，依法依规采取预警、调查、报告与处置等措施的规范性要求。

（2）基本要求：

1）建立医疗机构内感染暴发报告责任制，强化医疗机构法定代表人或主要负责人为第一责任人的定位；制订并执行感染监测以及感染暴发的报告、调查与处置等规定、流程和应急预案。

2）建立并执行感染疑似暴发、暴发管理机制，组建感染防控应急处置专家组，指导开展感染疑似暴发、暴发的流行病学调查及处置。

3）强化各级具有报告责任主体履职情况的监督问责。在诊疗过程中发现短时间内出现3例或以上临床症状相同或相近的感染病例，尤其是病例间可能存在具有流行病学意义的共同暴露因素或者共同感染来源时，无论有无病原体同种同源检测的结果或检测回报结果如何，都应当按规定逐级报告本机构感染防控部门（或专职人员）和法人代表人或主要负责人。

4）制订并实施感染疑似暴发、暴发处置预案。处置预案应当定期进行补充、调整和优化，并组织开展经常性演练。

28.医疗机构感染防控基本监测要求评价内容有哪些？

（1）有医疗机构感染监测计划，有全院综合性监测、目标性监测、医疗机构感染防控相关因素如消毒、灭菌和环境卫生学等的监测，监测方法规范。

（2）对监测资料定期（至少每季度）分析、总结与反馈，能体现持续质量改进。

（3）根据需要开展现患率调查，调查方法规范。

（4）宜开展医疗机构感染防控措施，如手卫生、术前正确皮肤准备、预防血管导管相关血流感染最大无菌屏障等依从性的监测。

（5）有信息系统的医院，宜采用信息技术对医疗机构感染及其危险因素进行监测、分析，其结果对医疗机构感染防控决策提供支持作用。

29.何谓医疗机构感染暴发？何谓疑似医疗机构感染暴发？何谓医疗机构感染假暴发？

（1）医疗机构感染暴发是指在医疗机构或其科室的患者中，短时间内发生3例以上同种同源感染病例的现象。

（2）疑似医疗机构感染暴发是指在医疗机构或其科室的患者中，短时间内出现3例以上临床症候群相似、怀疑有共同感染源的感染病例的现象；或者3例以上怀疑有共同感染源或感染途径的感染病例的现象。

（3）医疗机构感染假暴发是指疑似医疗机构感染暴发，但通过调查排除暴发，而是由于标本污染、实验室错误、监测方法改变等因素导致的同类感染或非感染病例短时间内增多的现象。

30.何谓医疗机构感染聚集？

医疗机构感染聚集是指在医疗机构或其科室的患者中，短时间内发生医疗机构感染病例增多，并超过历年散发发病率水平的现象。

31. 疑似医疗机构感染暴发时，处理原则是什么？

（1）医疗机构发现疑似医疗机构感染暴发时，应遵循"边救治、边调查、边控制、妥善处置"的基本原则，分析感染源、感染途径，及时采取有效的控制措施，积极实施医疗救治，控制传染源，切断传播途径，并及时开展或协助相关部门开展现场流行病学调查、环境卫生学检测以及有关标本采集、病原学检测等工作。

（2）按照《医院感染管理办法》《医院感染暴发报告及处置管理规范》的要求，按时限上报。

（3）报告包括初次报告和订正报告，订正报告应在暴发终止后一周内完成。如果医疗机构感染暴发为突发公共卫生事件，应按照《突发公共卫生事件应急条例》处理。

32.医疗机构发现哪些情形时，应当于12 h内向所在地县级卫生健康行政部门报告，并同时向所在地疾病预防控制机构报告？

（1）5例以上疑似医疗机构感染暴发。

（2）3例以上医疗机构感染暴发。

33.省级卫生健康行政部门接到下级报告后组织专家进行调查，确认发生哪些情形的，应当于24 h内上报至国家卫生健康委员会？

（1）5例以上医疗机构感染暴发。

（2）由于医疗机构感染暴发直接导致患者死亡。

（3）由于医疗机构感染暴发导致3人以上人身损害后果。

34.医疗机构发生哪些情形时，应当按照《国家突发公共卫生事件相关信息报告管理工作规范（试行）》的要求，在2 h内向所在地县级卫生健康行政部门报告，并同时向所在地疾病预防控制机构报告；所在地的县级卫生健康行政部门确认后，应当在2 h内逐级上报至省级卫生健康行政部门？省级卫生健康行政部门进行调查，确认发生哪些情形的，应当在2 h内上报至国家卫生健康委员会？

（1）10例以上的医疗机构感染暴发。

（2）发生特殊病原体或者新发病原体的医疗机构感染。

（3）可能造成重大公共影响或者严重后果的医疗机构感染。

35.常见部位医疗机构感染暴发的常见病原微生物有哪些?

常见部位医疗机构感染暴发的常见病原微生物如表2-1-3所示。

表2-1-3 常见部位医疗机构感染暴发的常见病原微生物

部位	常见病原微生物
下呼吸道	铜绿假单胞菌、金黄色葡萄球菌、白假丝酵母菌、肺炎克雷伯菌、鲍曼不动杆菌、大肠埃希菌、阴沟肠杆菌、嗜麦芽窄食单胞菌
胃肠道	沙门菌属(德尔卑沙门菌、乙型伤寒沙门菌、斯坦利沙门菌、鼠伤寒沙门菌、猪霍乱沙门菌、C群伤寒沙门菌、布洛兰沙门菌)、大肠埃希菌、志贺菌属、耶尔森菌属、难辨梭状芽孢杆菌、轮状病毒、诺如病毒、柯萨奇病毒
血液系统	丙型肝炎病毒、艾滋病病毒、乙型肝炎病毒、大肠埃希菌、白假丝酵母菌、凝固酶阴性葡萄球菌某些种、金黄色葡萄球菌、肺炎克雷伯菌、铜绿假单胞菌、肠球菌属、阴沟肠杆菌、鲍曼不动杆菌
手术部位	龟分枝杆菌等非结核分枝杆菌、大肠埃希菌、金黄色葡萄球菌、铜绿假单胞菌、凝固酶阴性葡萄球菌某些种、粪肠球菌、阴沟肠杆菌、鲍曼不动杆菌
眼部	流感嗜血杆菌、铜绿假单胞菌、变形杆菌、化脓链球菌、金黄色葡萄球菌、凝固酶阴性葡萄球菌某些种
皮肤软组织	金黄色葡萄球菌、铜绿假单胞菌、大肠埃希菌、表皮葡萄球菌、阴沟肠杆菌、白假丝酵母菌、鲍曼不动杆菌、粪肠球菌
泌尿道	大肠埃希菌、阴沟肠杆菌、产气肠杆菌、白假丝酵母菌、粪肠球菌、屎肠球菌、热带假丝酵母菌、铜绿假单胞菌、肺炎克雷伯菌、鲍曼不动杆菌
中枢神经系统	大肠埃希菌、克雷伯菌属、沙门菌属、弯曲菌属、金黄色葡萄球菌、凝固酶阴性葡萄球菌某些种、铜绿假单胞菌

36.常见医疗机构感染暴发的主要传播途径有哪些?

常见医疗机构感染暴发的主要传播途径如表2-1-4所示。

表2-1-4 常见医疗机构感染暴发的主要传播途径

疾病名称	主要传播途径
丙型肝炎(HCV)、乙型肝炎(HBV)	主要经血液传播的疾病。使用未经规范消毒的内镜、牙科器械、注射器、针头、血液透析机,以及医务人员在使用和处理医疗器械过程中导致的职业暴露
肠道病毒感染	主要经粪-口传播,通过人-人之间的直接接触。通过被肠道病毒污染的医院环境、医用设施、生活用品、医务人员污染的手等间接传播。肠道病毒也可通过呼吸道传播
手术部位感染	主要经接触传播,细菌经手术人员的手、器械、纱布、冲洗液等直接进入手术野;被细菌污染的器械、敷料、消毒液和绷带可将细菌直接传入切口。也可经空气传播,皮屑、飞沫、头发上的细菌通过流动空气和污染的媒介进入切口

疾病名称	主要传播途径
新生儿感染	主要通过医务人员污染的手直接或间接接触传播。产程中可以通过污染的羊水吸入获得感染，产后与母体的接触及被污染的环境、医用设备器械、生活用品等的间接传播均可感染。室内空气污染，以及室内的医疗器械和某些固定装置如导管、插管、雾化器、面罩、暖箱、蓝光箱、治疗车、婴儿床及空调机等
血流感染	病原体直接进入血流或间接接触传播。动静脉留置导管、血液透析，以及介入治疗等；或者因血管内注射的药物、液体、血液、血浆不洁引起。
烧伤感染	主要经接触传播。环境中一些生活设备如水龙头、床单被服以及治疗设备等，工作人员手污染后等引起病原体的传播
呼吸道感染	主要经空气和飞沫传播，带有病原微生物的飞沫核长时间大范围悬浮在空气中导致疾病的传播或感染者在咳嗽、打喷嚏和说话时带有病原微生物的飞沫进入易感人群的眼、口腔、鼻咽喉黏膜等时发生传染。也可经接触传播，病原体污染医务人员的手、医疗器械、纱布、冲洗液等传播

37.如何分析医疗机构感染聚集性病例的特点？

（1）与疑似医疗机构感染暴发前相比发病率升高明显并且具有统计学意义，或医疗机构感染聚集性病例存在流行病学关联，则可确认医疗机构感染暴发，应开展进一步调查。疾病的流行程度未达到医疗机构感染暴发水平，但疾病危害大、可能造成严重影响、具有潜在传播危险时，仍应开展进一步调查。

（2）应排除因实验室检测方法或医疗机构感染监测系统监测方法等的改变而造成的医疗机构感染假暴发。

（3）应根据事件的危害程度采取相应的经验性预防控制措施，如消毒、隔离、手卫生等。

38.出现医疗机构感染聚集性病例时，如何开展病例搜索，进行个案调查？

（1）确定调查范围和病例定义，内容包括：时间、地点、人群分布特征、流行病学史、临床表现和（或）实验室检查结果等。病例定义可进行修正；病例搜索时，可侧重灵敏性；确定病因时，可侧重特异性。

（2）通过查阅病历资料、实验室检查结果等各种信息化监测资料以及临床访谈、报告等进行病例搜索。

（3）开展病例个案调查，获得病例的发病经过、诊治过程等详细信息。个案调查内容一般包括基本信息、临床资料、流行病学资料。

39.《医院感染暴发控制指南》中，对控制效果评价的感染控制和预防措施有哪些？

（1）积极救治感染患者，对其他可能的感染患者要做到早发现、早诊断、早隔离、早治疗，做好消毒隔离工作。

（2）对与感染患者密切接触的其他患者、医院工作人员、陪护、探视人员等进行医学观察，观察至该病的最长潜伏期或无新发感染病例出现为止。停止使用可疑污染的物品，或经严格消毒与灭菌处理及检测合理后使用。

（3）根据发生医疗机构感染暴发的特点，切断其传播途径，其措施应遵循《医院隔离技术规范》（WS/T 311）的要求。

（4）对免疫功能低下、有严重疾病或有多种基础疾病的患者应采取保护性隔离措施，在需要的情况下可实施特异性预防保护措施，如接种疫苗、预防性用药等。医务人员也应按照相关要求做好个人防护。

40.医疗机构感染暴发调查的总结与报告应包含哪些内容？

（1）报告题目：应简明扼要地表述医疗机构感染暴发事件的发生要素。

（2）背景材料：机构概况、过去流行史和本次流行概貌等。

（3）调查方法：格式为采取描述性流行病学方法或/和分析性流行病学方法。

（4）临床资料：症状和体征、诊断及疾病的自然史等。

（5）实验室资料：病原因子的分离与鉴定、血清学诊断或分子生物学证据。

（6）流行病学资料：疾病发生方式及三间分布、流行曲线及暴露日期的推算、传播来源、途径、侵入门户及影响因素等证据。

（7）环境卫生学调查资料：对可疑传染源、传播媒介等采样结果分析并评估。

（8）调查结果及结论：医疗机构感染暴发原因的假设与验证分析、控制措施的实施及效果评价，讨论主要结果的总结、应吸取的经验教训及预防类似事件的建议等。

（9）参考文献及附录、重要数据表格或有关证明材料等。

（10）调查人员及其单位，调查日期。

41.医疗机构感染暴发的报告与处理评价内容有哪些？

（1）医疗机构感染暴发报告流程与处置预案。

（2）多种形式与渠道，使医务人员和医疗机构感染的相关管理人员及时获得医疗机构感染的信息。

（3）医疗机构感染暴发预防与控制的有效措施。

（4）按要求上报医疗机构感染暴发事件。

（5）相关人员对医疗机构感染暴发报告流程和处置预案知晓率达100%。

（6）对存在问题所采取的改进措施和成效进行追踪。

（7）医疗机构感染暴发的调查与控制，遵循《医院感染暴发控制指南》（WS/T 524）的要求。

参考文件

［1］《医院感染监测规范》（WS/T 312）.

［2］《国家卫生计生委办公厅关于印发麻醉等6个专业质控指标（2015年版）的通知》（国卫办医函〔2015〕252号）.

［3］《国家卫生健康委办公厅关于进一步加强医疗机构感染预防与控制工作的通知》（国卫办医函〔2019〕480号）.

［4］《医院感染预防与控制评价规范》（WS/T 592）.

［5］《医院感染暴发控制指南》（WS/T 524）.

［6］《关于印发〈医院感染暴发报告及处置管理规范〉的通知》（卫医政发〔2009〕73号）.

第二节　环境卫生学监测

1.何谓菌落形成单位（cfu）？

在活菌培养计数时，由单个菌体或聚集成团的多个菌体在固体培养基上生长繁殖所形成的集落，称为菌落形成单位，以其表达活菌的数量。

2.医疗机构诊疗场所环境分几类？

根据不同环境，医疗机构诊疗场所共分四类：

（1）Ⅰ类环境为采用空气洁净技术的诊疗场所，分洁净手术部和其他洁净场所。

（2）Ⅱ类环境为非洁净手术部（室）；产房；导管室（介入手术室）；血液病病区、烧伤病区等保护性隔离病区；重症监护病区；新生儿病区（室）等。

（3）Ⅲ类环境为母婴同室；消毒供应中心的检查包装灭菌区和无菌物品存放区；血液透析中心（室）；其他普通住院病区等。

（4）Ⅳ类环境为普通门急诊及其检查、治疗室（治疗准备室）；感染性疾病科门诊和病区。

3.医疗机构应对哪些部门进行空气净化效果的监测？

医疗机构应对感染高风险部门如手术部（室）、产房、导管室（介入手术室）、层流洁净病房、骨髓移植病房、器官移植病房、重症监护病房、新生儿病区（室）、母婴同室、血液透析中心（室）、烧伤病房的空气净化与消毒质量进行监测。

4.医疗机构各类环境空气、物体表面菌落总数卫生标准是多少？何种情况下应进行目标微生物检测？

（1）医疗机构各类环境空气、物体表面的菌落总数应符合相关要求。各类环境空气、物体表面菌落总数卫生标准见表2-2-1。

表2-2-1　各类环境空气、物体表面菌落总数卫生标准

环境类别		空气平均菌落数[a]		物体表面平均菌落数（cfu/cm²）
		cfu/皿	cfu/m³	
I 类环境	洁净手术部	符合《医院洁净手术部建筑技术规范》（GB 50333）要求	≤150	≤5.0
	其他洁净场所	≤4.0（30 min）[b]		
II 类环境		≤4.0（15 min）	—	≤5.0
III 类环境		≤4.0（5 min）	—	≤10.0
IV 类环境		≤4.0（5 min）	—	≤10.0

注：[a] 1.cfu/皿为平板暴露法，cfu/m³为空气采样器法。
　　[b] 2.平板暴露法检测时的平板暴露时间。

（2）怀疑医疗机构感染暴发或疑似暴发与医疗机构环境有关时，应进行目标微生物检测。

5.医疗机构空气净化效果的监测有哪些要求?

（1）监测频度：

1）医疗机构应对感染高风险部门每季度进行监测。

2）洁净手术部（室）及其他洁净场所，新建与改建验收时以及更换高效过滤器后应进行监测。

3）遇医疗机构感染暴发怀疑与空气污染有关时随时进行监测，并进行相应致病微生物的检测。

（2）采样时间：

1）采用洁净技术净化空气的房间在洁净系统自净后与从事医疗活动前采样。

2）未采用洁净技术净化空气的房间在消毒或规定的通风换气后与从事医疗活动前采样。

3）怀疑与医疗机构感染暴发有关时采样。

（3）监测方法及结果判定：

1）洁净手术部（室）及其他洁净场所，根据洁净房间总数，合理安排每次监测的房间数量，保证每个洁净房间能每年至少监测一次，其监测方法及结果的判定应符合《医院洁净手术部建筑技术规范》（GB 50333）的要求。

2）未采用洁净技术净化空气的部门，其监测方法及结果的判定应符合《医院消毒卫生标准》（GB 15982）的要求。

6.采用浮游菌法测定洁净技术净化空气的房间浮游菌浓度的采样方法是什么？

（1）可选择六级撞击式空气采样器或其他经验证的空气采样器。

（2）监测时将采样器置于室内中央0.8~1.5 m高度，按采样器使用说明书操作，每次采样时间不应超过30 min。

（3）房间面积>10 m²者，每增加10 m²增设一个采样点。

7.洁净手术部（室）细菌浓度的检测有哪些要求？

（1）细菌浓度宜在其他项目检测完毕，对全室表面进行常规消毒之后进行。不得进行空气消毒。

（2）当送风口集中布置时，应对手术区和周边区分别检测；当送风口分散布置时，应全室统一检测。

（3）当采用浮游法测定浮游菌浓度时，细菌浓度测点数应和被测区域的含尘浓度测点点数相同，且宜在同一位置上。每次采样应满足规定的最小采样量的要求，每次采样时间不应超过30 min。

（4）当用沉降法测定沉降菌浓度时，细菌浓度测点数应和被测区域含尘浓度测点数相同，同时应满足规定的最少培养皿（不含对照皿）数的要求。

（5）采样点可布置在地面上或不高于地面0.8 m的任意高度上。

（6）细菌浓度检测方法，应有2次空白对照。第1次应对用于检测的培养皿或培养基条做对比试验，每批1个对照皿。第2次是在检测时，应每室或每区1个对照皿，对操作过程做对照试验：模拟操作过程，但培养皿或培养基条打开后应立即封盖。两次对照结果都应为阴性。整个操作应符合无菌操作的要求。采样后的培养基条或培养皿，应置于37 ℃条件下培养24 h，然后计数生长的菌落数。菌落数的平均值均应四舍五入进位到小数点后1位。

（7）当某个皿菌落数太大受到质疑时，应重测；当结果仍很大时，应以两次均值为准；当结果很小时，可再重测或分析判定。

（8）布皿和收皿的检测人员必须遵守无菌操作的要求。

8.采用浮游菌法测定洁净技术净化空气的房间浮游菌浓度时，浮游菌最小采样量如何获得？

采用浮游菌法测定洁净技术净化空气的房间浮游菌浓度时，浮游菌最小采样量应满足表2-2-2的要求。

表2-2-2 浮游菌最小采样量

被测区域洁净度级别	每点最小采样量m³（L）
5级	1（1 000）
6级	0.3（300）
7级	0.2（200）
8级	0.1（100）
8.5级	0.1（100）

9.当用沉降法测定沉降菌浓度时，最小培养皿数有哪些要求？

当用沉降法测定沉降菌浓度时，最小培养皿（不含对照皿）数应满足表2-2-3的要求。

表2-2-3 沉降菌最小培养皿数

被测区域洁净度级别	每区最小培养皿数，培养皿直径90毫米（ϕ90），以沉降30 min计
5级	13
6级	4
7级	3
8级	2
8.5级	2

注：如沉降时间适当延长，则最小培养皿数可以按比例减少，但不得少于含尘浓度的最少测点数。采样时间略低于或高于30 min时，可进行换算。

10.采用沉降菌法测定洁净技术净化空气区域的沉降菌浓度时，如何布置手术区及周边区最小平皿数量及测点位置？

（1）当用沉降法测定沉降菌浓度时，细菌浓度测点数应和被测区域含尘浓度测点数相同，同时应满足《医院洁净手术部建筑技术规范》（GB 50333）中测点位置表、沉降菌最小培养皿数的相关规定。

（2）沉降菌法最小培养皿数及布点要求见表2-2-4。

表2-2-4　沉降菌法测点位置及最小平皿数

区域	最少测点数	手术区图示
Ⅰ级洁净手术室手术区和洁净辅助用房局部100级区	13点（双对角线布点）	
Ⅰ级 周边区	8点（每边内2点）	
Ⅱ～Ⅲ级洁净手术室手术区	4点（Ⅱ） 3点（Ⅲ）	
Ⅱ～Ⅲ级 周边区	6点（长边内2点，短边内1点）	
Ⅳ级洁净手术室及分散布置送风口的洁净室	测点数=$\sqrt{面积平方米数}$	

11.非洁净技术净化空气区域的空气消毒效果监测方法及注意事项有哪些？

未采用洁净技术净化空气的房间采用沉降法：

（1）监测方法：

1）室内面积≤30 m²，设内、中、外对角线三点，内、外点应距墙壁1 m处。

2）室内面积＞30 m²，设四角及中央五点，四角的布点位置应距墙壁1 m处。

3）将普通营养琼脂平皿（ϕ90 mm）放置在各采样点，采样高度为距地面0.8~1.5 m。

4）采样时将平皿盖打开，扣放于平皿旁，暴露规定时间（Ⅱ类环境暴露15 min，Ⅲ、Ⅳ类环境暴露5 min）后盖上平皿盖及时送检。

（2）注意事项：采样前，关闭门、窗，在无人走动的情况下，静止10 min后采样。

12.如何计算空气消毒效果监测结果?

（1）沉降法按平均每皿的菌落数报告：cfu/（皿·暴露时间）

（2）浮游菌法计算公式：

$$空气中菌落总数（cfu/m^3）= \{采样器各平皿菌落数之和（cfu）/[采样速率（L/min）×采样时间（min）]\}×1\,000$$

13.对物体表面的消毒效果监测采样时间及采样方法有哪些要求?

（1）采样时间：在消毒处理后或怀疑与医疗机构感染暴发有关时进行采样。

（2）采样方法：

1）用5 cm×5 cm灭菌规格板放在被检物体表面，用浸有无菌0.03 mol/L磷酸盐缓冲液（PBS）或生理盐水采样液的棉拭子1支，在规格板内横竖往返各涂抹5次，并随之转动棉拭子，连续采样4个规格板面积，被采表面<100 cm²，取全部表面；被采面积≥100 cm²，取100 cm²。

2）剪去手接触部分，将棉拭子放入装有10 mL无菌检验用洗脱液的试管中送检。

3）门把手等小型物体则采用棉拭子直接涂抹物体表面采样。

4）采样物体表面有消毒剂残留时，采样液应含相应中和剂。

14.如何计算物体表面消毒效果监测结果?

（1）规则物体表面菌落总数计算方式：

$$物体表面菌落总数（cfu/cm^2）=平均每皿菌落数×洗脱液稀释倍数/采样面积（cm^2）$$

（2）小型物体表面的结果计算，用cfu/件表示。

15.物体表面消毒效果监测结果判定标准是什么?

（1）洁净手术部、其他洁净场所，非洁净手术部（室）、非洁净骨髓移植病房、产房、导管室、新生儿病区（室）、器官移植病房、烧伤病房、重症监护病房、血液病病区等，物体表面细菌菌落总数≤5 cfu/cm²。

（2）儿科病房、母婴同室、妇产科检查室、人流室、治疗室、注射室、换药室、输血科、消毒供应中心、血液透析中心（室）、急诊室、化验室、各类普通病室、感染疾病科门诊及其病房等，物体表面细菌菌落总数≤10 cfu/cm²。

16.使用中消毒液染菌量监测方法有哪些要求?

（1）监测方法：

1）用无菌吸管按无菌操作方法吸取1.0 mL被检消毒液，加入9 mL中和剂中混匀。醇类与酚类消毒剂用普通营养肉汤中和，含氯消毒剂、含碘消毒剂和过氧化物消毒剂用含0.1%硫代硫酸钠中和剂，氯己定、季铵盐类消毒剂用含0.3%吐温-80和0.3%卵磷脂中和剂，醛类消毒剂用含0.3%甘氨酸中和剂，含有表面活性剂的各种复方消毒剂可在中和剂中加入吐温-80至3%；也可使用该消毒剂消毒效果检测的中和剂鉴定试验确定的中和剂。

2）用无菌吸管吸取一定稀释比例的中和后混合液1.0 mL接种平皿，将冷至40~45 ℃的熔化营养琼脂培养基每皿倾注15~20 mL，36 ℃±1 ℃恒温箱培养72 h，计数菌落数；怀疑与医疗机构感染暴发有关时，进行目标微生物的检测。

（2）计算公式：

消毒液染菌量（cfu/mL）=平均每皿菌落数×10×稀释倍数

（3）结果判断：

1）使用中灭菌用消毒液为无菌生长。

2）使用中皮肤黏膜消毒液染菌量≤10 cfu/mL。

3）其他使用中消毒液染菌量≤100 cfu/mL。

（4）注意事项：采样后4 h内检测。

17.清洁用品消毒效果监测方法是什么?

（1）采样时间：消毒后、使用前进行采样。

（2）采样方法：布巾、地巾等物品可用无菌的方法剪取1 cm×3 cm，直接投入5 mL含相应中和剂的无菌生理盐水中，及时送检。

（3）检测方法：将采样管在混匀器上振荡20 s或用力振打80次，取采样液检测致病菌。

（4）结果判定：未检出致病菌为消毒合格。

参考文件

［1］《医院消毒卫生标准》（GB 15982）.

［2］《医疗机构消毒技术规范》（WS/T 367）.

［3］《医院洁净手术部建筑技术规范》（GB 50333）.

第三节　临床微生物学检验标本采集方法及转运

1.何谓一套血培养?

一套血培养是指从同一穿刺点采集的血液标本,通常分别注入需氧和厌氧培养瓶。

2.何谓微生物学检验标本?

微生物学标本是指临床病毒学、细菌学和真菌学检验(包括涂片镜检、培养、抗原、抗体和分子技术等)所用的标本。

3.何谓血培养污染率?如何计算?

(1)血培养污染率是指污染的血培养标本数占同期的血培养标本总数的比例。

(2)计算公式:

血培养污染率=污染的血培养标本数/同期血培养标本总数×100%

4.血培养标本的采血指征有哪些?

可疑感染患者出现以下任一指征时,可考虑采集血培养:

(1)发热(>38 ℃)或低温(<36 ℃)。

(2)寒战。

(3)外周血白细胞计数改变(计数>10.0×10^9/L,特有"核左移"时;或减少,计数<4.0×10^9/L)。

(4)呼吸频率>20 次/min或动脉二氧化碳分压($PaCO_2$)<32 mmHg。

(5)心率>90 次/min。

(6)皮肤黏膜出血。

(7)昏迷。

(8)多器官功能障碍。

(9)血压降低。

（10）炎症反应参数如C反应蛋白、降钙素原（PCT）及1,3-β-D葡聚糖（G试验）升高等。

5.血培养标本的采集时机是什么？

寒战或发热初起时采集。抗菌药物应用之前采集最佳。

6.对血培养标本的采集套数有哪些要求？

（1）成人每次应采集2~3套。每套从不同穿刺点进行采集，2~5天内无须重复采集。如怀疑感染性心内膜炎，应重复采集多套。

（2）儿童通常仅采集需氧瓶。

（3）有以下高危因素时应考虑厌氧瓶培养：其母产褥期患腹膜炎，或慢性口腔炎或鼻窦炎、蜂窝组织炎、有腹腔感染的症状和体征、咬伤、接受类固醇治疗的粒细胞缺乏患儿。考虑肺炎链球菌菌血症时，宜同时做脑脊液培养。

7.血培养标本采集时穿刺点皮肤消毒的方法是什么？

（1）用75%乙醇擦拭静脉穿刺部位，待干30 s以上。

（2）用1%~2%碘酊作用30 s或1%碘伏作用60 s，从穿刺点向外画圈消毒，消毒区域直径达3 cm以上。

（3）用75%乙醇擦拭碘酊或碘伏消毒过的区域进行脱碘。

对碘过敏的患者进行穿刺点皮肤消毒时，应在第一步的基础上再用75%乙醇消毒60 s，待酒精挥发干燥后再采血。注意：穿刺点消毒后不可再碰触。

8.对血培养标本的采集方法有哪些要求？

（1）采集静脉血：仅在评估导管相关性血流感染时采集导管血。血培养宜单独采血，与其他检测项目同时采血，应先接种血培养瓶，以避免污染。

（2）采集前做好手卫生，静脉穿刺点选定后，去除血培养瓶的塑料瓶帽，切勿打开金属封口环和胶塞，使用75%乙醇或70%异丙醇消毒，自然干燥60 s。注意采血前检查血培养瓶是否完好无损、是否过期。

（3）在穿刺前或穿刺期间，为防止静脉滑动，应戴无菌乳胶手套固定静脉。

（4）做好穿刺点皮肤消毒。

（5）用注射器无菌穿刺取血后，勿换针头（如行第二次穿刺，换针头），直接注入血培养瓶，不应将抗凝血注入血培养瓶。

（6）血液接种到培养瓶后，轻轻颠倒混匀以防血液凝固。

（7）完成工作后洗手。

（8）污染率评估：实验室应定期对血培养污染率进行评估，污染率应控制在3%以下。

9.血培养标本的送检要求是什么？

血培养瓶应在2 h内送至实验室，如不能及时送检，应将血培养瓶置于室温下，切勿冷藏或冷冻。应采用密封的塑料袋和硬质防漏的容器运送标本。若运送到参考实验室，应使用符合生物安全规定的包装。

10.采集感染性心内膜炎患者血培养标本时，应注意哪些事项？

（1）怀疑患者为急性心内膜炎时，应立即采集血培养。宜在经验用药前30 min内不同部位采集2~3套血培养。

（2）怀疑患者为亚急性心内膜炎，宜每隔0.5~1 h采集1套血培养，不同部位共采集3套血培养。如24 h培养阴性，宜加做2套血培养。

11.血培养及其他血液标本采集时，不同采血管的采血顺序是什么？

（1）血培养瓶。

（2）柠檬酸钠抗凝采血管。

（3）血清采血管，包括促凝剂和（或）分离胶。

（4）含有或不含分离胶的肝素抗凝采血管。

（5）含有或不含分离胶的EDTA抗凝采血管。

（6）葡萄糖酵解抑制采血管。

（7）注意事项：

1）用于分子检测的采血管宜置于肝素抗凝采血管前采集，避免可能的肝素污染引起PCR反应受抑。

2）用于微量元素检测的采血管宜充分考虑前置采血管中添加剂是否含有所检测的微量元素，必要时单独采集；不宜使用注射器采集。

12.痰培养标本的送检要求有哪些？

采集到的痰标本用无菌防漏容器收集，贴好标本信息（条码）后，应在2 h内

（室温）送至微生物实验室。若延迟送检，将导致非苛养的口咽部定植菌过度生长，有临床意义的病原菌数量相对减少。应将标本放置于2~8℃环境下24 h内送检。

13.筛选拒收的痰标本有哪些？

（1）24 h内重复采集的痰细菌培养标本。

（2）唾液。

（3）鼻冲洗液和分泌物、鼻孔拭子。

（4）咽部标本。

（5）未经保护套管收集的支气管刷培养标本。

（6）痰的厌氧菌培养标本。

（7）诱导痰。

14.对微生物标本送检转运容器的要求是什么？

（1）容器应无菌、无消毒剂及防腐剂、无污染、密封性好及透明以便于从外部观察。

（2）当采样装置具备密封功能，且能有效保护样本不被污染时，可作为转运容器运送标本。

15.脑脊液培养标本采集的注意事项有哪些？

（1）脑脊液标本应分别放入3个无菌螺帽管中，第一管用于生化学检验，第二管用于微生物学检验，第三管用于细胞学、分子核酸检验等。分别放入3个无菌螺帽管中，做好标本标记和标清顺序。

（2）最小标本量要求：细菌≥1 mL，真菌≥2 mL，分枝杆菌≥5 mL，病毒≥2 mL。

16.医务人员如何参与或指导患者收集尿标本？

（1）收集标本前患者应先用肥皂洗手或消毒湿巾擦手。

（2）指导未行包皮环切术的男性患者褪上包皮露出尿道外口（女性患者则无此步骤）。

（3）用消毒湿巾或类似消毒物清洁尿道外口及周围皮肤。

（4）患者将开始部分的尿液排出，收集中段尿于适当且无污染的容器中。

（5）如患者自己不能采用所推荐的收集方法时，医务人员应给予帮助，操作时应戴无菌手套。

17.尿标本的运送有哪些注意事项？

（1）运送尿标本时，容器需有严密的盖子以防尿液渗漏。

（2）标本收集后应减少运送环节并缩短保存时间，病房标本的传送应由经过培训的专人负责且有制度约束，如使用轨道传送或气压管道运送时，应尽量避免标本因震荡产生过多泡沫，以防引起细胞破坏。

（3）用于微生物学检查的标本如不能立即送达实验室，应将部分尿标本移至含防腐剂的抑菌管内再运送，如何操作应咨询实验室。

18.粪便培养标本送检原则有哪些？

（1）在感染急性期采集腹泻粪便标本。

（2）排除一些病原体的携带状态，需要连续3份标本阴性。若需要连续采集3份标本，则两次采集标本间隔48 h。

19.粪便培养标本采集方法是什么？

（1）将粪便排入干燥清洁的便盆，避免使用坐式马桶或蹲式便盆。粪便标本中不宜混入尿液及其他异物，采集过程尽量无菌操作。

（2）用无菌竹签挑取标本中的异常部分（有黏液、脓液和血液的部分）2~5 mL粪便悬液或2~5 g粪便标本置于无菌螺帽容器中，立即送检。

20.直肠拭子和肛拭子培养送检原则是什么？

（1）婴儿或重症患者腹泻且暂时没有粪便时，才可采集直肠拭子标本检验腹泻病原菌。

（2）肛拭子不宜用于腹泻病原菌培养。

（3）常规培养通常针对沙门菌属和志贺菌属，国际上还包括弯曲菌属。如果怀疑其他细菌感染，宜先咨询实验室。

21.直肠拭子和肛拭子培养采集方法有哪些？

（1）无菌棉拭子用生理盐水湿润，轻轻地插入肛门括约肌上方（6~7 cm），旋转，取出，置于运输培养基中，拭子上可见粪便。

（2）对于淋病奈瑟菌培养，采集肛环内的肛窦部位，尽量避免粪便污染。

（3）立即将淋病奈瑟菌培养拭子置于运输培养基中，或在患者床边接种。

22.皮肤、结缔组织及伤口标本采集方法有哪些？

（1）闭合性脓肿：消毒皮肤后，用注射器抽取脓肿物，无菌转移所有抽吸物至厌氧和需氧转运装置中。

（2）开放性脓肿：用无菌生理盐水或75%酒精擦拭去除表面分泌物，尽可能采集抽吸物，或将采样拭子插入至病灶的底部或脓肿壁取其新鲜边缘部分。

（3）脓疱或水疱：酒精消毒挥发后，挑破脓疱，用拭子收集脓液；较大的脓疱消毒后宜直接用注射器抽取。陈旧的脓疱，去除损伤表面，用拭子擦拭损伤基底。

（4）蜂窝织炎液化后宜先注射无菌生理盐水随后抽吸，可以获得足量的标本进行培养。若患者病情迅速进展，或蜂窝织炎没有液化则需要采集组织活检标本。

（5）伤口标本：区分浅表伤口标本、深部伤口标本及外科手术伤口标本。宜从感染进展的前缘采集活检标本。活检标本和抽吸物（脓液、渗出液）优于拭子标本；浅表伤口标本不能进行厌氧培养。

（6）烧伤伤口：清洁并清除烧伤创面，有液体渗出时，用拭子擦拭取样。烧伤的组织宜做定量培养，定量检验结果 $\geqslant 10^5$ cfu/g则可预示有可能进展为创伤相关脓毒症。

（7）溃疡或压疮：用无菌生理盐水或75%酒精擦拭去除表面分泌物，尽可能采集抽吸物。

23.特定解剖部位中普通细菌培养的标本要求是什么？

特定解剖部位中普通细菌培养的标本要求如表2-3-1所示。

表2-3-1 特定解剖部位中适合/不适合普通细菌培养的标本类型

解剖部位	适合普通细菌培养的标本	不适合细菌普通培养的标本
下呼吸道	痰、支气管镜标本（BALF）、保护性毛刷、气管内抽吸物	唾液、口咽分泌物、鼻咽部及鼻旁窦内引流物
泌尿道	中段尿液、直接导尿液、耻骨上膀胱穿刺尿液、膀胱镜检或其他手术过程中采集的尿液、婴幼儿的尿袋尿液	导尿管收集袋中的尿液、导尿管管尖
浅表伤口	脓抽吸物、真皮下的脓拭子	表面拭子或被表面物污染的标本

续表

解剖部位	适合普通细菌培养的标本	不适合细菌普通培养的标本
深部伤口	脓液、坏死组织、或从深部取的组织	被表面物污染的标本
胃肠道	新鲜粪便、内窥镜检时采集的排泄物、直肠拭子（特定情况下）	
静脉血	抗微生物药物使用前从不同静脉穿刺点采集2~4套血标本	凝固的血液
溃疡或压疮	组织、抽吸物	被表面物污染的标本

24.适合/不适合厌氧菌培养的标本要求是什么？

适合/不适合厌氧菌培养的标本要求如表2-3-2所示。

表2-3-2　适合/不适合厌氧菌培养的标本类型

适合厌氧菌培养的标本	不适合厌氧菌培养的标本
抽取物（用注射器）、支气管镜保护性毛刷	痰、支气管肺泡灌洗液（BALF）、气管内抽吸物、气管切口分泌物
鼻旁窦（抽取）	鼻咽拭子、鼻旁窦冲洗或拭子不能作为鼻窦炎的病原学诊断
尿液（耻骨上穿刺膀胱尿液）	尿液（排出或从导管导出）
阴道后穹穿刺液、输卵管液或组织（抽吸/活检标本）、胎盘组织（通过剖宫产手术）、宫内节育器（针对放线菌属）、前庭大腺分泌物	会阴拭子、子宫颈分泌物、恶露、阴道或外阴分泌物、前列腺液或精液、尿道分泌物
培养艰难梭菌的粪便标本	直肠拭子
血液、骨髓、外科（术中抽取物或组织）	
眼部标本（泪道/结膜等结石、房水、前房液（穿刺）、玻璃体洗液（术中采集）	

参考文件

［1］《临床微生物实验室血培养操作规范》（WS/T 503）.

［2］《静脉血液标本采集指南》（WS/T 661）.

［3］《下呼吸道感染细菌培养操作指南》（WS/T 499）.

［4］《临床微生物学检验标本的采集和转运》（WS/T 640）.

［5］《尿液标本的收集与处理指南》（WS/T 348）.

第三章
重点部门和重点环节感染防控

第一节　门急诊感染防控

1.何谓分诊？何谓预检分诊？

（1）分诊是指根据患者的主要症状及体征判断患者病情轻重缓急及所患疾病的专业归属，并合理安排其就诊。

（2）预检分诊是指医疗机构为有效控制传染病疫情，防止医疗机构内交叉感染，根据《中华人民共和国传染病防治法》的有关规定，在患者就医的第一时间，对来诊的患者预先进行有关传染病方面的甄别、检查并将疑似传染病患者分流至相对隔离的诊治区域。

2.候诊区的功能与设施配置有哪些要求？

（1）功能：患者就医过程中等待休息。

（2）设施配置：座椅、健康教育设施。

3.诊室功能、设施配置与特定要求有哪些？

（1）功能：医师接待患者，对患者进行物理检查。

（2）设施配置：

1）办公桌、座椅、诊查床、隔离帘、阅片灯、手卫生设施。

2）宜配备呼叫系统。

（3）特定要求：空气和物体表面消毒应符合《医院消毒卫生标准》（GB 15982）的规定。

4.何谓医疗保健相关感染?

医疗保健相关感染是指患者或就诊者在诊断、治疗和预防等医疗保健活动中所获得的感染。

5.呼吸道卫生管理的措施有哪些?

(1)宜在就诊和等候就诊区域张贴呼吸卫生宣传画,发放或播放宣传资料。

(2)对有呼吸道症状的患者,当其能够耐受时,应指导其戴口罩。

(3)应避免与有呼吸道症状患者的不必要近距离(<1 m)接触。

(4)有呼吸道症状的工作人员在工作期间需戴医用外科口罩。

6.医疗机构门急诊感染防控制度有哪些要求?

(1)门急诊应成立感染防控小组,全面负责门急诊的感染防控管理工作,明确小组及其人员的职责并落实。小组由门急诊负责人担任组长,人员应包括医师和护士,小组成员为本区域内相对固定人员,应至少配备感染防控兼职人员一名。

(2)门急诊感染防控小组应依据医疗保健相关感染特点和门急诊医疗工作实际,制定门急诊感染防控相关制度、计划、措施和流程,开展感染防控工作。

(3)门急诊感染防控小组负责组织工作人员开展感染防控知识和技能的培训,宜对患者及陪同人员开展相应的宣传教育。

(4)门急诊感染防控小组应接受医疗机构对感染防控工作的监督、检查与指导,落实感染防控相关改进措施,评价改进效果,做好相应记录。

7.医疗机构门急诊工作人员管理的要求有哪些?

(1)应参加感染防控相关知识和技能的培训。

(2)应掌握并遵循感染防控的相关制度及流程,特别是落实标准预防的具体措施,手卫生应符合《医务人员手卫生规范》(WS/T 313)的要求,隔离工作应符合《医院隔离技术规范》(WS/T 311)的要求,消毒灭菌工作应符合《医疗机构消毒技术规范》(WS/T 367)的要求。

(3)注射、穿刺、治疗、换药、手术、清创等无菌诊疗操作时,应遵守无菌技术操作规程。

8.门急诊感染防控相关制度包括哪些?

（1）门急诊感染防控小组及其职责。

（2）门急诊感染防控制度。

（3）门急诊医疗保健相关感染病例报告制度。

（4）门急诊医务人员培训制度。

（5）医务人员手卫生制度。

（6）门急诊清洁和消毒制度。

（7）门急诊预检分诊制度。

（8）门急诊隔离制度。

（9）门急诊个人防护制度。

（10）门急诊医疗废物管理制度。

（11）门急诊职业暴露报告处置制度。

9.门急诊感染防控小组对工作人员开展感染防控相关知识培训应包括哪些内容?

（1）门急诊医疗保健相关感染防控工作的特点。

（2）感染防控相关制度。

（3）基本的感染防控措施，如手卫生、血源性病原体职业防护、个人防护用品的正确选择和使用等标准预防措施以及清洁消毒的方法和频率、医疗废物管理等；并依据国家及地方颁布的法律、法规、标准、规范等及时更新。

（4）有疫情发生时，培训内容应包括相应的预防与控制知识及技能。

（5）对兼职人员培训还应包括手卫生依从性观察、医疗保健相关感染病例监测、多重耐药菌管理等。

10.门急诊感染防控小组对工作人员开展感染防控相关知识培训应符合哪些要求?

（1）新到门急诊工作的人员均应参加岗前培训。

（2）在岗人员应定期接受培训，每年至少一次，并做好记录。

（3）根据传染病疫情发生情况，在岗人员应及时接受针对性培训。

11.门急诊感染防控小组对工作人员开展感染防控相关知识培训效果评估应符合哪些要求?

（1）宜每次培训后进行考核或考查。

（2）形式包括现场抽问、填写考卷、现场操作等。

12.如何开展门急诊患者和家属、陪同人员的感染防控相关知识的宣教工作?

（1）可利用折页、宣传画、宣传海报、宣传视频等开展多种形式的宣教。

（2）宣教内容宜包括手卫生、呼吸道卫生/咳嗽礼仪和医疗废物的范围等。

（3）对确诊或疑似经空气或飞沫传播疾病的患者，应进行正确使用口罩的培训；对确诊或疑似经接触传播疾病的患者，应宣教相应的隔离措施。

（4）宜对留置透析导管、经外周静脉穿刺中心静脉置管、导尿管等侵入性装置的患者和家属宣教相应的感染预防和控制措施。

13.对门急诊开展医疗保健相关感染监测的内容与频率有哪些要求?

（1）可根据《医院感染监测规范》（WS/T 312）的要求，结合本机构实际情况，设计并开展医疗保健相关感染病例的综合监测和目标监测，如导管相关血流感染、手术部位感染等。

（2）宜定期开展手卫生依从性的监测，至少每季度一次。手卫生依从性的监测方法宜参照世界卫生组织《手卫生技术参考手册》执行。

（3）应按照《医院消毒卫生标准》（GB 15982）、《医疗机构消毒技术规范》（WS/T 367）、《医院空气净化管理规范》（WS/T 368）和《医疗机构环境表面清洁与消毒管理规范》（WS/T 512）等开展环境卫生学监测。

14.门急诊医务人员如何进行医疗保健相关感染病例报告?

（1）发现医疗保健相关感染病例应遵照本机构门急诊医疗保健相关感染病例报告制度进行报告。

（2）工作人员工作期间出现感染症状，应遵照本机构门急诊医疗保健相关感染病例报告制度及时报告。

（3）应按照《医院感染暴发报告及处置管理规范》和《医院感染暴发控制指南》（WS/T 524）的要求及时报告医疗保健相关感染暴发和疑似暴发病例，并配合做好流行病学调查及针对性的防控措施落实。

15.门急诊如何开展预检分诊工作？

（1）医疗机构应严格执行《医疗机构传染病预检分诊管理办法》的规定，根据本机构的服务特性建立相应的预检分诊制度。

（2）医疗机构应根据传染病的流行季节、周期、流行趋势和卫生健康行政部门发布的特定传染病预警信息，或者按照当地卫生健康行政部门的要求，加强特定传染病的预检、分诊工作。

（3）二级以上综合医院应设立感染性疾病科，没有设立感染性疾病科的医疗机构应当设立传染病分诊点。

（4）医疗机构在门急诊可通过挂号时询问、咨询台咨询和医师接诊时询问等多种方式对患者开展传染病的预检；在必要时，可建立临时预检点（处）进行预检。

（5）预检、分诊点（处）应配备体温计（枪）、手卫生设施与用品、个人防护用品和消毒产品等，以便随时取用。

（6）医疗机构各科室的医师在接诊过程中，应注意询问患者有关的流行病学史、职业史，结合患者的主诉、病史、症状和体征等对来诊的患者进行传染病的预检。

（7）经预检为需要隔离的传染病患者或者疑似患者的，应将患者分诊至感染性疾病科或分诊点就诊，同时对接诊处采取必要的消毒措施。

（8）医疗机构应设置醒目标识、告示、指引牌等，指引需要隔离的确诊或疑似传染病患者至感染性疾病科门诊或分诊点就诊。医疗机构不具备传染病救治能力时，应及时将患者转诊到具备救治能力的医疗机构诊疗。

（9）从事预检、分诊的工作人员接诊患者时，应采取标准预防的措施。如怀疑其患有传染病时，应依据其传播途径选择并使用适宜的防护用品，并正确指导患者使用适宜的防护用品。防护用品应符合国家相关标准要求。

16.门急诊感染防控的基本措施包括哪些？

手卫生、个人防护用品的选用、安全注射、医用物品的管理、环境及物体表面清洁消毒、空气净化、呼吸道卫生。

17.对门急诊手卫生设施有哪些要求?

（1）门急诊每间诊室均应设置手卫生设施，包括流动水洗手设施、洗手液、干手设施或速干手消毒剂。

（2）可能高频率接触血液、体液、分泌物的诊疗室如治疗室、皮肤科、烧伤科、耳鼻喉科、妇科、口腔科、感染性疾病科等应设置流动水洗手设施和干手设施。新建、改建的门急诊每间诊室均应设置流动水洗手设施和干手设施。

18.对门急诊接触不同传播途径感染时医务人员个人防护用品的选择有哪些要求?

门急诊接触不同传播途径感染时医务人员个人防护用品的选择见表3-1-1。

表3-1-1　接触不同传播途径感染时医务人员个人防护用品的选择要求

传播途径	个人防护用品类别							
	帽子	医用外科口罩	医用防护口罩	护目镜或防护面屏	手套	隔离衣	防护服	鞋套或防水靴
接触传播预防措施	+	±[a]	—	±[a]	+	±[b]	—	±[c]
飞沫传播预防措施	+	+	±	+	+	+	±[d]	±[c]
空气传播预防措施	+	—	+	+	+	+	±[d]	±[c]

注：1. "+" 指需采取的防护措施。

2. "±" 指根据工作需要可采取的防护措施。

3.[a]预计可能出现血液、体液、分泌物、排泄物喷溅时使用。

4.[b]大面积接触患者或者预计可能出现血液、体液、分泌物、排泄物喷溅时使用。

5.[c]接触霍乱、SARS、人感染高致病性禽流感、埃博拉病毒病等疾病时按需使用。

6.[d]为疑似或确诊感染经空气传播疾病的患者进行产生气溶胶操作时，接触SARS、人感染高致病性禽流感、埃博拉病毒病等疾病时按需使用。

19.门急诊工作人员使用个人防护用品有哪些注意事项?

（1）工作人员应掌握个人防护用品使用方法和注意事项，具体穿脱方法参照《医院隔离技术规范》（WS/T 311）执行。

（2）在进行任何一项诊疗、护理操作之前，工作人员应评估可能被血液、体液、分泌物、排泄物或感染性物质暴露的风险，根据评估结果选择适宜的个人防护用品，注意使用适合个体型号的个人防护用品。

（3）摘除个人防护用品时应避免污染工作服和皮肤。

（4）如需戴手套和穿隔离衣，在不同患者诊疗操作间应更换手套和隔离衣。

（5）使用医用防护口罩前应进行密合性测试。

20.门急诊环境按污染程度如何分区?

门急诊环境按污染程度可分为以下三区：

（1）轻度环境污染风险区域，包括门急诊办公室、门急诊药房内部、挂号室内部等区域。

（2）中度环境污染风险区域，包括门急诊大厅、挂号和缴费窗口、候诊区、普通诊室、心电图室、超声科和其他功能检查室等区域。

（3）高度环境污染风险区域，包括采血室、治疗室、注射室、耳鼻喉科诊室、妇科诊室、感染性疾病诊室、肠道门诊、发热门急诊、门急诊手术室、口腔科、血液透析室、内镜室等区域。

21.门急诊空气净化措施包括哪些?

（1）空气净化措施应符合《医院空气净化管理规范》（WS/T 368）的要求。

（2）普通诊室首选自然通风，自然通风不良可采用机械通风、集中空调通风系统、循环风紫外线空气消毒器或其他合格的空气消毒器。应根据产品特性、使用区域空间大小配置适宜的消毒器。

（3）诊治经空气或飞沫传播疾病的患者时，其诊室宜采用安装空气净化消毒装置的集中空调通风系统，或使用空气净化消毒设备。有条件的医疗机构，可使用负压隔离诊室。

22.门急诊基于传播途径的感染预防措施有哪些?

（1）宜早期识别有呼吸道症状、腹泻、皮疹、引流伤口或皮肤损伤等可能有活动性感染的患者。

（2）应在标准预防的基础上，遵循《医院隔离技术规范》（WS/T 311）的规定，根据疾病的传播途径，采取以下相应的隔离与防护措施：

1）接触传播的隔离与预防：对经接触传播疾病如肠道感染、多重耐药菌感染、皮肤感染，及存在大小便失禁、伤口引流、分泌物、压疮、安置引流管或引流袋以及有皮疹的患者，应采取接触传播的隔离与预防措施。

2）飞沫传播的隔离与预防：对《医院隔离技术规范》（WS/T 311）中规定的情况及 A 群链球菌感染治疗的最初24 h内，应采取飞沫传播的隔离与预防措施。宜将患者安置于房门可关闭的诊室，特别是剧烈咳嗽和痰多的患者；患者病情容许且能耐受时应戴医用外科口罩，并执行呼吸道卫生/咳嗽礼仪。

3）空气传播的隔离和预防：对《医院隔离技术规范》（WS/T 311）中规定的情况及播散型带状疱疹等疾病的患者或免疫缺陷并局部患有带状疱疹的患者，应做好空气传播的隔离和预防措施。接诊此类患者的诊室宜与普通诊室分开，并将患者安置于房门可关闭的单间。有条件的医疗机构，宜尽快将患者安置于负压隔离诊室。患者病情容许且能耐受时应戴医用外科口罩，并执行呼吸道卫生/咳嗽礼仪。

23.门急诊医疗废物处置有哪些要求？

（1）应符合《医疗废物管理条例》和《医疗卫生机构医疗废物管理办法》的要求，对医疗废物进行分类、密闭运送，相关登记保存3年。

（2）门急诊公共区域应放置生活垃圾桶，内装黑色垃圾袋。但特殊科室如采血室、注射室等患者可能丢弃医疗废物的区域应放置医疗废物桶，内装黄色医疗废物专用包装袋。

（3）门急诊治疗室、采血室、注射室、耳鼻喉科诊室、妇科诊室、感染性疾病科诊室、肛肠科诊室、泌尿外科诊室等可能进行诊疗操作的房间应放置医疗废物桶，内装黄色医疗废物专用包装袋。

（4）普通诊室宜放置生活垃圾桶。

（5）放置生活垃圾桶或医疗废物桶的区域应有醒目、清晰的标识。

24.门诊儿科用房设置应符合什么要求？

（1）应自成一区，可设单独出入口。

（2）应增设预检室、候诊室、儿科专用卫生间、隔离诊查室和隔离卫生间等用房。隔离区宜有单独对外出口。

（3）可单独设置挂号处、药品调剂室、注射室、检验室和输液室等用房。

（4）候诊处面积每患儿不应小于1.50 m²。

25.急诊科环境管理要求有哪些？

急诊科应当明亮，通风良好，候诊区宽敞，就诊流程便捷通畅，建筑格局和设施应当符合感染防控的要求。儿科急诊应当根据儿童的特点，提供适合患儿的就诊环境。

26.急诊科加强感染防控的依据是什么？

急诊科应当遵循《医院感染管理办法》及相关法律法规的要求，加强医院感染管理，严格执行标准预防及手卫生规范，并对特殊感染患者进行隔离。

27.急诊科如何做好医疗机构内新型冠状病毒感染的肺炎（简称新冠肺炎）的感染防控工作？

（1）落实预检分诊制度，引导发热患者至发热门诊就诊，制定并完善重症患者的转出、救治应急预案并严格执行。

（2）合理设置隔离区域，满足疑似或确诊患者就地隔离和救治的需要。

（3）医务人员严格执行标准预防措施，做好个人防护和诊疗环境的管理。实施急诊气管插管等感染性职业暴露风险较高的诊疗措施时，应当按照接治确诊患者的要求采取预防措施。

（4）诊疗区域应当保持良好的通风并定时清洁消毒。

（5）采取设置等候区等有效措施，避免人群聚集。

28.急诊科的建筑布局及隔离要求有哪些？

（1）建筑布局：

1）应设单独出入口，应设有挂号处、预检分诊台、候诊区、诊查室、隔离室、抢救室、注射室、治疗准备室、治疗室、观察室、心电图室、急诊药品调剂室（药房）、急诊综合病房、急诊重症监护室、创伤处置室、石膏间、检验室、B超室、X线室和CT检查室等。

2）有条件的医院宜设收费室、手术室、复苏室等。

3）急诊科应当设医疗区和支持区。三级综合医院和有条件的二级综合医院应当设急诊手术室和急诊重症监护室。医疗区和支持区应当合理布局，有利于缩短急诊检查和抢救距离半径。

4）观察室设置应符合下列要求：①平行排列的观察床净距应不小于1.20 m，有布帘分隔者应不小于1.40 m，床沿与墙面的净距应不小于1.00 m。②可设置隔离观察室或隔离单元，并应设单独出入口，入口处应设缓冲区及就地消毒设施。

5）三级综合医院急诊科应在急诊科较中心位置或相对独立单元设置EICU。

6）承担区域急救中心的三级综合医院，尤其是创伤中心，应设急诊创伤复苏室和急诊手术室。

7）其他辅助区域包括：办公室、会议室、值班室、医患沟通室、更衣室、储存室、家属等候区、饮用水间、杂用间、污物清洗室、污物处理室、公用电话间及卫生间等。

（2）隔离要求：

1）应严格按照预检分诊制度，及时发现传染病患者及疑似患者，及时采取隔离措施。

2）各诊室内应配备非手触式开关的流动水洗手设施和（或）配备速干手消毒剂。

3）急诊观察室应按病房要求进行管理。

29.急诊科抢救室应如何设置?

（1）应当临近急诊分诊处，根据需要设置相应数量的抢救床，每床净使用面积不少于12 m²。抢救室内应当备有急救药品、器械及心肺复苏、监护等抢救设备，并应当具有必要时施行紧急外科处置的功能。

（2）平行排列的观察床净距离不应小于1.20 m，有布帘分隔时不应小于1.40 m，床沿与墙面的净距不应小于1 m。

30.医疗机构门急诊预检分诊点对疑似经空气传播疾病患者识别有何要求?

（1）应制定明确的经空气传播疾病预检分诊制度与流程并落实。

（2）预检分诊应重点询问患者有无发热、呼吸道感染症状、流行病学史等情况，必要时应对疑似患者测量体温。对疑似经空气传播疾病患者发放医用外科口罩，并指导患者正确佩戴，指导患者适时正确实施手卫生。

（3）工作人员应正确引导疑似经空气传播疾病患者到指定的感染疾病科门诊就诊。

31.医疗机构如何做好特定传染病的预检、分诊工作?

（1）医疗机构应当根据传染病的流行季节、周期和流行趋势做好特定传染病的预检、分诊工作。

（2）医疗机构应当在接到原卫生部和省、自治区、直辖市人民政府发布特定传染病预警信息后，或者按照当地卫生健康行政部门的要求，加强特定传染病的预检、分诊工作。必要时，设立相对独立的针对特定传染病的预检处，引导就诊患者首先到预检处检诊，初步排除特定传染病后，再到相应的普通科室就诊。

（3）对呼吸道等特殊传染病患者或者疑似患者，医疗机构应当依法采取隔离或者控制传播措施，并按照规定对患者的陪同人员和其他密切接触人员采取医学观察和其他必要的预防措施。

（4）医疗机构不具备传染病救治能力时，应当及时将患者转诊到具备救治能力的医疗机构诊疗，并将病历资料复印件转至相应的医疗机构。

（5）转诊传染病患者或疑似传染病患者时，应当按照当地卫生健康行政部门的规定使用专用车辆。

32.《国家卫生健康委办公厅关于加强重点地区重点医院发热门诊管理及医疗机构内感染防控工作》中，对医疗机构加强门急诊预检分诊管理提出了哪些要求？

（1）加强预检分诊能力建设。要严格落实《医疗机构传染病预检分诊管理办法》，在门急诊规范设置预检分诊场所，实行预检分诊制度。应当指派有专业能力和经验的感染性疾病科或相关专业的医师，充实预检分诊力量，承担预检分诊任务，提高预检分诊能力。

（2）完善预检分诊流程。对预检分诊检出的发热患者，应当立即配发医用外科口罩予以防护，进一步通过简单问诊和体格检查，详细追问流行病学史，判断其罹患传染病的可能性。对可能罹患传染病的，应当立即转移到发热门诊就诊。对虽无发热症状，但呼吸道症状明显、罹患传染病可能性大的，也要进一步详细追问流行病学史，并转移到发热门诊就诊。

（3）做好患者到发热门诊的转移。预检分诊与发热门诊，在诊疗流程上应当有效衔接。预检分诊筛查出需要转移到发热门诊进一步诊疗的患者，应当由专人陪同，并按照指定路线前往发热门诊。指定路线的划定，应当符合室外距离最短、接触人员最少的原则。

33.《国家卫生健康委办公厅关于进一步加强疫情期间医疗机构感染防控工作的通知》中，对医疗机构加强门急诊预检分诊，落实"四早"，提出了哪些要求？

（1）要落实《医疗机构传染病预检分诊管理办法》《互联网诊疗管理办法》等要求，做好患者的分流和风险管控。通过互联网在线咨询，重点询问是否存在发热、咳嗽等呼吸道疾病症状体征，以及流行病学史，初步判断就诊科室，为患者提供分时段预约诊疗，减少现场挂号就诊。

（2）在门急诊规范设置预检分诊点，对患者进行体温筛查，对发热患者转移到发热门诊就诊。发热门诊医师对患者进一步询问疫情高风险国家或地区旅行或居住史，检查新冠肺炎相关症状体征，对可疑新冠病毒感染者进行影像学和实验室检测，做到早发现、早报告、早隔离、早治疗。

（3）急诊可设立缓冲区域，对需要急诊急救治疗且不能排除新冠肺炎的患者进行隔离收治。

34.是否可以选择75%乙醇对接诊手足口病病例后诊疗区域环境和物品进行消毒？

接诊手足口病病例时，采取标准预防措施，严格执行手卫生，加强诊疗区域环境和物品的消毒，选择中效或高效消毒剂如含氯（溴）消毒剂等进行消毒。因75%乙醇和5%来苏对肠道病毒无效，故不可以选择75%乙醇对接诊手足口病病例后诊疗区域环境和物品进行消毒。

35.门急诊如何做好医用物品的管理？

（1）进入人体无菌组织、器官、腔隙，或接触人体破损黏膜、组织的诊疗器械、器具和物品应进行灭菌；接触完整皮肤、完整黏膜的诊疗器械、器具和物品应进行消毒。

（2）一次性使用医疗用品用后应及时按医疗废物处理。

（3）按照规定可以重复使用的诊疗器械、器具和物品使用后应按照产品说明书、技术规范等要求选择适宜的方法进行清洁、消毒或灭菌，并符合《医疗机构消毒技术规范》（WS/T 367）要求。

参考文件

［1］《医疗机构门急诊医院感染管理规范》（WS/T 591）.

［2］《医院隔离技术规范》（WS/T 311）.

［3］《综合医院建筑设计规范》（GB 51039）.

［4］《医院急诊科规范化流程》（WS/T 390）.

［5］《卫生部关于印发〈急诊科建设与管理指南（试行）〉的通知》（卫医政发〔2009〕50号）.

［6］《经空气传播疾病医院感染预防与控制规范》（WS/T 511）.

[7]《医疗机构内通用医疗服务场所的命名》（WS/T 527）.

[8]《医疗机构传染病预检分诊管理办法》（卫生部第41号令）.

[9]《国家卫生健康委办公厅关于加强重点地区重点医院发热门诊管理及医疗机构内感染防控工作的通知》（国卫办医函〔2020〕102号）.

[10]《国家卫生健康委办公厅关于进一步加强疫情期间医疗机构感染防控工作的通知》（国卫办医函〔2020〕226号）.

[11]《关于印发手足口病诊疗指南（2018年版）的通知》（国卫办医函〔2018〕327号）.

[12]《医院消毒卫生标准》（GB 15982）.

[13]《医务人员手卫生规范》（WS/T 313）.

[14]《医疗机构消毒技术规范》（WS/T 367）.

[15]《医院空气净化管理规范》（WS/T 368）.

[16]《医疗机构环境表面清洁与消毒管理规范》（WS/T 512）.

[17]《医院感染暴发控制指南》（WS/T 524）.

[18]《医院感染监测规范》（WS/T 312）.

[19]《医疗机构内新型冠状病毒感染预防与控制技术指南（第一版）》（国卫办医函〔2020〕65号）.

第二节 感染性疾病科（门诊、病房）感染防控

1.医疗机构感染性疾病科设立的要求是什么？

（1）二级以上综合医院应设立感染性疾病科，具体负责本医疗机构传染病的分诊工作，并对本医疗机构的传染病预检、分诊工作进行组织管理。

（2）没有设立感染性疾病科的医疗机构应当设立传染病分诊点。

2.感染性疾病科的定位和任务是什么？如何加强其建设？

（1）感染性疾病科是临床业务科室。做好感染性疾病科的建设，是提高医疗机构感染性疾病诊疗和感染控制水平，增强医疗机构预防、控制传染病能力的重要手段，也是保护人民群众身体健康和生命安全、促进经济和社会协调发展的科学发展观在医疗卫生工作中的具体体现。

（2）各级卫生健康行政部门和二级以上综合医院必须提高对感染性疾病科重要作用的认识，结合各地实际，将发热门诊、肠道门诊、呼吸道门诊和传染病科统一整合为感染性疾病科，并加强对感染性疾病科建设和管理的领导，将感染性疾病科的建设纳入当地医疗救治体系，统筹兼顾，采取有效措施为感染性疾病科的发展创造条件。各级卫生健康行政部门要加强对感染性疾病科的监督、管理，确保其职责明确，功能到位。

3.感染性疾病科设置有哪些要求？

（1）感染性疾病科的设置要相对独立，内部结构做到布局合理，分区清楚，便于患者就诊，并符合医疗机构感染防控要求。

（2）二级综合医院感染性疾病科门诊应设置独立的挂号收费室、呼吸道（发热）和肠道疾病患者的各自候诊区和诊室、治疗室、隔离观察室、检验室、放射检查室、药房（或药柜）、专用卫生间；三级综合医院感染性疾病科门诊还应设置处置室和抢救室等。

（3）感染性疾病科门诊应配备必要的医疗、防护设备和设施。设有感染性疾病病房的，其建筑规范、医疗设备和设施应符合国家有关规定。

4.感染性疾病科门诊用房有哪些要求？

（1）消化道、呼吸道等感染疾病门诊均应自成一区，并单独设置出入口。

（2）感染门诊应根据具体情况设置分诊、接诊、挂号、收费、药房、检验、诊查、隔离观察、治疗、医护人员更衣、缓冲、专用卫生间等功能用房。

（3）设计要求应符合国家现行有关标准的规定。

5.感染性疾病科如何加强感染防控工作？

（1）感染性疾病科负责就诊患者的传染病筛查和感染性疾病治疗。

（2）二级以上综合医院要制订感染性疾病科各级医师、护士等工作人员的岗位职责。

（3）根据《中华人民共和国传染病防治法》《突发公共卫生事件应急处理条例》《医疗废物管理条例》《医院感染管理规范》和《消毒技术规范》等法律、法规和技术规范，制定完善感染性疾病科的各项规章制度和工作流程。

（4）要注重对规章制度和工作流程落实情况的监督检查，保证感染性疾病科的医疗质量和医疗安全。

6.二级以上综合医院如何落实感染性疾病科感染病诊疗和抗菌药物应用管理职责？

（1）二级以上综合医院感染性疾病科要在2020年以前设立以收治细菌真菌感染为主要疾病的感染病区或医疗组。

（2）感染性疾病科要承担院内外各类疑难感染性疾病，特别是细菌真菌感染及发热待查患者的会诊工作；参与医院感染预防与控制；参与抗菌药物临床应用管理；开展感染病诊疗和抗菌药物合理应用的培训和科普宣传。

7.对呼吸道等特殊传染病患者或疑似患者，医疗机构应该如何处理？

对呼吸道等特殊传染病患者或者疑似患者，医疗机构应当依法采取隔离或者控制传播措施，并按照规定对患者的陪同人员和其他密切接触人员采取医学观察和其他必要的预防措施。

8.医疗机构接诊传染病患者，但不具备传染病救治能力时，应该如何处理？

医疗机构不具备传染病救治能力时，应当及时将患者转诊到具备救治能力的医疗机构诊疗，并将病历资料复印件转至相应的医疗机构。

9.感染性疾病科医师职责有哪些？

（1）认真履行医师的义务，在诊疗工作中规范执业。尊重患者的知情权和选择权，注意保护患者隐私。

（2）遵守医疗机构各项规章制度，并能熟练掌握传染病防治的法律、法规、规章和规定。

（3）及时筛查传染病患者，正确诊疗和转诊传染病患者。

（4）认真填写传染病报告卡，并按规定的时限和内容及时、准确报告传染病。

（5）严格执行消毒隔离制度，在做好自身防护工作的同时，配合护士做好消毒隔离工作。

（6）对就诊患者进行感染性疾病的健康教育。

10.感染性疾病科护士职责有哪些？

（1）认真履行护士的义务，在护理工作中规范执业。尊重患者的知情权和选择权，注意保护患者隐私。

（2）遵守医院各项规章制度，熟练掌握感染性疾病护理知识、技能和传染病防治的法律、法规。

（3）负责感染疾病患者的登记工作，登记内容包括患者姓名、性别、年龄、家庭住址、联系电话、身份证号码等。

（4）帮助、指导呼吸道发热患者戴口罩，并引导患者到指定地点候诊。

（5）认真做好消毒隔离工作，熟练掌握常用消毒液的配制、使用方法和注意事项，并监督消毒隔离措施落实到位。

（6）按《医疗废物管理条例》做好医疗废物管理工作。

（7）对就诊患者进行感染性疾病的卫生宣传教育。

11.感染性疾病科卫生员职责有哪些？

（1）遵守各项规章制度。

（2）在护士的指导下，进行清洁、消毒工作，所用器械、工具分区使用。

（3）严格遵守医疗废物管理规定，及时按分类清运各种医疗废物。

（4）做好有关清洁、消毒工作的记录。

12.感染性疾病患者就诊流程是什么？

感染性疾病患者就诊流程如图3-2-1所示。

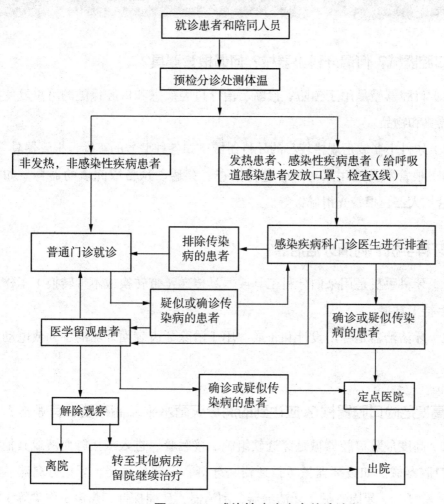

图3-2-1　感染性疾病患者就诊流程

参考文件

［1］《医疗机构门急诊医院感染管理规范》（WS/T 591）.

［2］《综合医院建筑设计规范》（GB 51039）.

［3］《医疗机构传染病预检分诊管理办法》（卫生部令第41号）.

［4］《卫生部关于二级以上综合医院感染性疾病科建设的通知》（卫医发〔2004〕292号）.

［5］《卫生部办公厅关于印发〈二级以上综合医院感染性疾病科工作制度和工作人员职责〉和〈感染性疾病病人就诊流程〉的通知》（卫办医发〔2004〕166号）.

［6］《国家卫生计生委办公厅关于提高二级以上综合医院细菌真菌感染诊疗能力的通知》（国卫办医函〔2016〕1281号）.

第三节　口腔科感染防控

1.何谓口腔器械？何谓牙科小器械？何谓根管器具？

（1）口腔器械是用于预防、诊断、治疗口腔疾患和口腔保健的可重复使用的器械、器具和物品。

（2）牙科小器械是规格较小的牙科器械，如各种型号的车针、根管器具等。

（3）根管器具是用来对根管进行探查、穿透、预备或充填的器具，如根管锉、根管扩大器、根管光滑髓针等。

2.何谓牙科手机？何谓牙洁治器？

（1）牙科手机是用来向牙科工具或器具传递（带转换或不带转换）工作所需能量的手持工具夹。

（2）牙洁治器是专门设计和（或）用于清除牙齿表面牙垢的手动或电动牙科器械。

3.何谓高度危险口腔器械？应达到的消毒灭菌水平和储存要求有哪些？

（1）高度危险口腔器械是穿透软组织、接触骨、进入或接触血液或其他无菌组织的口腔器械。如拔牙器械（拔牙钳、牙挺、牙龈分离器、牙根分离器、牙齿分离器、凿等）、牙周器械（牙洁治器、刮治器、牙周探针、超声工作尖等）、根管器具（根管扩大器、各类根管锉、各类根管扩孔钻、根管充填器等）、手术器械（种植牙、牙周手术、牙槽外科手术用器械等）、其他器械（牙科车针、排龈器、刮匙、挖匙、电刀头等）。

（2）高度危险口腔器械达到灭菌水平，做到无菌保存。

4.何谓中度危险口腔器械？应达到的消毒灭菌水平和储存要求有哪些？

（1）中度危险口腔器械是与完整黏膜相接触，而不进入人体无菌组织、器官和血流，也不接触破损皮肤、破损黏膜的口腔器械。如检查器械（口镜、镊子、器械盘等）、正畸用器械（正畸钳、带环推子、取带环钳子、金冠剪等）、修复用器械（去冠器、拆冠钳、印模托盘、垂直距离测量尺等）、各类充填器（银汞合金输送器等）、其他器械（牙科手机、卡局式注射器、研光器、吸唾器、三用枪头、成形器、开口器、金属反光板、拉钩、挂钩、口内X光片夹持器、橡皮障夹、橡皮障夹钳等）。

（2）中度危险口腔器械达到灭菌或高水平消毒，做到清洁保存。

5.何谓低度危险口腔器械？应达到的消毒灭菌水平和储存要求有哪些？

（1）低度危险口腔器械是不接触患者口腔或间接接触患者口腔，参与口腔诊疗服务，虽有微生物污染，但在一般情况下无害，只有受到一定量的病原微生物污染时才造成危害的口腔器械。如调刀类（模型雕刻刀、钢调刀、蜡刀等）、其他器械（橡皮调拌碗、橡皮障架、打孔器、牙锤、聚醚枪、卡尺、抛光布轮、技工钳等）。

（2）低度危险口腔器械达到中、低度水平消毒，做到清洁保存。

6.何谓小型压力蒸汽灭菌器自动控制？

由电加热产生蒸汽或外接蒸汽的自动控制，其灭菌室容积不超过60 L的小型自动控制蒸汽灭菌器，简称小型灭菌器。

7.何谓A类空腔负载？何谓B类空腔负载？

（1）A类空腔负载是单端开孔负载，其长度（L）与孔直径（D）的比率大于或等于1，小于或等于750（$1 \leq L/D \leq 750$）并且长度不大于1 500 mm（$L \leq 1\ 500\ mm$），或者两端开孔负载其长度与孔直径的比率大于或等于2，小于或等于1 500之间（$2 \leq L/D \leq 1\ 500$）并且长度不大于3 000 mm（$L \leq 3\ 000\ mm$），而且不属于B类空腔负载。如，牙科手机属于A类空腔负载器械。

（2）B类空腔负载是单端开孔负载，其长度（L）与孔直径（D）的比率大于或等于1，小于或等于5（$1 \leq L/D \leq 5$）而且孔径不小于5 mm（$D \geq 5\ mm$）；或者两端开孔负载其长度与孔直径的比率大于或等于2，小于或等于10（$2 \leq L/D \leq 10$）而且孔径不小于5 mm（$D \geq 5\ mm$）。

8.医疗机构口腔科应开展重复使用器械消毒灭菌工作人员培训，培训内容及管理要求有哪些？

（1）医疗机构应为消毒灭菌人员提供参加技术培训机会，培训应有文字记录或证明。

（2）专、兼职消毒灭菌工作人员，每年应至少参加消毒灭菌专业技术培训一次。

（3）培训内容应包括《中华人民共和国传染病防治法》《医院感染管理办法》《医疗机构消毒技术规范》（WS/T 367）、职业暴露的预防等相关知识和表3-3-1所列培训内容和本标准内容。

表3-3-1　消毒灭菌人员培训内容

类别	培训内容
回收清洗	污染器械的安全回收；器械去污和清洁；清洗设备使用；清洗方法选择；个人防护用品的正确使用
消毒与监测	消毒方法的选择；消毒药液的配比；消毒设备的使用；消毒效果的监测
消毒、灭菌前准备	清洗后器械的检查；器械保养方法的选择；待灭菌物品包装的选择；灭菌前质量检查
灭菌与监测	灭菌器使用；灭菌物品装载；灭菌程序选择；物理监测方法；化学监测方法；生物监测方法；各类监测的周期；监测结果判定；灭菌后放行标准
储存	储存条件与有效期
文件管理	灭菌监测记录；灭菌器维修保养及处理记录；各种记录保存时间

9.器械处理区布局流程如何划分？各区域承担哪些工作？

（1）应与口腔诊疗服务的范围和工作量相匹配，布局符合医院感染预防与控制的要求。

（2）器械处理区分为回收清洗区、保养包装及灭菌区、物品存放区。回收清洗区与保养包装及灭菌区间应有物理屏障。

（3）其中回收清洗区承担器械回收、分类、清洗、干燥工作。保养包装及灭菌区承担器械保养、检查、包装、消毒和（或）灭菌工作。物品存放区存放消毒、灭菌后物品，以及去除外包装的一次性卫生用品等。工作量少的口腔门诊可不设物品存放区，消毒灭菌后将物品直接放于器械储存车内。

（4）工作流程设计应由污到洁，装饰材料应耐水、易清洁，并按照所配设备预留水、电、气等管线。

10.对口腔器械清洗、消毒、灭菌常用耗材有哪些要求？

（1）清洁剂：应符合国家相关标准或规定。根据器械的材质、污染物种类，选择适用口腔器械的清洁剂。

（2）消毒剂：应选择合法有效的消毒剂。

（3）润滑剂：牙科手机宜选择专用清洁润滑油，使用宜遵循生产厂家或供应商提供的说明书。其他口腔器械可选水溶性润滑剂。

（4）包装材料：一次性医用皱纹纸、纸塑袋、纸袋、纺织品、无纺布等应符合《最终灭菌医疗器械包装》（GB/T 19633）的要求；牙科器械盒应具有微生物屏障作用，适合各类型车针、根管器具等器械的放置。

（5）消毒灭菌监测材料：应合法有效，并在有效期内使用。

11.口腔器械处理基本原则是什么？

（1）口腔器械应一人一用一消毒和（或）灭菌。

（2）高度危险口腔器械应达到灭菌水平。

（3）中度危险口腔器械应达到灭菌水平或高水平消毒。

（4）低度危险口腔器械应达到中或低水平消毒。

（5）口腔器械应根据高、中、低度危险程度进行分类消毒与灭菌。

12.口腔器械处理操作流程包括哪些？

口腔器械的处理操作流程包括回收、清洗、干燥、检查与保养、消毒、包装、灭菌、监测、放行和储存等。

13.如何进行口腔器械回收？

（1）口腔器械使用后应与废弃物品分开放置，及时回收。

（2）应根据器械材质、功能、处理方法的不同进行分类放置。

1）结构复杂不易清洗的口腔器械（如牙科小器械、刮匙等）宜保湿放置，保湿液可选择生活饮用水或酶类清洁剂。

2）牙科手机、电动牙洁治器和电刀应初步去污，存放于干燥回收容器内。

3）其他器械可选择专用回收容器放置。

（3）回收容器应于每次使用后清洗、消毒、干燥备用。

14.口腔器械的清洗方法包括哪些？如何选择？

（1）口腔器械清洗方法包括手工清洗和机械清洗（含超声清洗）。超声清洗可作为手工清洗和机械清洗的预清洗手段。

（2）牙科小器械及其他结构复杂的器械宜首选超声清洗。机械清洗方法应遵循生产厂家的使用说明或指导手册。

（3）非电源口腔器械可选择机械清洗方法。

（4）带电源口腔器械、精密复杂口腔器械宜选择手工清洗。

1）可拆的器械应拆开后分别清洗，如电动牙洁治器。

2）电动牙洁治器手柄宜选择手工清洗。

15.口腔器械、器具和物品的手工清洗操作程序包括哪些？

（1）冲洗：将器械、器具和物品置于流动水下冲洗，初步去除污染物。

（2）冲洗后，应用酶清洁剂或其他清洁剂浸泡后刷洗、擦洗。

（3）漂洗：刷洗、擦洗后，再用流动水清洗。

16.口腔器械、器具和物品的手工清洗操作注意事项包括哪些？

（1）手工清洗时水温宜为15～30 ℃。

（2）去除干涸的污渍宜先用酶清洁剂浸泡，浸泡时间和酶清洁剂使用液浓度参考生产厂家使用说明书，浸泡后再进行刷洗或擦洗。

（3）刷洗操作应在水面下进行，防止产生气溶胶。

（4）管腔器械应用压力水枪冲洗，可拆卸部分应拆开后清洗。

（5）应选用相匹配的刷洗用具、用品，避免器械磨损。

（6）清洗用具、清洗池等应每日清洁和消毒。

17.口腔器械、器具和物品的超声清洗操作程序及注意事项包括哪些？

（1）超声清洗操作程序包括：

1）冲洗：流动水下冲洗器械，初步去除污染物。

2）洗涤：清洗器内注入清洗用水，并添加清洁剂。水温应≤45 ℃。应将器械放入篮筐中，浸没于水面下，管腔内注满水。

3）终末漂洗：使用流动水进行漂洗。

4）超声清洗操作，应遵循生产厂家的使用说明或指导手册。

（2）注意事项包括：

1）清洗时盖好清洗机盖子，防止产生气溶胶。

2）应根据器械的不同材质选择相匹配的超声频率和时间。

3）牙科小器械使用超声清洗时宜配备专用网筐。

18.采用自动清洗消毒器清洗消毒口腔器械、器具和物品时，有哪些要求和注意事项？

（1）自动清洗消毒器的操作要求包括：

1）适用于耐湿热物品的清洗和消毒，如玻璃调拌板、金属调拌刀、橡皮碗等。

2）根据器械的形状和特性选择适宜的清洗盛装架，精细和锐利器械应固定放置。

3）清洗消毒器用水应符合清洗设备说明书要求，预洗阶段水温不应高于45 ℃。

4）消毒温度与时间应符合《医院消毒供应中心 第2部分：清洗消毒及灭菌技术操作规范》（WS 310.2）要求。

5）应定期检查设备的清洗消毒效果。

（2）注意事项包括：

1）可拆卸器械清洗时应拆开清洗，器械轴节应充分打开。

2）选择不同清洗消毒程序时应注意确认消毒参数。

3）定时检查清洁剂泵、管是否通畅。

19.口腔科牙科手机手工清洗方法有哪些？

（1）牙科手机使用后在带车针情况下使用牙科综合治疗台水、气系统冲洗牙科手机内部水路、气路30 s。

（2）将牙科手机从快接口或连线上卸下，取下车针，去除表面污染物。带光纤牙科手机可用气枪吹净光纤表面的颗粒和灰尘，擦净光纤表面污渍。带螺纹的牙科手机表面可用软毛刷在流动水下清洗。

（3）使用压力罐装清洁润滑油清洁牙科手机进气孔管路，或使用压力水枪冲洗进气孔内部管路，然后使用压力气枪进行干燥。

20.口腔科牙科手机手工清洗注意事项有哪些？

（1）使用压力罐装清洁润滑油过程中使用透明塑料袋或纸巾包住机头部，避免油雾播散。

（2）部件可拆的种植牙专用手机应拆开清洗；不可拆的种植牙专用手机可选

用压力水枪进行内部管路清洗。

（3）使用压力水枪清洗牙科手机后应尽快使用压力气枪进行内部气路的干燥，避免轴承损坏。

（4）压力水枪和压力气枪的压力宜在200～250 kPa，不宜超过牙科手机使用说明书标注压力。

（5）牙科手机不应浸泡在液体溶液内清洗。

（6）使用罐装清洁润滑油清洁内部的过程中，如有污物从机头部位流出，应重复问题19中第3步操作直到无污油流出为止。

21.牙科手机机械清洗方法有哪些?

（1）将牙科手机从快接口或连线上卸下，取下车针，去除表面污染物。

1）带光纤牙科手机可用气枪吹净光纤表面的颗粒和灰尘，擦净光纤表面污渍。

2）带螺纹的牙科手机表面可用软毛刷在流动水下清洗。

（2）将牙科手机放入机械清洗设备内，固定牙科手机，选择正确的清洗程序。

（3）机械清洗设备内应配有牙科手机专用接口，其清洗水流、气流符合牙科手机的内部结构。

（4）机械清洗设备用水宜选用去离子水、软水或蒸馏水。

22.牙科手机机械清洗注意事项有哪些?

（1）电源马达不应使用机械清洗机清洗。

（2）牙科手机清洗后内部管路应进行充分干燥。

（3）牙科手机不宜选用超声波清洗。

（4）牙科手机不宜与其他口腔器械同时清洗。

23.口腔器械消毒方法包括哪些? 具体要求是什么?

（1）口腔器械消毒方法包括物理消毒方法和化学消毒方法。

（2）物理消毒方法应首选机械湿热消毒。湿热消毒应采用经纯化的水，电导率≤15 μS/cm（25 ℃）。湿热消毒方法的温度、时间应符合表3-3-2的要求。消毒后直接使用的诊疗器械、器具和物品，湿热消毒温度应≥90 ℃，时间≥5 min，或A_0值≥3 000；消毒后继续灭菌处理的，其湿热消毒温度应≥90 ℃，时间≥1 min，或A_0值$\geqslant 600$。

表3-3-2　湿热消毒的温度与时间

湿热消毒方法	温度（℃）	最短消毒时间（min）
消毒后直接使用	93	2.5
	90	5
消毒后继续灭菌处理	90	1
	80	10
	75	30
	70	100

（3）也可采用75%乙醇、酸性氧化电位水或其他消毒剂进行消毒。化学消毒方法应符合《医疗机构消毒技术规范》（WS/T 367）的要求。其他消毒剂的应用遵循产品说明书。

24.口腔器械干燥要求包括哪些?

（1）宜选用干燥设备对器械、器具进行干燥处理。根据器械、器具的材质选择适宜的干燥温度：金属类干燥温度70～90 ℃；塑料类干燥温度65～75 ℃。

（2）无干燥设备和不耐热的器械、器具，可使用消毒的低纤维絮擦布进行干燥处理。

25.口腔器械如何进行检查与保养?

（1）应采用目测或使用带光源放大镜对干燥后的口腔器械进行检查。器械表面、螺旋结构处、关节处应无污渍、水渍等残留物质和锈斑。对清洗质量不合格的器械应重新处理；损坏或变形的器械应及时更换。

（2）牙科手机的保养应根据内部结构或功能选择适宜的清洗保养方法。特殊用途牙科手机，应遵循生产厂家或供应商提供的使用说明进行清洗保养。

26.牙科手机手工保养方法包括哪些?

（1）用压力罐装润滑油连接相匹配的注油适配器或接头对牙科手机注入润滑油。

（2）牙科手机夹持器械的部位（卡盘或三瓣簧）应每日注油。

（3）内油路式牙科手机宜采用油脂笔对卡盘或三瓣簧和轴承进行润滑。

（4）低速牙科弯机和牙科直机注油可参考以上注油方式（若适用），特殊注油方式应参考厂家或供应商使用说明书执行。

27.牙科手机手工保养方法有哪些注意事项？

（1）清洁注油时应将注油接头与牙科手机注油部位固定，以保证注油效果。

（2）使用压力罐装清洁润滑油过程中使用透明塑料袋或纸巾包住机头部，避免油雾播散。

（3）选择压力罐装清洁润滑油对牙科手机进行清洁的可以不用再次注入润滑油。

28.牙科手机机械保养方法包括哪些？

（1）将牙科手机连接相匹配的注油适配器或接头后插入自动注油养护机内进行注油。

（2）选择适宜的注油程序。

（3）牙科手机可选择清洗注油灭菌一体机进行清洗、润滑保养。

29.如何根据口腔器械的特点选择适宜的包装方法？

（1）应根据器械特点和使用频率选择包装材料。

（2）低度、中度危险的口腔器械可不包装，消毒或灭菌后直接放入备用清洁容器内保存。

（3）牙科小器械宜选用牙科器械盒盛装。

30.口腔器械封包要求包括哪些内容？

（1）包外应有灭菌化学指示物，并标有物品名称、包装者、灭菌器编号、灭菌批次、灭菌日期及失效期，如只有1个灭菌器时可不标注灭菌器编号。

（2）口腔门诊手术包的包内、包外均应有化学指示物。

（3）纸塑袋包装时应密封完整，密封宽度≥6 mm，包内器械距包装袋封口处≥2.5 cm。纸袋包装时应密封完整。

（4）医用热封机在每日使用前应检查参数的准确性和闭合完好性。

31.怎么选择口腔器械灭菌方法？

（1）口腔器械应首选压力蒸汽灭菌，选择小型灭菌器灭菌应符合表3-3-3的相关要求。

表3-3-3 小型灭菌器灭菌周期

灭菌器周期	灭菌负载范围
B类灭菌周期	用于所有包装的和无包装的实心负载、A类空腔负载和多孔渗透负载的灭菌
N类灭菌周期[a]	用于无包装的实心负载的灭菌
S类灭菌周期[b]	用于制造商规定的特殊灭菌物品，包括无包装实心负载和至少以下一种情况：多孔渗透性物品、小量多孔渗透性条状物、A类空腔负载、B类空腔负载、单层包装物品和多层包装物品

注：1.[a] N类灭菌周期不能用于牙科手机等管腔类器械的灭菌。

2.[b] S类灭菌周期应有生产厂家或供应商提供可灭菌口腔器械的类型、灭菌验证方法。

（2）碳钢材质的器械宜选干热灭菌。

（3）其他灭菌方法应符合《医院消毒供应中心 第2部分：清洗消毒及灭菌技术操作规范》（WS 310.2）的要求。

32.小型灭菌器的灭菌周期有哪些要求？

（1）根据待灭菌物品的危险程度、负载范围选择灭菌周期。

（2）不同分类的灭菌周期和相关的设置只能应用于指定类型物品的灭菌。对于特定负载的灭菌过程需要通过验证。

33.小型灭菌器灭菌前准备包括哪些内容？

（1）每日设备运行前应进行安全检查，包括：压力表处于"零"的位置；记录打印装置处于备用状态；灭菌柜门密封圈平整无松懈；柜门安全锁扣能够灵活开、关；柜内冷凝水排出口通畅；电源、水源等连接妥当。

（2）打开电源，开机预热，选择相应灭菌周期。

（3）灭菌器用水应符合《小型蒸汽灭菌器 自动控制型》（YY/T 0646）要求。

34.小型灭菌器的灭菌装载有哪些要求？

（1）灭菌物品不能超过该灭菌器最大装载量。

（2）灭菌器应配有灭菌架或托盘，托盘应有足够的孔隙使蒸汽穿透。

（3）使用灭菌架摆放包装类灭菌物品，物品间应留有一定的间隙。

（4）使用托盘摆放纸塑包装器械和无包装器械应单层摆放，不可重叠。

（5）配套使用器械应分开灭菌，如牙科手机与车针、电动牙洁治器手柄与工作尖等。

（6）待灭菌物品应干燥后装入灭菌器内。

35.如何做好小型灭菌器的维护？

（1）应根据生产厂家或供应商提供的使用说明对灭菌器进行维护。

（2）灭菌器操作人员应对灭菌器进行日常维护，包括检查灭菌门密封圈、排放滤网、灭菌舱内外表面的清洁、更换记录器打印纸等。

（3）灭菌器调试或更换消耗性的部件，如记录装置、过滤器、蒸汽阀、排水管、密封圈等应由经过专业培训的人员进行维护。

（4）灭菌器使用满12个月或使用中出现故障时应由专业人员进行全面维护。

（5）灭菌器的日常维护、年度维护、维修或调试均应形成文字记录。

36.小型灭菌器的物理参数监测包括哪些？

（1）每一灭菌周期应监测物理参数，并记录工艺变量。

（2）工艺变量及变化曲线应由灭菌器自动监控，并打印。

（3）工艺变量结果应符合表3-3-4要求。其使用中温度上限、相对压力波动范围可参考小型灭菌器使用说明书。

表3-3-4 小型灭菌器的灭菌参数

温度/℃	最短灭菌时间（min）	相对压力（kPa）
121	15	103.6
132	4	185.4
134	3	202.8

注：相对压力一般指表压，是测量系统相对于大气压的压力值。

37.小型灭菌器化学监测应符合哪些要求？

（1）每个灭菌周期应进行化学监测，并记录监测结果。

（2）化学监测应将包内化学指示物放置在常用的、有代表性的灭菌包或盒内，置于灭菌器最难灭菌的部位。裸露灭菌的实心器械可将包内化学指示物放于器械旁进行监测。空腔器械可选择化学PCD进行监测。

（3）应通过观察化学指示物颜色变化，判定是否暴露于灭菌工艺变量或达到灭菌要求。

38.小型灭菌器生物监测应符合哪些要求？

（1）生物监测包应选择灭菌器常用的、有代表性的灭菌包制作，或使用生物PCD，置于灭菌器最难灭菌的部位，且灭菌器应处于满载状态。

（2）使用中的灭菌器应每月进行生物监测。

（3）生物监测方法和结果判断应符合《医疗消毒供应中心 第3部分：清洗消毒及灭菌效果监测标准》（WS 310.3）标准要求。

39.小型灭菌器监测的注意事项有哪些？

（1）小型灭菌器每使用满12个月或维修后应同时进行物理监测、化学监测和生物监测，合格后灭菌器方可正常使用。

（2）小型灭菌器新安装或更换主要部件时应进行灭菌性能确认，验证方法应符合国家相关要求。

40.口腔器械的储存应注意哪些事项？

口腔器械储存区应配备物品存放柜（架）或存放车，并应每周对其进行清洁消毒。口腔器械的储存应注意以下事项：

（1）灭菌物品与消毒物品应分开放置，并有明显标识。

（2）采用灭菌包装的无菌物品储存有效期：纺织材料和牙科器械盒有效期7天；一次性纸袋有效期30天；一次性皱纹纸、医用无纺布和一次性纸塑袋有效期180天。

（3）裸露灭菌及一般容器包装的高度危险口腔器械灭菌后应立即使用，最长不超过4 h。

（4）中、低度危险口腔器械消毒或灭菌后置于清洁干燥的容器内保存，保存时间不宜超过7天。

41.口腔器械灭菌物品放行应遵循哪些原则？

（1）每一灭菌周期结束后应检查所有物理参数、化学指示物，所得数据、指示物的显示与规定灭菌参数一致时，灭菌物品方可放行。

（2）灭菌周期的各种监测或参数不合格时不应放行，应查找灭菌失败原因，重新调整后再进行物理、化学监测，合格后灭菌器方可再次使用，必要时做生物监测，并应记录全过程。

42.口腔器械消毒监测有哪些要求？

（1）湿热消毒：每次应监测温度、时间，并记录。

（2）化学消毒：应根据消毒剂种类定期监测化学消毒剂的浓度、消毒时间，并记录。

（3）消毒效果监测：消毒后直接使用的物品至少每季度监测一次，监测方法及结果符合《医疗机构消毒技术规范》（WS/T 367）的要求。

43.口腔器械消毒物品放行应遵循哪些原则？

（1）机械热力消毒应检查额定参数（温度、时间），所得参数符合要求时，消毒物品方可放行。

（2）用化学消毒剂消毒物品时应检查其消毒时间、浓度，符合《医疗机构消毒技术规范》（WS/T 367）的要求时，物品方可放行。

44.口腔科门诊建筑布局的要求有哪些？

（1）口腔诊疗区域和口腔诊疗器械清洗、消毒区域应当分开，布局能够满足诊疗工作和口腔诊疗器械清洗、消毒工作的基本需要。

（2）设1台口腔综合治疗台的，建筑面积不少于30 m²；设2台以上口腔综合治疗台的，每台建筑面积不少于25 m²。

（3）诊查单元每椅中距不应小于1.80 m，椅中心距墙不应小于1.20 m。

（4）诊室中每口腔综合治疗台净使用面积不少于9 m²。

（5）房屋设置要符合卫生学布局及流程。镶复室宜考虑有良好的通风。

45.对医疗机构口腔科重复使用器械消毒灭菌工作的管理有哪些要求？

（1）应制定本机构口腔器械消毒灭菌工作管理制度。

（2）应设立独立的器械处理区。

（3）应根据口腔诊疗服务工作量配备专职或兼职口腔器械消毒灭菌工作人员。消毒灭菌的工作人员应参加岗前培训和继续教育。

参考文件

［1］《口腔器械消毒灭菌技术操作规范》（WS 506）.

［2］《卫生部关于印发〈诊所基本标准〉的通知》（卫医政发〔2010〕75号）.

［3］《河南省医疗机构重点部门医院感染管理质量控制要点（试行）》（豫卫医〔2014〕8号）.

［4］《医院消毒供应中心 第2部分：清洗消毒及灭菌技术操作规范》（WS 310.2）.

［5］《综合医院建筑设计规范》（GB 51039）.

第四节　软式消毒内镜感染防控

1.何谓内镜诊疗技术？

内镜诊疗技术是指医疗机构及其医务人员通过人体正常腔道或人工建立的通道，使用内镜器械在直视下或辅助设备支持下，对局部病灶进行观察、组织取材、止血、切除、引流、修补或重建通道等，以明确诊断、治愈疾病、缓解症状、改善功能等为目的的诊断、治疗措施。

2.何谓软式内镜？如何清洗软式内镜？

（1）软式内镜是指用于疾病诊断、治疗的可弯曲的内镜。

（2）软式内镜应使用清洗液去除附着于内镜的污染物。

3.何谓内镜清洗消毒器（机）？

内镜清洗消毒器（机）是指使用化学消毒方式对内镜进行清洗和消毒的自动化设备。它是可用于处理能浸泡在水或水溶液中的不耐热的柔性内镜。某些不能浸在水中的器械部件的处理按照器械制造商的操作要求进行。

4.《内镜诊疗技术临床应用管理规定》的相关要求适合于哪一级医疗机构？医疗机构开展内镜诊疗技术，应当具备哪些条件？

（1）该规定的相关要求适用于各级各类医疗机构内镜诊疗技术临床应用管理工作。

（2）医疗机构开展内镜诊疗技术，应当具备的条件：

1）具有卫生健康行政部门核准登记的与开展相关专业内镜诊疗技术相适应的诊疗科目。

2）具有与开展相关专业内镜诊疗技术相适应的辅助科室、设备和设施。

3）具有相关专业内镜诊疗技术临床应用能力的执业医师。

4）具有经过相关专业内镜诊疗技术系统培训的与开展内镜诊疗技术相适应的

其他专业技术人员。

5）具有内镜消毒灭菌设备、设施和医疗机构感染管理系统，并严格执行内镜清洗消毒技术相关操作规范和标准。

6）符合相关专业内镜诊疗技术临床应用管理规范的其他要求。

7）具有与医疗机构级别相适应的制度管理和质量控制体系。

8）符合省级以上卫生健康行政部门规定的其他条件。

5.内镜诊疗技术实施分级管理的依据有哪些?

（1）医疗机构应当将内镜诊疗技术纳入本机构手术分级管理目录，按照国家有关规定实施分级管理。

（2）国家卫生健康委员会负责制定和发布按照三、四级手术管理的内镜诊疗技术参考目录，并根据内镜诊疗技术管理实际需要适时修订。

（3）省级卫生健康行政部门可以结合本行政区域实际情况，调整按照三、四级手术管理的内镜诊疗技术参考目录。

（4）国家卫生健康委员会负责制定发布各专业内镜诊疗技术临床应用管理规范并组织实施。

6.《内镜诊疗技术临床应用管理规定》的13个内镜诊疗技术临床应用管理规范包括哪些内容?

（1）《呼吸内镜诊疗技术临床应用管理规范（2019年版）》。

（2）《消化内镜诊疗技术临床应用管理规范（2019年版）》。

（3）《普通外科内镜诊疗技术临床应用管理规范（2019年版）》。

（4）《关节镜诊疗技术临床应用管理规范（2019年版）》。

（5）《脊柱内镜诊疗技术临床应用管理规范（2019年版）》。

（6）《泌尿外科内镜诊疗技术临床应用管理规范（2019年版）》。

（7）《胸外科内镜诊疗技术临床应用管理规范（2019年版）》。

（8）《妇科内镜诊疗技术临床应用管理规范（2019年版）》。

（9）《儿科呼吸内镜诊疗技术临床应用管理规范（2019年版）》。

（10）《儿科消化内镜诊疗技术临床应用管理规范（2019年版）》。

（11）《小儿外科内镜诊疗技术临床应用管理规范（2019年版）》。

（12）《鼻科内镜诊疗技术临床应用管理规范（2019年版）》。

（13）《咽喉科内镜诊疗技术临床应用管理规范（2019年版）》。

7.医疗机构开展内镜诊疗技术临床应用时，应当具备哪些条件？

（1）具有卫生健康行政部门核准登记的与开展相关专业内镜诊疗技术相适应的诊疗科目。

（2）具有与开展相关专业内镜诊疗技术相适应的辅助科室、设备和设施。

（3）具有相关专业内镜诊疗技术临床应用能力的执业医师。

（4）具有经过相关专业内镜诊疗技术系统培训的与开展内镜诊疗技术相适应的其他专业技术人员。

（5）具有内镜消毒灭菌设备、设施和医疗机构感染管理系统，并严格执行内镜清洗消毒技术相关操作规范和标准。

（6）符合相关专业内镜诊疗技术临床应用管理规范的其他要求。

（7）具有与医疗机构级别相适应的制度管理和质量控制体系。

（8）符合省级以上卫生健康行政部门规定的其他条件。

8.《医院感染预防与控制评价规范》对内镜中心（室）管理有哪些要求？

（1）布局合理，有符合医疗机构感染防控要求的清洗、消毒与储存空间。

（2）内镜及其配件的数量应满足患者诊疗工作的需要，并配备合适的清洗、消毒与灭菌设备。

（3）有内镜清洗、消毒、灭菌与无菌操作等制度并落实，有消毒灭菌效果的监测并记录。

（4）有针对内镜诊疗特点的医疗机构感染防控知识培训，并记录；医务人员知晓相关内容。

（5）内镜清洗消毒的相关管理要求应符合《软式内镜清洗消毒技术规范》（WS 507）的要求。

（6）有医疗机构感染防控包括内镜清洗与消毒工作的自查、检查、总结分析及持续改进。

9.医疗机构开展软式内镜清洗消毒工作应符合哪些管理要求？

（1）有条件的医院宜建立集中的内镜诊疗中心（室），负责内镜诊疗及清洗消毒工作。

（2）内镜的清洗消毒也可由消毒供应中心负责，遵循本标准开展工作。

（3）应将内镜清洗消毒工作纳入医疗质量管理，制定和完善内镜诊疗中心

（室）医疗机构感染防控和内镜清洗消毒的各项规章制度并落实，加强监测。

（4）护理管理、人事管理、感染防控、设备及后勤管理等部门，应在各自职权范围内，对内镜诊疗中心（室）的管理履行相应职责。

10.护理管理、人事管理、感染防控、设备及后勤管理等部门，在各自职权范围内，应对内镜诊疗中心（室）的管理履行哪些职责？

（1）根据工作量合理配置内镜诊疗中心（室）的工作人员。

（2）落实岗位培训制度。将内镜清洗消毒专业知识和相关医疗机构感染防控知识纳入内镜诊疗中心（室）人员的继续教育计划。

（3）对内镜诊疗中心（室）清洗、消毒、灭菌工作和质量监测进行指导和监督，定期进行检查与评价。

（4）发生可疑内镜相关感染时，组织、协调内镜诊疗中心（室）和相关部门进行调查分析，提出改进措施。

（5）对内镜诊疗中心（室）新建、改建与扩建的设计方案进行卫生学审议；对清洗、消毒与灭菌设备的配置与质量指标提出意见。

（6）负责设备购置的审核（合格证、技术参数）；建立对厂家设备安装、检修的质量审核、验收制度；专人负责内镜诊疗中心（室）设备的维护和定期检修，并建立设备档案。

（7）保障内镜诊疗中心（室）的水、电、压缩空气的供给和质量，定期进行设施、管道的维护和检修。

11.《软式内镜清洗消毒技术规范》（WS 507）中，对内镜诊疗中心（室）应有哪些管理要求？

（1）应建立健全岗位职责、清洗消毒操作规程、质量管理、监测、设备管理、器械管理、职业安全防护、继续教育和培训等管理制度和突发事件的应急预案。

（2）应有相对固定的专人从事内镜清洗消毒工作，其数量与本单位的工作量相匹配。

（3）应指定专人负责质量监测工作。

（4）工作人员进行内镜诊疗或者清洗消毒时，应遵循标准预防原则和《医院隔离技术规范》（WS/T 311）的要求做好个人防护，遵照不同区域人员防护着装要求，穿戴必要的防护用品。

12.对内镜诊疗中心（室）不同区域人员防护着装有哪些要求？

表3-4-1 内镜诊疗中心（室）不同区域人员防护着装

区域	防护着装						
	工作服	手术帽	口罩	手套	护目镜或面罩	防水围裙或防水隔离衣	专用鞋
诊疗室	√	√	√	√	△		
清洗消毒室	√	√	√	√	√	√	√

注：√应使用，△宜使用。

13.内镜诊疗中心（室）的工作人员应接受与其岗位职责相应的岗位培训和继续教育，并正确掌握哪些知识与技能？

（1）内镜及附件的清洗、消毒、灭菌的知识与技能。

（2）内镜构造及保养知识。

（3）清洗剂、消毒剂及清洗消毒设备的使用方法。

（4）标准预防及职业安全防护原则和方法。

（5）医疗机构感染防控的相关知识。

14.内镜诊疗中心（室）的诊疗室应配置哪些设施设备？

（1）各内镜诊疗室面积≥20 m²。诊疗室内的每个诊疗单位应包括诊查床1张、主机（含显示器）、吸引器、治疗车等。

（2）软式内镜及附件数量应与诊疗工作量相匹配。

（3）灭菌内镜的诊疗环境至少应达到非洁净手术室的要求。

（4）应配备手卫生装置，采用非手触式水龙头。

（5）应配备口罩、帽子、手套、护目镜或防护面罩等。

（6）注水瓶内的用水应为无菌水，每天更换。

（7）宜采用全浸泡式内镜。

（8）宜使用一次性吸引管。

15.软式内镜清洗消毒室设置应符合哪些要求？

（1）应独立设置。

（2）应保持通风良好。

（3）如采用机械通风，宜采取"上送下排"方式，换气次数宜≥10次/h，最小新风量宜达到2次/h。

（4）清洗消毒流程应做到由污到洁，应将操作规程以文字或图片方式在清洗消毒室适当的位置张贴。

（5）不同系统（如呼吸、消化系统）软式内镜的清洗槽、内镜自动清洗消毒器（机）应分开设置和使用。

16.软式内镜清洗消毒室应配备哪些设施和设备？

（1）应配备清洗槽，手工清洗消毒操作还应配备漂洗槽、消毒槽、终末漂洗槽；全管道灌流器；各种内镜专用刷；压力水枪；压力气枪；测漏仪器；计时器；内镜及附件运转容器；低纤维絮且质地柔软的擦拭布、垫巾；手卫生装置，采用非触摸式水龙头。

（2）宜配备动力泵（与全管道灌流器配合使用）、超声波清洗器。

（3）宜配备内镜自动清洗消毒机。

（4）灭菌设备、用于内镜灭菌的低温灭菌设备应符合国家相关规定。

17.软式内镜清洗消毒室的耗材应满足哪些要求？

（1）水：应有自来水、纯化水、无菌水。

1）自来水水质应符合《生活饮用水卫生标准》（GB 5749）的规定。

2）纯化水应符合《生活饮用水卫生标准》（GB 5749）的规定，并应保证细菌总数≤10 cfu/100 mL；生产纯化水所使用的滤膜孔径应≤0.2 μm，并定期更换。

3）无菌水为经过灭菌工艺处理的水。必要时对纯化水或无菌水进行微生物学检测。

（2）压缩空气：应为清洁压缩空气。

（3）医用清洗剂：应选择适用于软式内镜的低泡医用清洗剂；可根据需要选择特殊用途的医用清洗剂，如具有去除生物膜作用的医用清洗剂。

（4）医用润滑剂：应为水溶性，与人体组织有较好的相容性，不影响灭菌介质的穿透性和器械的机械性能。

（5）消毒剂：

1）应适用于内镜且符合国家相关规定，并对内镜腐蚀性较低。

2）可选用邻苯二甲醛、戊二醛、过氧乙酸、二氧化氯、酸性氧化电位水、复方含氯消毒剂，也可选用其他消毒剂。

3）消毒剂浓度测试纸：应符合国家相关规定。

（6）灭菌剂：

1）应适用于内镜且符合国家相关规定，并对内镜腐蚀性较低。

2）可选用戊二醛、过氧乙酸，也可选用其他灭菌剂。

（7）消毒剂浓度测试纸：应符合国家相关规定。

（8）干燥剂：应配备75%～95%乙醇或异丙醇。

18.软式内镜清洗消毒的部分消毒（灭菌）剂的使用方法有哪些具体要求？

软式内镜清洗消毒的部分消毒（灭菌）剂的使用方法如下表3-4-2所示。

表3-4-2　部分消毒（灭菌）剂使用方法

消毒（灭菌）剂	高水平消毒及灭菌参数	使用方式	注意事项
邻苯二甲醛（OPA）	浓度：0.55%（0.5%～0.6%） 时间：消毒≥5 min	1.内镜清洗消毒机 2.手工操作：消毒液应注满各管道，浸泡消毒	1.易使衣服、皮肤、仪器等染色 2.接触蒸气可能刺激呼吸道和眼
戊二醛（GA）	浓度：≥2%（碱性） 时间：支气管镜消毒浸泡≥20 min；其他内镜消毒≥10 min；结核杆菌、其他分枝杆菌等特殊感染患者使用后的内镜浸泡≥45 min；灭菌：≥10 h	1.内镜清洗消毒机 2.手工操作：消毒液应注满各管道，浸泡消毒	1.对皮肤、眼和呼吸具有致敏性和刺激性，并能引发皮炎、结膜炎、鼻腔发炎及职业性哮喘，宜在内镜清洗消毒机中使用 2.易在内镜及清洗消毒设备上形成硬结物质
过氧乙酸（PAA）	浓度：0.2%～0.35%（体积分数） 时间：消毒≥5 min 灭菌≥10 min	内镜清洗消毒机	对皮肤、眼和呼吸道有刺激性
二氧化氯	浓度：100～500 mg/L 时间：消毒3～5 min	1.内镜清洗消毒机 2.手工操作：消毒液应注满各管道，浸泡消毒	活化率低时产生较大刺激性气味，宜在内镜清洗消毒机中使用
酸性氧化电位水（AEOW）	主要指标： 有效氯浓度： 60 mg/L±10 mg/L； pH：2.0~3.0； 氧化还原电位≥1 100 mV； 残留氯离子浓度<1 000 mg/L； 时间：消毒3～5 min	1.酸性氧化电位水内镜清洗消毒机 2.手工操作：使用专用连接器将酸性氧化电位水出水口与内镜各孔道连接，流动浸泡消毒	1.在存在有机物质的情况下，消毒效果会急剧下降，消毒前清洗应彻底，尤其对污染严重、不易清洗的内镜（如肠镜等），应增加刷洗次数，延长清洗时间，保证清洗质量 2.应采用流动浸泡方式消毒 3.消毒后纯化水或无菌水冲洗30 s

注：1.表中所列的消毒（灭菌）剂，其具体使用条件与注意事项等遵循产品使用说明书。

2.表中未列明的同类或其他消毒（灭菌）剂，其使用方式与注意事项等遵循产品使用说明书。

19.对软式内镜的内镜与附件储存库（柜）有哪些要求？

内镜与附件储存库（柜）内表面应光滑无缝隙，便于清洁与消毒，附件储存库（柜）应通风良好，保持干燥。

20.软式内镜的储存应符合哪些要求？

（1）内镜干燥后应储存于内镜与附件储存库（柜）内，镜体应悬挂，弯角固定钮应置于自由位，并将取下的各类按钮和阀门单独储存。

（2）内镜与附件储存库（柜）应每周清洁消毒一次，遇污染时应随时清洁消毒。

（3）灭菌后的内镜、附件及相关物品应遵循无菌物品储存要求进行储存。

21.何谓内镜清洗消毒器（机）自身消毒程序？内镜清洗消毒器（机）符合《内镜自动清洗消毒机卫生要求》（GB 30689）的基本功能主要包括哪些？内镜清洗消毒器（机）的自身消毒应符合哪些要求？

（1）内镜清洗消毒器（机）自身消毒程序是自动控制器控制下的操作程序，在清洗消毒器内腔空载时使用，对于清洗、消毒和漂洗器械使用的水和水溶液接触的所有的液体输送系统、腔体、水槽和其他部件进行消毒。

（2）内镜清洗消毒器（机）的基本要求应符合《内镜自动清洗消毒机卫生要求》（GB 30689）的规定，主要包括：

1）应具备清洗、消毒、漂洗、自身消毒功能。

2）宜具备测漏、水过滤、干燥、数据打印等功能。

（3）内镜清洗消毒器（机）自身消毒应符合的要求：

1）内镜清洗消毒器（机）有自身消毒程序。

2）自身消毒程序推荐采用湿热消毒，且A_0值不小于600；也可以化学消毒，宜采用不同于设备用消毒剂的另一种消毒剂。

22.使用内镜清洗消毒器（机）清洗消毒内镜时对消毒剂有哪些要求？

（1）内镜（自动）清洗消毒器（机）制造商应规定使用的消毒剂，选择的消毒剂应符合有关卫生标准。消毒剂可以为液态，也可以为气态。

（2）在内镜（自动）清洗消毒器（机）说明书介绍的最短消毒时间、最低浓度和最低温度下应全部符合以下要求：能杀灭lg5大肠杆菌、金黄色葡萄球菌和铜绿假单胞菌，能杀灭lg4的白色念珠菌、分枝杆菌、黑曲霉菌和脊髓灰质炎病毒疫苗株，在一定的时间内能杀灭lg5枯草杆菌黑色变种芽孢。这些数据可由消毒液制造商提供，但内镜（自动）清洗消毒器（机）自产的化学消毒因子也应证实符合要求。

（3）一次性使用的消毒剂应每批次进行浓度检测。重复使用的消毒剂配制后应测定一次浓度，其后的监测频率应遵循产品说明书执行；产品说明书未写明的，消毒内镜数量达到规定数量的一半后，应在每条内镜消毒前进行测定。酸性氧化电位水应在每次使用前，在使用现场酸性氧化电位水出水口处，分别测定pH和有效率浓度。

23.内镜清洗消毒器（机）的消毒处理有哪些要求？

（1）消毒液最好在每次程序使用结束后排放，必须重复使用时应在限定的次数内排放。每次重复使用时应注意消毒液的有效性，确保消毒液具有杀灭微生物性能。

（2）消毒液模拟实验应证实在内镜（自动）清洗消毒器（机）说明书介绍的最短消毒时间、最低浓度和最低温度下全部符合以下要求：去除lg5大肠杆菌、金黄色葡萄球菌和铜绿假单胞菌，去除lg4的白色念珠菌、分枝杆菌、黑曲霉菌和脊髓灰质炎病毒疫苗株，去除lg3枯草杆菌黑色变种芽孢。

24.内镜清洗消毒器（机）的空气过滤器应符合哪些要求？

清洗消毒器处理过程中所用的气体应通过空气过滤器后作用于内镜。所使用的空气过滤器对不小于0.2 μm的微粒滤除率至少为99.9%。

25.软式内镜及重复使用的附件、诊疗用品分类处理应遵循的原则是什么？

（1）进入人体无菌组织、器官，或接触破损皮肤、破损黏膜的软式内镜及附件应进行灭菌。

（2）与完整黏膜相接触，而不进入人体无菌组织、器官，也不接触破损皮肤、破损黏膜的软式内镜及附属物品、器具应进行高水平消毒。

（3）与完整皮肤接触而不与黏膜接触的用品宜低水平消毒或清洁。

26.软式内镜清洗消毒操作时，有哪些注意事项？

（1）内镜使用后应按以下要求测漏：

1）宜每次清洗前测漏。

2）条件不允许时，应至少每天测漏1次。

（2）内镜消毒或灭菌前应进行彻底清洗。

（3）清洗剂和消毒剂的作用时间应遵循产品说明书。确诊或疑似分枝杆菌感染患者使用过的内镜及附件，其消毒时间应遵循产品的使用说明。

（4）消毒后的内镜应采用纯化水或无菌水进行终末漂洗，采用浸泡灭菌的内镜应采用无菌水进行终末漂洗。

（5）内镜应储存于清洁、干燥的环境中。

（6）每日诊疗工作开始前，对当日拟使用的消毒类内镜进行再次消毒、终末漂洗、干燥后，方可用于患者诊疗。

27.软式内镜清洗消毒手工操作的预处理流程包括哪些步骤？

（1）内镜从患者体内取出后，在与光源和视频处理器拆离之前，应立即用含有清洗液的湿巾或湿纱布擦去外表面污物，擦拭用品应一次性使用。

（2）反复送气与送水至少10 s。

（3）将内镜的先端置入装有清洗液的容器中，启动吸引功能，抽吸清洗液直至其流入吸引管。

（4）盖好内镜防水盖。

（5）放入运送容器，送至清洗消毒室。

28.何谓软式内镜的泄露测试？

软式内镜的泄露测试即确认内镜的表层和内镜管道内部是否完整未破裂的检测，测试时保持较低的正压。

29.软式内镜手工操作的测漏流程包括哪些步骤？

（1）取下各类按钮和阀门。

（2）连接好测漏装置，并注入压力。

（3）将内镜全浸没于水中，使用注射器向各个管道注水，以排出管道内气体。

（4）首先向各个方向弯曲内镜先端，观察有无气泡冒出；再观察插入部、操作部、连接部等部分是否有气泡冒出。

（5）如发现渗漏，应及时保修送检。

（6）测漏情况应有记录。

（7）也可采用其他有效的测漏方法。

30.软式内镜实施手工清洗消毒时，手工清洗流程包括哪些步骤？

（1）在清洗槽内配制清洗液，将内镜、按钮和阀门完全浸没于清洗液中。

（2）用擦拭布反复擦洗镜身，应重点擦洗插入部和操作部。擦拭布应一用一更换。

（3）刷洗软式内镜的所有管道，刷洗时应两头见刷头，并洗净刷头上的污物；反复刷洗至没有可见污染物。

（4）连接全管道灌流器，使用动力泵或注射器将各管道内充满清洗液，浸泡时间应遵循产品说明书。

（5）刷洗按钮和阀门，适合超声清洗的按钮和阀门应遵循生产厂家的使用说明进行超声清洗。

（6）每清洗1条内镜后清洗液应更换。

（7）将清洗刷清洗干净，高水平消毒后备用。

31.软式内镜实施手工清洗消毒时，漂洗流程包括哪些步骤？

（1）将清洗后的内镜连同全管道灌流器、按钮、阀门移入漂洗槽内。

（2）使用动力泵或压力水枪充分冲洗内镜各管道至无清洗液残留。

（3）用流动水冲洗内镜的外表面、按钮和阀门。

（4）使用动力泵或压力气枪向各管道充气至少30 s，去除管道内的水分。

（5）用擦拭布擦干内镜外表面、按钮和阀门，擦拭布应一用一更换。

32.软式内镜实施手工清洗消毒（灭菌）时，消毒流程包括哪些步骤？

（1）将内镜连同全管道灌流器，以及按钮、阀门移入消毒槽，并全部浸没于消毒液中。

（2）使用动力泵或注射器，将各管道内充满消毒液，消毒方式和时间应遵循产品说明书。

（3）更换手套，向各管道至少充气30 s，去除管道内的消毒液。

（4）使用灭菌设备对软式内镜灭菌时，应遵循设备使用说明书。

33.软式内镜实施手工清洗消毒（灭菌）时，终末漂洗流程包括哪些步骤?

（1）将内镜连同全管道灌流器，以及按钮、阀门移入终末漂洗槽。

（2）使用动力泵或压力水枪，用纯化水或无菌水冲洗内镜各管道至少2 min，直至无消毒剂残留。

（3）用纯化水或无菌水冲洗内镜的外表面、按钮和阀门。

（4）采用浸泡灭菌的内镜应在专用终末漂洗槽内使用无菌水进行终末漂洗。

（5）取下全管道灌流器。

34.软式内镜实施手工清洗消毒（灭菌）时，干燥流程包括哪些步骤?

（1）将内镜、按钮和阀门置于铺设无菌巾的专用干燥台。无菌巾应每4 h更换1次。

（2）用75%～95%乙醇或异丙醇灌注所有管道。

（3）使用压力气枪，用洁净压缩空气向所有管道充气至少30 s，至其完全干燥。

（4）用无菌擦拭布、压力气枪干燥内镜外表面、按钮和阀门。

（5）安装按钮和阀门。

35.使用内镜清洗消毒器（机）进行消毒时，首先应遵循的操作步骤有哪些?

使用内镜清洗消毒器（机）前，应遵循软式内镜手工操作的预处理流程、测漏流程、清洗流程、漂洗流程的规定对内镜进行预处理、测漏和漂洗。

36.软式内镜复用附件的清洗有哪些要求?

（1）附件使用后应及时浸泡在清洗液里或使用保湿剂保湿，如为管腔类附件应向管腔内注入清洗液。

（2）附件的内外表面及关节处应仔细刷洗，直至无可见污染物。

（3）采用超声清洗的附件，应遵循附件的产品说明书使用医用清洗剂进行超声清洗。清洗后用流动水漂洗干净，干燥。

（4）附件的润滑应遵循生产厂家的使用说明。

37.软式内镜复用附件如何选择消毒或灭菌方法?

（1）耐湿、耐热附件的消毒：可选用热力消毒，也可采用消毒剂进行消毒；消毒剂的使用方法应遵循产品说明书；使用消毒剂消毒后，应采用纯化水或无菌水漂洗干净，干燥备用。

（2）耐湿、耐热附件的灭菌首选压力蒸汽灭菌；不耐热的附件应采用低温灭菌设备或化学灭菌剂浸泡灭菌，采用化学灭菌剂浸泡灭菌后应使用无菌水漂洗干净，干燥备用。

38.内镜清洗消毒器（机）需建立哪两项检测系统？各应符合哪些相关要求？

（1）需建立两项检测系统：内镜管道通畅测试、泄露测试。

（2）检测系统分别应符合的要求：

1）内镜管道通畅测试：内镜与清洗消毒器内液体接触前和处理过程结束时应分别进行管道通畅测试；当检测到管道堵塞时，应提供可视和声讯报警信号，并自动终止程序运行。

2）泄露测试：测试程序应在内镜与内镜清洗消毒器内液体接触前完成，并应能持续检测；当检测到内镜泄露超过设定的允许泄露量时，应提供可视和声讯报警信号，并自动终止程序运行。

39.内镜清洗消毒器（机）有哪些监测要求？

（1）内镜清洗消毒机新安装或维修后，应对清洗消毒后的内镜进行生物学监测，监测合格后方可使用。

（2）内镜清洗消毒机的其他监测，应遵循国家的有关规定。

40.对内镜清洗消毒室的设施、设备及环境的清洁消毒有哪些要求？

（1）每日清洗消毒工作结束，应对清洗槽、漂洗槽等彻底刷洗，并采用含氯消毒剂、过氧乙酸或其他符合国家相关规定的消毒剂进行消毒。

（2）每次更换消毒剂时，应彻底刷洗消毒槽。

（3）每日诊疗及清洗消毒工作结束后，应对内镜诊疗中心（室）的环境进行清洁和消毒处理。

41.内镜清洗消毒室对内镜质量控制过程中的记录与可追溯应符合哪些要求？

（1）应记录每条内镜及清洗消毒情况，包括诊疗日期、患者标识、使用内镜的编号（均应具唯一性）、清洗消毒起止时间、操作人员姓名等。

（2）应记录使用中消毒剂浓度及染菌量的监测结果。

（3）应记录内镜的生物学监测结果。

（4）宜留存内镜清洗消毒机（器）运行参数打印资料。

（5）应记录手卫生和环境消毒质量结果。

（6）记录应具有可追溯性，消毒剂浓度监测记录的保存期应≥6个月，其他监测资料的保存期应≥3年。

42.使用中的消毒剂或灭菌剂应进行哪些监测?

（1）浓度监测：

1）应遵循产品使用说明书进行浓度监测。

2）产品说明书未写明浓度监测频率的，一次性使用的消毒剂或灭菌剂应每批次进行浓度监测；重复使用的消毒剂或灭菌剂配制后应测定一次浓度，每次使用前进行监测；消毒内镜数量达到规定数量的一半后，应在每条内镜消毒前进行测定。

3）酸性氧化电位水在每次使用前，应在使用现场酸性氧化电位水出水口处，分别测定pH和有效氯浓度。

（2）染菌量监测：

内镜染菌量应每季度监测1次，监测方法应遵循《医疗机构消毒技术规范》（WS/T 367）的规定。

43.内镜清洗消毒室如何对软式内镜的清洗质量进行监测? 内镜消毒质量监测应符合哪些要求? 消毒后内镜消毒效果监测的采样方法有哪些要求?

（1）软式内镜的清洗质量监测包括：

1）应采用目测方法对每件内镜及其附件进行检查。内镜及其附件的表面应清洁、无污渍。清洗质量不合格的，应重新处理。

2）可采用蛋白残留测定、ATP生物荧光测定等方法，定期监测内镜的清洗效果。

（2）内镜消毒质量监测应符合以下要求：

1）消毒内镜应每季度进行生物学监测。监测采用轮换抽检的方式，每次按25%的比例抽检。内镜数量少于或等于5条的，应每次全部监测；多于5条的，每次监测数量应不低于5条。

2）监测方法应遵循《医院消毒卫生标准》（GB 15982）的规定，消毒合格标准：菌落总数≤20 cfu/件。

3）当怀疑医院感染与内镜诊疗操作相关时，应进行致病性微生物检测，方法应遵循《医院消毒卫生标准》（GB 15982）的规定。

（3）消毒后内镜消毒效果监测的采样方法：

取清洗消毒后内镜，采用无菌注射器抽取50 mL含相应中和剂的洗脱液，从活检口注入冲洗内镜管路，并全量收集（可使用蠕动泵）送检。

44.对内镜诊疗中心（室）工作人员手卫生和环境消毒质量监测有哪些要求？

（1）每季度应对医务人员手消毒效果进行监测，监测方法应遵循《医务人员手卫生规范》（WS/T 313）的规定。

（2）每季度应对诊疗室、清洗消毒室的环境消毒效果进行监测，监测方法应遵循《医疗机构消毒技术规范》（WS/T 367）的规定。

45.内镜消毒剂和内镜消毒机的消毒效果鉴定检测要求分别包含哪些试验项目？

（1）内镜消毒剂的消毒效果鉴定：应做实验室试验和模拟现场试验。

（2）内镜消毒机的消毒效果鉴定：

1）自产消毒剂的，应做实验室试验、模拟现场试验。

2）外带消毒剂的，消毒剂应符合我国消毒产品管理的相关规定，应进行实验室试验，试验结果应符合实验室试验杀灭微生物指标的要求，同时消毒剂应做模拟现场试验。

46.内镜消毒效果评价方法中各项评价指标分别包含哪些内容？

（1）杀灭微生物指标：

1）实验室试验杀灭微生物指标见表3-4-3：

表3-4-3 实验室试验杀灭微生物指标

指示菌株	杀灭对数值
大肠杆菌（8099）	≥5.00
金黄色葡萄球菌（ATCC 6538）	≥5.00
铜绿假单胞菌（ATCC 15442）	≥5.00
白色念珠菌（ATCC 10231）	≥4.00
龟分枝杆菌脓肿亚种（ATCC 19977）	≥4.00
脊髓灰质炎病毒Ⅰ型（PV-Ⅰ）疫苗株	≥4.00
枯草杆菌黑色变种芽孢（ATCC 9372）	≥5.00

注：1.不标注杀灭芽孢，可不做枯草杆菌黑色变种芽孢杀灭试验。

2.已做枯草杆菌黑色变种芽孢杀灭试验，可不做其他微生物杀灭试验，除非有特别要求。

3.试验均为悬液定量杀菌试验。

2）模拟现场试验杀灭微生物指标见表3-4-4：

表3-4-4　模拟现场试验杀灭微生物指标

指示菌株	杀灭对数值
铜绿假单胞菌（ATCC 15442）	≥5.00
龟分枝杆菌脓肿亚种（ATCC 19977）	≥4.00
枯草杆菌黑色变种芽孢（ATCC 9372）	≥3.00

注：1.标注杀灭芽孢，应做铜绿假单胞菌和枯草杆菌黑色变种芽孢杀灭试验。
　　2.不标注杀灭芽孢，应做铜绿假单胞菌和龟分枝杆菌杀灭试验。

（2）酸性氧化电位水和臭氧消毒的消毒效果评价：

酸性氧化电位水和臭氧用于内镜消毒时，其消毒效果评价应分别按照《酸性氧化电位水生成器安全与卫生标准》（GB 28234）、《臭氧发生器安全与卫生标准》（GB 28232）的规定。

47.内镜消毒效果评价方法中消毒剂和消毒机的合格判定标准是什么？

（1）消毒剂合格判定标准：

在消毒剂、消毒机说明书中的最短作用时间、最低作用浓度、最低温度下，实验室试验、模拟现场试验结果均应符合实验室试验杀灭微生物指标、模拟现场试验杀灭微生物指标的要求；连续使用模拟试验按说明书中的使用方法连续使用最长时间及最多次数后，实验室试验结果应符合实验室试验杀灭微生物指标的要求。

（2）消毒机合格判定标准：

1）自产消毒剂的消毒机：在消毒剂、消毒机说明书中的最短作用时间、最低作用浓度、最低温度下，实验室试验、模拟现场试验结果均应符合实验室试验杀灭微生物指标、模拟现场试验杀灭微生物指标的要求。

2）外带消毒剂的消毒机：在消毒剂、消毒机说明书中的最短作用时间、最低作用浓度、最低温度下，消毒剂应符合我国相关规定，应符合实验室试验杀灭微生物指标的要求；消毒机应做模拟现场试验，应符合模拟现场试验杀灭微生物指标的要求。连续使用模拟试验按说明书中的使用方法连续使用最长时间及最多次数后，实验室试验结果应符合实验室试验杀灭微生物指标的要求。

参考文件

［1］《国家卫生健康委办公厅关于印发内镜诊疗技术临床应用管理规定及呼吸内镜诊疗技术等13个内镜诊疗技术临床应用管理规范的通知》（国卫办医函〔2019〕870号）.

［2］《国家卫生健康委办公厅关于进一步加强医疗机构感染预防与控制工作的通知》（国卫办医函〔2019〕480号）.

［3］《软式内镜清洗消毒技术规范》（WS 507）.

［4］《医院感染预防与控制评价规范》（WS/T 592）.

［5］《内镜自动清洗消毒机卫生要求》（GB 30689）.

［6］《内镜清洗消毒器》（GB/T 35267）.

［7］《医院消毒卫生标准》（GB 15982）.

［8］《内镜消毒效果评价方法》（GB/T 38497）.

［9］《河南省医疗机构重点部门医院感染管理质量控制要点（试行）》（豫卫医〔2014〕8号）.

第五节　血液透析中心（室）感染防控

1.何谓干预水平？

干预水平是指当达到污染物浓度时应采取干预措施阻断其升高至不可接受的水平时的污染物浓度水平。

2.何谓透析用水？

透析用水是指满足《血液透析及相关治疗用水》（YY 0572）的要求且适用于血液透析用途的水，包括透析液的制备用水、透析器的再处理用水、透析浓缩液的制备用水和在线置换液制备用水。

3.对血液透析中心（室）分区布局有哪些要求？

（1）血液透析功能区。建筑布局和流程应当满足工作需要，符合医疗机构感染防控要求，区分清洁区、半清洁区和污染区。具备相应的工作区，包括普通血液透析治疗区、隔离血液透析治疗区、水处理间、治疗准备室、候诊区、接诊区、库房、污物处理区（需具备独立的污物通道）和医务人员办公区等基本功能区域。

（2）设置独立的中心静脉置管室。

（3）设有隔离血液透析治疗间或者独立的隔离血液透析治疗区，配备专门的治疗用品和相对固定的工作人员。

4.对血液透析中心（室）房屋和设施有哪些要求？

（1）医疗用房使用面积不少于总面积的75%，房屋应具备双路供电、供水或应急发电设施。

（2）每个血液透析单元由一台血液透析机和一张透析床（椅）组成，使用面积不少于5 m^2；血液透析床（椅）间距不少于1.2 m，通道净距不宜小于1.3 m。

（3）透析治疗区内设置护士工作站，便于护士对患者实施观察及护理技术操作。

（4）水处理间的使用面积不少于水处理机占地面积的1.5倍。

（5）治疗准备室等其他区域面积和设施能够满足正常工作的需要。

（6）设置医疗废物暂存处，配备污物和污水处理设施和设备，满足污物和污水的消毒和无害化的要求。

5.血液透析室的工作区域应当达到哪些要求？

（1）透析治疗区、治疗准备室等区域应当达到《医院消毒卫生标准》中规定Ⅲ类环境的要求。

（2）患者使用的床单、被套、枕套等物品应当一人一用一更换。

（3）患者进行血液透析治疗时应当严格限制非工作人员进入透析治疗区。

6.对血液透析中心（室）人员配备有哪些要求？

（1）至少有2名执业医师。其中1名主执业地点注册在本机构并从事血液透析3年以上，1名可固定或多点执业于本机构，具有肾脏病学中级以上专业技术职务任职资格并从事血液透析3年以上。每增加20台血液透析机至少增加1名固定注册在本机构的执业医师，应当具有3年以上血液净化工作经验。

（2）每2台血液透析机至少配备1名护士。至少有1名注册护士具有中级及以上专业技术职务任职资格并从事透析护理工作3年以上。

（3）每20台至少有1名固定在本中心的专职技师，具备机械、电子学知识和相应医学知识，熟悉血液透析机和水处理设备的性能。

（4）医师具有6个月以上、护士具有3个月以上在省直（管）三级医院血液透析室工作经历或者培训经历。使用与申请科目相适应的技术人员从事诊疗活动。

（5）医护人员均应须熟练掌握心肺复苏等急救操作技术。配备医疗质量安全管理人员；设置药学剂、检验、辅助检查部门和消毒供应部门的，应当配备有资质的卫生专业技术人员。

7.对血液透析中心（室）医务人员着装及职业安全防护有哪些要求？

（1）应按要求规范着装，戴工作圆帽、医用外科口罩等，必要时戴护目镜或防护面罩，穿防渗透工作服等。

（2）负责清洗、消毒可复用血液透析器的工作人员应穿戴必要的防护用品，且着装规范（工作圆帽、口罩、工作服、防渗透围裙、乳胶手套、护目镜或防护面罩）。

（3）医护人员为患者（患儿）进行有创性诊疗操作时，应戴一次性医用外科手套，且一人一用一更换，发现有破损时及时更换。

（4）实施职业安全防护各项措施，所需的防护用品、职业暴露处理物品配备齐全，使用、操作规范。

8.血液透析中心（室）应建立哪些感染防控制度？

（1）医疗机构感染防控制度。

（2）消毒隔离制度。

（3）培训制度。

（4）医务人员手卫生制度。

（5）医疗机构感染监测制度。

（6）医疗机构感染病例监测及报告制度与流程。

（7）医疗机构感染暴发报告及处理制度与流程。

（8）多重耐药菌管理制度。

（9）透析用水、透析液监测制度。

（10）环境卫生学监测制度。

（11）一次性使用无菌医疗用品管理制度。

（12）消毒药械管理制度。

（13）医务人员职业安全防护管理制度。

（14）医务人员职业暴露处置流程。

（15）医疗废物管理制度。

（16）导管相关血流感染、多重耐药菌感染等感染防控措施。

9.血液透析中心（室）水处理间基本要求包括哪些？

（1）水处理间使用面积为水处理机占地面积的1.5倍，地面应进行防水处理，并设置地漏。

（2）应维持适宜的室温，保证室内通风良好。

（3）水处理设备应避免日光直射。

（4）水处理设备应符合国家标准要求。有设备档案与记录，至少包括水处理设备的出厂信息（技术信息和操作信息）、消毒和冲洗记录、出现的问题和定期维修记录。

（5）反渗水供应线路上不应设开放式储水装置，有防止二次污染的措施。

10.血液透析用水的微生物要求是什么？

（1）透析用水中的细菌总数应不超过100 cfu/mL，干预水平应建立在系统微生物动力学知识之上。干预水平是最大允许水平的50%。

（2）透析用水中的内毒素含量应不超过0.25 EU/mL。必须建立干预水平，通常，是最大允许水平的50%。

11.对血液透析中心（室）透析用水、透析液制备和输入过程的管理和质量监测有哪些要求？

（1）制定并严格执行透析液、透析用水的质量检测制度。

（2）应使用医院统一招标、采购的血液透析机、医用水处理机，且证件齐全。

（3）成品浓缩液、透析粉应有原国家食品药品监督管理总局（现为国家市场监督管理总局）颁布的"准"字号注册证，存放符合要求。

（4）定期进行透析液、透析用水的质量监测。监测结果应达标。

（5）监测结果超标时应追溯原因，制定整改措施并落实，复检合格后方可使用。记录翔实。

（6）透析液、透析用水监测：1次/月；当怀疑被污染或有严重感染病例时，应增加采样点，及时检测（细菌总数：透析用水、透析液≤100 cfu/mL）。

（7）内毒素监测：1次/季度，含量≤0.25 EU/mL。

（8）透析用水化学污染物监测：1次/年（机器运行前除外）。

12.对血液透析中心（室）一次性使用无菌医疗用品和消毒药械管理有哪些要求？

（1）应使用医疗机构统一采购、有效期内、标识齐全、包装合格的一次性使用无菌医疗用品和消毒药械。严禁使用工业用化学消毒剂。

（2）一次性使用血液透析器、透析管路、穿刺针等严禁重复使用。医疗废物交接登记本记录翔实。

13.血液透析中心（室）如何执行医疗机构感染防控制度和消毒管理制度？

（1）严格执行本科室感染防控制度和消毒隔离制度、无菌技术操作规程和标准预防措施。

（2）患者（患儿）接受透析治疗前须检测抗-HIV、抗-HCV、HBsAg；维持透析患者（患儿）每半年复检一次。

（3）乙型肝炎、丙型肝炎患者（患儿）应在隔离透析治疗区或转至传染病医院（专科医院）进行透析；艾滋病患者（患儿）可转至有条件的传染病医院（专科医院）进行透析治疗。

（4）乙型肝炎病毒、丙型肝炎病毒、梅毒螺旋体、艾滋病病毒感染以及其他特定传染病患者，应当分别在隔离血液透析治疗间或者隔离血液透析治疗区进行专机血液透析，隔离治疗间/治疗区、血液透析机及相关治疗物品不能混用。

（5）抗–HIV、抗–HCV、HBsAg阳性者须使用一次性血液透析器等。

（6）每次透析结束后，对透析单元内透析机等设备设施表面、物品表面进行擦拭消毒，对透析机进行有效的水路消毒，对透析单元地面进行清洁，地面有血液、体液及分泌物污染时，应先去除污染再消毒。

（7）定期清洗和消毒反渗水管路及水处理系统；清洗、消毒操作规范。记录翔实。

（8）应当根据有关规定和设备要求，定期对水处理系统进行冲洗消毒，并定期进行水质检测。每次冲洗消毒后应当测定管路中消毒液残留量，确保医疗安全。

14.血液透析中心（室）如何做好感染病例监测及上报工作？

（1）建立严格的患者就诊流程与接诊制度，对所有拟在本中心（室）初次透析的患者进行乙型肝炎病毒、丙型肝炎病毒、梅毒螺旋体、艾滋病病毒感染的相关检查，并每半年复查一次。

（2）落实环境卫生学监测和感染病例监测制度。发现问题时，应当及时分析原因并进行改进；存在严重隐患时，应当立即停止透析工作并进行整改。

（3）严格按照《中华人民共和国传染病防治法》《传染病信息报告管理规范》等要求，向疾病预防控制机构报告传染病确诊或疑似病例，并做好传染病控制工作。

（4）发生医疗机构感染暴发，应当按照《医院感染管理办法》及有关规定进行报告。

15.血液透析中心（室）可复用血液透析器管理要求有哪些？

（1）乙型肝炎、丙型肝炎和原卫生部规定的其他传染病患者（患儿）使用过的血液透析器不得复用。

（2）对血液透析器复用有明确的管理制度和流程，复用血液透析器清洗、消毒操作规范。可复用血液透析器须标注患者（患儿）姓名、复用次数、消毒日期及操作者；标签正确、字迹清晰。记录翔实。

（3）从事血液透析器复用的人员应是护理人员、技术员或经过培训的专门人员。

（4）采用自动复用流程，低通量血液透析器推荐复用次数不超过10次，高通量血液透析器推荐复用次数不超过20次。

（5）废弃血液透析器有登记。内容翔实。

16.血液净化（透析）中心（室）医疗机构感染防控的评价内容有哪些？

（1）布局和流程应满足工作需要，符合医疗机构感染防控要求。

（2）有满足工作需要的设备及物品，如水处理、复用设备、职业防护物品等。

（3）有患者管理制度，对初次透析的患者进行乙型肝炎病毒、丙型肝炎病毒、梅毒螺旋体、艾滋病病毒感染的相关检查，每半年复查一次。

（4）乙型肝炎病毒、丙型肝炎病毒、梅毒螺旋体及艾滋病病毒感染的患者应在隔离透析治疗区（或间）进行专机血液透析。

（5）定期对反渗机和供水管路进行消毒和冲洗，冲洗后检测消毒剂残留量，有记录。

（6）有透析液和透析用水质量监测制度与执行的流程。

（7）有完整的水质量监测记录，包括透析用水、透析液内毒素和细菌污染物的监测。

（8）透析器复用的，有相应的管理制度和流程，符合国家相关规定。

（9）从事血液透析器复用的人员应是护理人员、技术员或经过培训的专门人员。

17.《丙型肝炎病毒检测结果转阴患者血液透析管理方案》何时发布？适用范围？

（1）国家卫生健康委员会2018年11月13日发布《关于印发丙型肝炎病毒（HCV-RNA）检测结果转阴患者血液透析管理方案的通知》（国卫办医函〔2018〕1000号）。

（2）适用范围：急性、慢性丙型肝炎患者在接受血液透析治疗期间达到治愈标准（HCV-RNA低于检测下限值）后的血液透析管理。

18.急性、慢性丙型肝炎患者的治愈标准是什么？

（1）急性、慢性丙型肝炎患者，其治愈可以采用HCV-RNA检测结果判定。

（2）在抗病毒治疗结束后12周和24周，用高灵敏试剂检测HCV-RNA低于下限值（<15 IU/mL），为持续病毒学应答（SVR），即达到治愈标准。

19.患者HCV-RNA检测结果转阴初期进行血液透析时管理要求有哪些？

（1）自患者HCV-RNA检测结果首次报告转阴之日起6个月内，患者继续在隔离透析区透析，但相对固定透析机位，并在该患者每个透析日将其安排在该机位第一个进行透析。

（2）透析前严格按照透析机使用说明对透析机进行消毒，对透析床单元严格按照医院感染管理要求进行清洁、消毒，更换相应的物品，并做好记录。期间应当监测其HCV-RNA，直至达到治愈标准。

20.监测HCV-RNA持续阴性达6个月以上患者进行血液透析时管理要求有哪些？

（1）可将患者安置于非隔离区进行透析。相对固定透析机位，合理安排机位顺序。

（2）透析结束后应严格按照要求进行透析机和透析床单元的清洁与消毒。

（3）为监测再次感染丙肝病毒，由隔离区转入非隔离区的患者应每6个月检测一次HCV-RNA。

参考文件

［1］《卫生部关于印发〈医疗机构血液透析室管理规范〉的通知》（卫医政发〔2010〕35号）.

［2］《综合医院建筑设计规范》（GB 51039）.

［3］《血液透析及其相关治疗用水》（YY 0572）.

［4］《河南省卫生和计划生育委员会关于印发〈河南省医疗机构重点部门医院感染管理质量控制要点（试行）〉的通知》（豫卫医〔2014〕8号）.

［5］《河南省卫生计生委关于印发〈血液透析中心执业评审细则（试行）〉的通知》（豫卫医〔2017〕64号）.

［6］《医院感染预防与控制评价规范》（WS/T 592）.

［7］《关于印发丙型肝炎病毒（HCV-RNA）检测结果转阴患者血液透析管理方案的通知》（国卫办医函〔2018〕1000号）.

第六节 消毒供应中心感染防控

1.目前医院消毒供应中心卫生行业标准发布及实施的日期？其由几部分组成？

（1）医院消毒供应中心卫生行业标准由中华人民共和国原国家卫生和计划生育委员会（现为国家卫生健康委员会）于2016年12月27日发布，2017年06月01日正式实施。

（2）医院消毒供应中心卫生行业标准共三部分，分别是《医院消毒供应中心第1部分：管理规范》（WS 310.1）、《医院消毒供应中心 第2部分：清洗消毒及灭菌技术操作规范》（WS 310.2）和《医院消毒供应中心 第3部分：清洗消毒及灭菌效果监测标准》（WS 310.3）。

2.何谓消毒供应中心？

消毒供应中心（CSSD）是医院内承担各科室所有重复使用诊疗器械、器具和物品清洗、消毒、灭菌以及无菌物品供应的部门。

3.何谓CSSD集中管理？

CSSD面积满足需求，重复使用的诊疗器械、器具和物品回收至CSSD集中进行清洗、消毒或灭菌的管理方式；如院区分散、CSSD分别设置，或现有CSSD面积受限，已在手术室设置清洗消毒区域的医院，其清洗、消毒或灭菌工作集中由CSSD统一管理，依据医院消毒供应中心卫生行业标准进行规范处置的也属集中管理。

4.何谓植入物？

植入物是放置于外科操作形成的或者生理存在的体腔中，留存时间为30天或者以上的可植入性医疗器械。特指非无菌、需要医院进行清洗消毒与灭菌的植入性医疗器械。

5.何谓外来医疗器械？

外来医疗器械是由器械供应商租借给医院可重复使用，主要用于与植入物相关手术的器械。

6.何谓湿热消毒?

湿热消毒是利用湿热使菌体蛋白质变性或凝固，酶失去活性，代谢发生障碍，致使细胞死亡的消毒方式，包括煮沸消毒法、巴斯德消毒法和低温蒸汽消毒法。

7.何谓A₀值?

A_0值是评价湿热消毒效果的指标，指当以Z值表示的微生物杀灭效果为10 K时，温度相当于80 ℃的时间（秒）。

8.何谓斯伯尔丁分类法?

1968年E.H.Spaulding根据医疗器械污染后使用所致感染的危险性大小及在患者使用之间的消毒或灭菌要求，将医疗器械分为三类，即高度危险性物品、中度危险性物品和低度危险性物品。

9.何谓大修?

大修是超出该设备常规维护保养范围，显著影响该设备性能的维修操作。

压力蒸汽灭菌器的大修如更换真空泵、与腔体相连的阀门、大型供汽管道、控制系统等。

清洗消毒器的大修如更换水泵、清洗剂供给系统、加热系统、控制系统等。

10.何谓可追溯?

可追溯即对影响灭菌过程和结果的关键要素进行记录，保存备查，实现可追踪。

11.医院对CSSD管理要求包括哪些?

（1）应采取集中管理的方式，对所有需要消毒或灭菌后重复使用的诊疗器械、器具和物品由CSSD负责回收、清洗、消毒、灭菌和供应。

（2）内镜、口腔器械的清洗消毒，可以依据国家相关标准进行处理，也可集中由CSSD统一清洗、消毒和（或）灭菌。

（3）CSSD应在院领导或相关职能部门的直接领导下开展工作。

（4）应将CSSD纳入医院的建设规划，使之与医院的规模、任务和发展规划相适应；应将消毒供应工作管理纳入医疗质量管理，保障医疗安全。

（5）宜将CSSD纳入医院信息化建设规划，采用数字化信息系统对CSSD进行管理。

（6）医院对植入物与外来器械的处置及管理应符合《医院消毒供应中心　第1部分：管理规范》（WS 310.1）的相关要求。

（7）鼓励符合要求并有条件医院的CSSD为附近医疗机构提供消毒供应服务。

（8）采用其他医院或消毒服务机构提供消毒灭菌服务的医院，消毒供应管理应符合《医院消毒供应中心　第1部分：管理规范》（WS 310.1）的相关要求。

12.医院主管部门应对CSSD履行哪些职责？

（1）应在主管院长领导下，在各自职权范围内，履行对CSSD的相应管理职责。

（2）会同相关部门，制定落实CSSD集中管理的方案与计划，研究、解决实施中的问题。

（3）会同人事管理部门，根据CSSD的工作量合理调配工作人员。

（4）负责CSSD清洗、消毒、包装、灭菌等工作的质量管理，制定质量指标，并进行检查与评价。

（5）建立并落实对CSSD人员的岗位培训制度；将消毒供应专业知识、医疗机构感染防控相关知识及相关的法律、法规纳入CSSD人员的继续教育计划，并为其学习、交流创造条件。

13.护理管理、医疗机构感染防控、设备及后勤管理等部门应对CSSD履行哪些职责？

（1）对CSSD清洗、消毒、灭菌工作和质量监测进行指导和监督，定期进行检查与评价。

（2）发生可疑医疗器械所致的医源性感染时，组织、协调CSSD和相关部门进行调查分析，提出改进措施。

（3）对CSSD新建、改建与扩建的设计方案进行卫生学审议；对清洗消毒与灭菌设备的配置与性能要求提出意见。

（4）负责设备购置的审核（合格证、技术参数）；建立对厂家设备安装、检修的质量审核、验收制度；专人负责CSSD设备的维护和定期检修，并建立设备档案。

（5）保证CSSD的水、电、压缩空气及蒸汽的供给和质量，定期进行设施、管道的维护和检修。

（6）定期对CSSD所使用的各类数字仪表如压力表、温度表等进行校验，并记录备查。

14.医院对植入物与外来医疗器械的处置与管理应符合哪些要求？

（1）应以制度明确相关职能部门、临床科室、手术室、CSSD在植入物与外来医疗器械的管理、交接和清洗、消毒、灭菌及提前放行过程中的责任。

（2）使用前应由本院CSSD或依据《医院消毒供应中心 第1部分：管理规范》（WS 310.1）的4.1.8规定与本院签约的消毒服务结构，遵照《医院消毒供应中心 第2部分：清洗消毒及灭菌技术操作规范》（WS 310.2）和《医院消毒供应中心 第3部分：清洗消毒及灭菌效果监测标准》（WS 310.3）规定进行清洗、消毒、灭菌与监测；使用后经CSSD清洗消毒方可交还。

（3）应与器械供应商签订协议，要求其做到：

1）提供植入物与外来医疗器械的说明书（内容应包括清洗、消毒、包装、灭菌方法与参数）。

2）应保证足够的处置时间，择期手术最晚应于术前日15时前将器械送达CSSD，急诊手术应及时送达。

（4）应加强对CSSD人员关于植入物与外来医疗器械处置的培训。

15.CSSD管理内容包括哪些？

（1）应建立健全岗位职责、操作规程、消毒隔离、质量管理、监测、设备管理、器械管理及职业安全防护等管理制度和突发事件的应急预案。

（2）应建立植入物与外来医疗器械专岗负责制，人员应相对固定。

（3）应建立质量管理追溯制度，完善质量控制过程的相关记录。

（4）应定期对工作质量进行分析，落实持续改进。

（5）应建立与相关科室的联系制度，并主要做好以下工作：

1）主动了解各科室专业特点、常见的医疗机构感染及原因，掌握专用器械、用品的结构、材质特点和处理要点。

2）对科室关于灭菌物品的意见有调查、反馈、落实，并有记录。

16.重复使用诊疗器械、器具和物品再处理基本原则包括哪些?

（1）CSSD的清洗消毒及监测工作应符合《医院消毒供应中心　第2部分：清洗消毒及灭菌技术操作规范》（WS 310.2）和《医院消毒供应中心　第3部分：清洗消毒及灭菌效果监测标准》（WS 310.3）的规定。

（2）诊疗器械、器具和物品使用后应及时清洗、消毒、灭菌，再处理应符合以下要求：

1）进入人体无菌组织、器官、腔隙，或接触人体破损的皮肤和黏膜的诊疗器械、器具和物品应进行灭菌。

2）接触完整皮肤、黏膜的诊疗器械、器具和物品应进行消毒。

3）被朊病毒、气性坏疽及突发原因不明的传染病病原体污染的诊疗器械、器具和物品，应执行《医疗机构消毒技术规范》（WS/T 367）的规定。

17.医院对CSSD人员有哪些要求?

（1）医院应根据CSSD的工作量及各岗位需求，科学、合理配置具有执业资格的护士、消毒员和其他工作人员。

（2）CSSD的工作人员应当接受与其岗位职责相应的岗位培训，正确掌握以下知识与技能：

1）各类诊疗器械、器具和物品的清洗、消毒、灭菌的知识与技能。

2）相关清洗消毒、灭菌设备的操作规程。

3）职业安全防护原则和方法。

4）医疗机构感染防控的相关知识。

5）相关的法律、法规、标准、规范。

（3）应建立CSSD工作人员的继续教育制度，根据专业进展，开展培训，更新知识。

18.CSSD建筑要求基本原则包括哪些?

医院CSSD的新建、扩建和改建，应遵循医疗机构感染防控的原则，遵守国家法律法规对医院建筑和职业防护的相关要求，进行充分论证。

19.CSSD建筑布局基本要求包括哪些?

（1）CSSD宜接近手术室、产房和临床科室，或与手术室之间有物品直接传递的专用通道，不宜建在地下室或半地下室。

（2）周围环境应清洁、无污染源，区域相对独立；内部通风、采光良好。

（3）建筑面积应符合医院建设方面的有关规定并与医院的规模、性质、任务相适应，兼顾未来发展规划的需要。

（4）建筑布局应分为辅助区域和工作区域。辅助区域包括工作人员更衣室、值班室、办公室、休息室、卫生间等。工作区域包括去污区、检查包装及灭菌区（含独立的敷料制备或包装间）和无菌物品存放区。

（5）工作区域划分应遵循以下基本原则：

1）物品由污到洁，不交叉、不逆流。

2）空气流向由洁到污；采用机械通风的，去污区保持相对负压，检查包装及灭菌区保持相对正压。

（6）工作区域温度、相对湿度、机械通风的换气次数、工作区域照明宜符合《医疗消毒供应中心　第1部分：管理规范》（WS 310.1）的要求。

（7）工作区域中化学物质浓度应符合《工作场所有害因素职业接触限值　第1部分：化学有害因素》（GBZ 2.1）的要求。

（8）工作区域设计与材料要求，应符合《医疗消毒供应中心　第1部分：管理规范》（WS 310.1）的要求。

20.CSSD设备设施配置要求包括哪些？

（1）清洗消毒设备及设施：医院应根据CSSD的规模、任务及工作量，合理配置清洗消毒设备及配套设施。设备设施应符合国家相关规定。

1）应配有污物回收器具、分类台、手工清洗池、压力水枪、压力气枪、超声清洗装置、干燥设备及相应清洗用品等。

2）应配备机械清洗消毒设备。

（2）检查、包装设备：应配有器械检查台、包装台、器械柜、敷料柜、包装材料切割机、医用热封机、清洁物品装载设备及带光源放大镜、压力气枪、绝缘检测仪等。

（3）灭菌设备及设施：应配有压力蒸汽灭菌器，无菌物品装载、卸载设备等。根据需要配备灭菌蒸汽发生器、干热灭菌和低温灭菌及相应的监测设备。各类灭菌设备应符合国家相关标准，并设有配套的辅助设备。

（4）应配有水处理设备。

（5）储存、发放设备：应配备无菌物品存放设施及运送器具等。

（6）宜在环氧乙烷、过氧化氢低温等离子、低温甲醛蒸汽灭菌等工作区域配置相应环境有害气体浓度超标报警器。

（7）防护用品：根据工作岗位的不同需要，应配备相应的个人防护用品，包括圆帽、口罩、隔离衣或防水围裙、手套、专用鞋、护目镜、面罩等。去污区应配置洗眼装置。

21.CSSD耗材要求包括哪些？

（1）医用清洗剂：应符合国家相关标准和规定。根据器械的材质、污染物种类，选择适宜的清洗剂，使用遵循厂家产品说明书。

（2）碱性清洗剂：pH>7.5，对各种有机物有较好的去除作用，对金属腐蚀性小，不会加快返锈的现象。

（3）中性清洗剂：pH为6.5～7.5，对金属无腐蚀。

（4）酸性清洗剂：pH<6.5，对无机固体粒子有较好的溶解去除作用，对金属物品的腐蚀性小。

（5）酶清洗剂：含酶的清洗剂，有较强的去污能力，能快速分解蛋白质等多种有机污染物。

（6）消毒剂：应符合国家相关标准和规定，并对器械腐蚀性较低。

（7）医用润滑剂：应为水溶性，与人体组织有较好的相容性。不应影响灭菌介质的穿透性和器械的机械性能。

（8）包装材料：应符合最终灭菌医疗器械包装相关文件的要求。皱纹纸、无纺布、纺织品还应符合《最终灭菌医疗器械包装材料　第2部分：灭菌包裹材料　要求和试验方法》（YY/T 0698.2）的要求；纸袋还应符合《最终灭菌医疗器械包装材料　第4部分：纸袋　要求和试验方法》（YY/T 0698.4）的要求；纸塑袋还应符合《最终灭菌医疗器械包装材料　第5部分：透气材料与塑料膜组成的可密封组合袋和卷材　要求和试验方法》（YY/T 0698.5）的要求；硬质容器还应符合《最终灭菌医疗器械包装材料　第8部分：蒸汽灭菌器用重复性使用灭菌容器　要求和试验方法》（YY/T 0698.8）的要求。

普通棉布应为非漂白织物，除四边外不应有缝线，不应缝补；初次使用前应高温洗涤，脱脂去浆。

开放式储槽不应用作无菌物品的最终灭菌包装材料。

（9）消毒灭菌监测材料：应符合国家相关标准和规定，在有效期内使用。自制测试标准包应符合《医疗机构消毒技术规范》（WS/T 367）的相关要求。

22.CSSD人员防护及着装应符合哪些要求?

CSSD人员防护及着装应符合的要求如表3-6-1所示。

表3-6-1 CSSD人员防护及着装要求

区域	操作	防护着装					
		圆帽	口罩	防护服/防水围裙	专用鞋	手套	护目镜/面罩
诊疗场所	污染物品回收	√	△			√	
去污区	污染器械分类、核对、机械清洗装载	√	√	√	√	√	△
	手工清洗器械和用具	√	√	√	√	√	√
检查、包装及灭菌区	器械检查、包装	√	△		√	△	
	灭菌物品装载	√			√		
	无菌物品卸载	√			√	△,#	
无菌物品存放区	无菌物品发放	√			√		

注: 1. "√"表示应使用。

2. "△"表示可使用。

3. "#"表示具有防烫功能的手套。

23.重复使用诊疗器械、器具和物品处理的基本要求包括哪些?

(1)通常情况下应遵循先清洗后消毒的处理程序。被朊毒体、气性坏疽及突发原因不明的传染病病原体污染的诊疗器械、器具和物品应遵循《医疗机构消毒技术规范》(WS/T 367)的规定进行处理。

(2)应根据《医院消毒供应中心 第1部分:管理规范》(WS 310.1)的规定,选择清洗、消毒或灭菌处理方法。

(3)清洗、消毒、灭菌效果的监测应符合《医院消毒供应中心 第3部分:清洗消毒及灭菌效果监测标准》(WS 310.3)的规定。

(4)耐湿、耐热的器械、器具和物品,应首选热力消毒或灭菌方法。

(5)应遵循标准预防的原则进行清洗、消毒、灭菌,CSSD人员防护着装要求应符合《医院消毒供应中心 第2部分:清洗消毒及灭菌技术操作规范》(WS 310.2)附录A的规定。

(6)设备、器械、物品及耗材使用应遵循生产厂家的使用说明或指导手册。

(7)外来医疗器械及植入物的处置应符合以下要求:

1)CSSD应根据手术通知单接收外来医疗器械及植入物,依据器械供应商提供的器械清单，双方共同清点核查、确认、签名，记录应保存备查。

2）应要求器械供应商送达的外来医疗器械、植入物及盛装容器清洁。

3）应遵循器械供应商提供的外来医疗器械与植入物的清洗、消毒、包装、灭菌方法和参数。急诊手术器械应及时处理。

4）使用后的外来医疗器械，应由CSSD清洗消毒后方可交器械供应商。

24.CSSD信息系统基本功能要求包括哪些?

CSSD信息系统基本功能包括管理功能和质量追溯功能。

（1）CSSD管理功能：

1）人员管理功能，至少包括人员权限设置、人员培训等。

2）物资管理功能，至少包括无菌物品预订、储存、发放管理、设备管理、手术器械管理、外来医疗器械与植入物管理等。

3）分析统计功能，至少包括成本核算、人员绩效统计等。

4）质量控制功能，至少包括预警功能等。

（2）CSSD质量追溯功能内容：

1）记录复用无菌物品处理各环节的关键参数，包括回收、清洗、消毒、检查包装、灭菌、储存、发放、使用等信息，实现可追溯。

2）追溯功能通过记录监测过程和结果监测内容参照《医院消毒供应中心 第3部分：清洗消毒及灭菌效果监测标准》（WS 310.3），对结果进行判断，提示预警或干预后续相关处理流程。

25.CSSD信息系统技术要求包括哪些?

（1）对追溯的复用无菌用品设置唯一性编码。

（2）在各追溯流程点（工作操作岗位）设置数据采集终端，进行数据采集形成闭环记录。

（3）追溯记录应客观、真实、及时，错误录入更正需有权限并留有痕迹。

（4）记录关键信息内容包括操作人、操作流程、操作时间、操作内容等。

（5）手术器械包的标识随可追溯物品回到CSSD。

（6）追溯信息至少能保留3年。

（7）系统具有和医院相关信息系统对接的功能。

（8）系统记录清洗、消毒、灭菌关键设备运行参数。

（9）系统具有备份防灾机制。

26.重复使用诊疗器械、器具和物品的回收有哪些要求？

（1）使用者应将重复使用的诊疗器械、器具和物品与一次性使用物品分开放置；重复使用的诊疗器械、器具和物品直接置于封闭的容器中，精密器械应采用保护措施，由CSSD集中回收处理；被朊病毒、气性坏疽及突发原因不明的传染病病原体污染的诊疗器械、器具和物品，使用者应双层封闭包装并标明感染性疾病名称，由CSSD单独回收处理。

（2）使用者应在使用后及时去除诊疗器械、器具和物品上的明显污物，根据需要做保湿处理。

（3）不应在诊疗场所对污染的诊疗器械、器具和物品进行清点，应采用封闭方式回收，避免反复装卸。

（4）回收工具每次使用后应清洗、消毒，干燥备用。

27.重复使用诊疗器械、器具和物品分类有哪些要求？

（1）应在CSSD的去污区进行诊疗器械、器具和物品的清点、核查。

（2）应根据器械物品材质、精密程度等进行分类处理。

28.重复使用诊疗器械、器具和物品清洗要求包括哪些？

（1）清洗方法包括机械清洗、手工清洗。

（2）机械清洗适用于大部分常规器械的清洗。手工清洗适用于精密、复杂器械的清洗和有机物污染较重器械的初步处理。

（3）清洗步骤包括冲洗、洗涤、漂洗、终末漂洗。清洗操作及注意事项应符合《医院消毒供应中心 第2部分：清洗消毒及灭菌技术操作规范》（WS 310.2）附录B的要求。

（4）精密器械的清洗，应遵循生产厂家提供的使用说明或指导手册。

29.重复使用诊疗器械、器具和物品的手工清洗操作程序及注意事项包括哪些？

（1）冲洗：将器械、器具和物品置于流动水下冲洗，初步去除污染物。

（2）洗涤：冲洗后，应使用医用清洗剂浸泡后刷洗、擦洗。

（3）漂洗：洗涤后，再用流动水冲洗或刷洗。

（4）终末漂洗：应采用电导率≤15 μS/cm（25 ℃）的水进行漂洗。

（5）注意事项：

1）手工清洗时水温宜为15~30 ℃。

2）去除干涸的污渍应先用医用清洗剂浸泡，再刷洗或擦洗。有锈迹，应除锈。

3）刷洗操作应在水面下进行，防止产生气溶胶。

4）器械可拆卸的部分应拆开后清洗。

5）管腔器械宜先选用合适的清洗刷清洗内腔，再用压力水枪冲洗。

6）不应使用研磨型清洗材料和用具用于器械处理，应选用与器械材质相匹配的刷洗用具和用品。

30.重复使用诊疗器械、器具和物品的超声波清洗器操作程序及注意事项包括哪些？

（1）清洗器内注入清洗用水，并添加医用清洗剂，水温应<45 ℃。

（2）冲洗：于流动水下冲洗器械，初步去除污染物。

（3）洗涤：应将器械放入篮筐中，浸没在水面下，管腔内注满水。

（4）超声清洗操作，应遵循器械和设备生产厂家的使用说明或指导手册。

（5）注意事项：

1）超声清洗可作为手工清洗或机械清洗的预清洗手段。

2）清洗时应盖好超声清洗机盖子，防止产生气溶胶。

3）应根据器械的不同材质选择相匹配的超声频率。

4）清洗时间不宜超过10 min。

31.清洗消毒器的操作程序包括哪些？

（1）每日设备运行前检查。

1）应确认水、电、蒸汽、压缩空气达到设备工作条件，医用清洗剂的储量充足。

2）舱门开启应达到设定位置，密封圈完整；清洗的旋转臂转动灵活；喷淋孔无堵塞；清洗架进出轨道无阻碍。

3）应检查设备清洁状况，包括设备的内舱壁、排水网筛、排水槽、清洗架和清洗旋转臂等。

（2）清洗物品装载。

1）清洗物品应充分接触水流；器械轴节应充分打开；可拆卸的部分应拆卸后清洗；容器应开口朝下或倾斜摆放；根据器械类型使用专用清洗架和配件。

2）精密器械和锐利器械的装载应使用固定保护装置。

3）每次装载结束应检查清洗旋转臂，其转动情况，不应受到器械、器具和物品的阻碍。

（3）设备操作运行。

1）各类器械、器具和物品清洗程序的设置应遵循生产厂家的使用说明或指导手册。

2）应观察设备运行中的状态，其清洗旋转臂工作应正常，排水应通畅。

3）设备运行结束，应对设备物理参数进行确认，应符合设定程序的各项参数指标，并将其记录。

4）每日清洗结束时，应检查舱内是否有杂物。

32.清洗消毒器的操作注意事项包括哪些？

（1）冲洗、洗涤、漂洗时应使用软水。冲洗阶段水温应 $< 45\ ℃$。

（2）终末漂洗、消毒用水电导率应 $\leqslant 15\ \mu S/cm$（$25\ ℃$）。

（3）终末漂洗程序中宜对需要润滑的器械使用医用润滑剂。

（4）应根据清洗需要选择适宜的医用清洗剂，定期检查清洗剂用量是否准确。

（5）每日清洗结束时，应清理舱内杂物，并做清洁处理。应定期做好清洗消毒器的保养。

33.重复使用诊疗器械、器具和物品的消毒方法包括哪些要求？

（1）清洗后的诊疗器械、器具和物品应进行消毒处理。方法首选机械湿热消毒，也可采用75%乙醇、酸性氧化电位水或其他消毒剂进行消毒。

（2）湿热消毒应采用经纯化的水，电导率 $\leqslant 15\ \mu S/cm$（$25\ ℃$）。

（3）湿热消毒方法的温度、时间应符合《医院消毒供应中心 第2部分：清洗消毒及灭菌技术操作规范》（WS 310.2）的要求。消毒后直接使用的诊疗器械、器具和物品，湿热消毒温度应 $\geqslant 90\ ℃$，时间 $\geqslant 5\ min$，或 A_0 值 $\geqslant 3\ 000$；消毒后继续灭菌处理的，其湿热消毒温度应 $\geqslant 90\ ℃$，时间 $\geqslant 1\ min$，或 A_0 值 $\geqslant 600$。

（4）酸性氧化电位水的应用见《医院消毒供应中心 第2部分：清洗消毒及灭

菌技术操作规范》（WS 310.2）附录C；其他消毒剂的应用遵循产品说明书。

34.酸性氧化电位水的使用方法及注意事项包括哪些?

（1）酸性氧化电位水可用于手工清洗后不锈钢和其他非金属材质器械、器具和物品灭菌前的消毒。

（2）手工清洗后的待消毒物品，使用酸性氧化电位水流动冲洗或浸泡消毒2 min，净水冲洗30 s，再按《医院消毒供应中心　第2部分：清洗消毒及灭菌技术操作规范》（WS 310.2）标准中5.5～5.8进行处理。

35.酸性氧化电位水的使用注意事项包括哪些?

（1）应先彻底清除器械、器具和物品上的有机物，再进行消毒处理。

（2）酸性氧化电位水对光敏感，有效氯浓度随时间延长而下降，宜现制备现用。

（3）储存应选用避光、密闭、硬质聚氯乙烯材质制成的容器。室温下贮存不超过3天。

（4）每次使用前，应在使用现场酸性氧化电位水出水口处，分别检测pH和有效氯浓度。检测数值应符合指标要求。

（5）对铜、铝等非不锈钢的金属器械、器具和物品有一定的腐蚀作用，应慎用。

（6）不得将酸性氧化电位水和其他药剂混合使用。

（7）皮肤过敏人员操作时应戴手套。

（8）酸性氧化电位水长时间排放可造成排水管路的腐蚀，故应每次排放后再排放少量碱性还原电位水或自来水。

36.重复使用诊疗器械、器具和物品的干燥方法有哪些要求?

（1）宜首选干燥设备进行干燥处理。根据器械的材质选择适宜的干燥温度，金属类干燥温度70～90 ℃；塑胶类干燥温度65~75 ℃。

（2）不耐热器械、器具和物品可使用消毒的低纤维絮擦布、压力气枪或≥95%乙醇进行干燥处理。

（3）管腔器械内的残留水迹，可用压力气枪等进行干燥处理。

（4）不应使用自然干燥方法进行干燥。

37.如何进行重复使用器械的检查与保养?

（1）应采用目测或使用带光源放大镜对干燥后的每件器械、器具和物品进行检查。器械表面及其关节、齿牙处应光洁，无血渍、污渍、水垢等残留物质和锈斑；功能完好，无损毁。

（2）清洗质量不合格的，应重新处理；器械功能损毁或锈蚀严重，应及时维修或报废。

（3）带电源器械应进行绝缘性能等安全性检查。

（4）应使用医用润滑剂进行器械保养。不应使用液体石蜡等非水溶性的产品作为润滑剂。

38.重复使用诊疗器械、器具和物品的包装要求包括哪些?

（1）包装应符合最终灭菌医疗器械包装的相关要求。

（2）包装包括装配、包装、封包、注明标识等步骤。器械与敷料应分室包装。

（3）包装前应依据器械装配的技术规程或图示，核对器械的种类、规格和数量。

（4）手术器械应摆放在篮筐或有孔的托盘中进行配套包装。

（5）手术所用盘、盆、碗等器皿，宜与手术器械分开包装。

（6）剪刀和血管钳等轴节类器械不应完全锁扣。有盖的器皿应开盖，摞放的器皿间应用吸湿布、纱布或医用吸水纸隔开，包内容器开口朝向一致；管腔类物品应盘绕放置，保持管腔通畅；精细器械、锐器等应采取保护措施。

（7）压力蒸汽灭菌包重量要求：器械包重量不宜超过7 kg，敷料包重量不宜超过5 kg。

（8）压力蒸汽灭菌包体积要求：下排气压力蒸汽灭菌器体积不宜超过30 cm×30 cm×25 cm；预真空压力蒸汽灭菌器不宜超过30 cm×30 cm×50 cm。

（9）包装方法及要求，应符合《医院消毒供应中心 第2部分：清洗消毒及灭菌技术操作规范》（WS 310.2）的相关要求。

39.压力蒸汽灭菌器操作程序包括哪些?

压力蒸汽灭菌器操作程序包括灭菌前准备、灭菌物品装载、灭菌操作、无菌物品卸载和灭菌效果的监测等步骤。

40.常用低温灭菌方法及要求包括哪些？

（1）常用低温灭菌方法主要包括：环氧乙烷灭菌、过氧化氢低温等离子体灭菌、低温甲醛蒸汽灭菌。

（2）低温灭菌适用于不耐热、不耐湿的器械、器具和物品的灭菌。

（3）应符合以下基本要求：

1）灭菌的器械、物品应清洗干净，并充分干燥。

2）灭菌程序、参数及注意事项符合《医疗机构消毒技术规范》（WS/T 367）的规定，并应遵循生产厂家使用说明书。

3）灭菌装载应利于灭菌介质穿透。

41.无菌物品储存要求包括哪些？

（1）灭菌后物品应分类、分架存放在无菌物品存放区。一次性使用无菌物品应去除外包装后，进入无菌物品存放区。

（2）物品存放架或柜应距地面高度≥20 cm，距离墙≥5 cm，距天花板≥50 cm。

（3）物品放置应固定位置，设置标识。接触无菌物品前应洗手或手消毒。

（4）消毒后直接使用的物品应干燥、包装后专架存放。

（5）无菌物品存放要求如下：

1）无菌物品存放区环境的温度、湿度达到《医院消毒供应中心　第1部分：管理规范》（WS 310.1）的规定时，使用普通棉布材料包装的无菌物品有效期宜为14天。

2）未达到环境标准时，使用普通棉布材料包装的无菌物品有效期不应超过7天。

3）医用一次性纸袋包装的无菌物品，有效期宜为30天；使用一次性医用皱纹纸、医用无纺布包装的无菌物品，有效期宜为180天；使用一次性纸塑袋包装的无菌物品，有效期宜为180天。硬质容器包装的无菌物品，有效期宜为180天。

42.无菌物品发放要求包括哪些？

（1）无菌物品发放时，应遵循先进先出的原则。

（2）发放时应确认无菌物品的有效性和包装完好性。植入物应在生物监测合格后，方可发放。紧急情况灭菌植入物时，使用含第5类化学指示物的生物PCD进行监测，化学指示物合格可提前放行，生物监测的结果应及时通报使用部门。

（3）应记录无菌物品发放日期、名称、数量、物品领用科室、灭菌日期等。

（4）运送无菌物品的器具使用后，应清洁处理，干燥存放。

43.清洗、消毒及灭菌监测通用要求包括哪些?

（1）应专人负责质量监测工作。

（2）应定期对医用清洗剂、消毒剂、清洗用水、医用润滑剂、包装材料等进行质量检查，检查结果应符合《医院消毒供应中心　第1部分：管理规范》（WS 310.1）的要求。

（3）应进行监测材料卫生安全评价报告及有效期等的检查，检查结果应符合要求。自制测试标准包应符合《医疗机构消毒技术规范》（WS/T 367）的有关要求。

（4）应遵循设备生产厂家的使用说明或指导手册对清洗消毒器、封口机、灭菌器定期进行预防性维护与保养、日常清洁和检查。

（5）应按照以下要求进行设备的检测：

1）清洗消毒器应遵循生产厂家的使用说明或指导手册进行检测。

2）压力蒸汽灭菌器应每年对灭菌程序的温度、压力和时间进行检测。

3）压力蒸汽灭菌器应定期对压力表和安全阀进行检测。

4）干热灭菌器应每年用多点温度检测仪对灭菌器各层内、中、外各点的温度进行检测。

5）低温灭菌器应每年定期遵循生产厂家的使用说明或指导手册进行检测。

6）封口机应每年定期遵循生产厂家的使用说明或指导手册进行检测。

44.清洗质量的监测方法包括哪些?

（1）日常监测：在检查包装时进行，应目测和（或）借助带光源放大镜检查。清洗后的器械表面及其关节、齿牙应光洁，无血渍、污渍、水垢等残留物质和锈斑。

（2）定期抽查：每月应至少随机抽查3~5个待灭菌包内全部物品的清洗质量，检查的内容同日常监测，并记录监测结果。

（3）清洗效果评价：可定期采用定量检测的方法，对诊疗器械、器具和物品的清洗效果进行评价。

45.清洗消毒器及其质量的监测包括哪些?

（1）日常监测：应每批次监测清洗消毒器的物理参数及运转情况，并记录。

（2）定期监测：对清洗消毒器的清洗效果可每年采用清洗效果测试物进行监测。当清洗物品或清洗程序发生改变时，也可采用清洗效果测试指示物进行清洗效果的监测。

（3）清洗效果测试物的监测方法应遵循生产厂家的使用说明或指导手册。

（4）注意事项：清洗消毒器新安装、更新、大修、更换清洗剂、改变消毒参数或装载方法等时，应遵循生产厂家的使用说明或指导手册进行检测，清洗消毒质量检测合格后，清洗消毒器方可使用。

46.消毒质量的监测方法及要求包括哪些?

（1）湿热消毒：应监测、记录每次消毒的温度与时间或A_0值。监测结果应符合《医院消毒供应中心　第2部分：清洗消毒及灭菌技术操作规范》（WS 310.2）的要求。应每年检测清洗消毒器的温度、时间等主要性能参数。结果应符合生产厂家的使用说明或指导手册的要求。

（2）化学消毒：应根据消毒剂的种类特点，定期监测消毒剂的浓度、消毒时间和消毒时的温度，并记录，结果应符合该消毒剂的规定。

（3）消毒效果监测：消毒后直接使用物品应每季度进行监测，监测方法及监测结果应符合《医院消毒卫生标准》（GB 15982）的要求。每次检测3~5件有代表性的物品。

47.灭菌质量的监测原则包括哪些?

（1）对灭菌质量采用物理监测法、化学监测法和生物监测法进行，监测结果应符合《医院消毒供应中心　第3部分：清洗消毒及灭菌效果监测标准》（WS 310.3）的要求。

（2）物理监测不合格的灭菌物品不得发放，并应分析原因进行改进，直至监测结果符合要求。

（3）灭菌包包外化学监测不合格的灭菌物品不得发放，包内化学监测不合格的灭菌物品和湿包不得使用，并应分析原因进行改进，直至监测结果符合要求。

（4）生物监测不合格时，应尽快召回上次生物监测合格以来所有尚未使用的灭菌物品，重新处理；并应分析不合格的原因，改进后，生物监测连续三次合格后方可使用。

（5）植入物的灭菌应每批次进行生物监测。生物监测合格后，方可发放。

（6）使用特定的灭菌程序灭菌时，应使用相应的指示物进行监测。

（7）按照灭菌装载物品的种类，可选择具有代表性的PCD进行灭菌效果的监测。

（8）灭菌外来医疗器械、植入物、硬质容器、超大超重包，应遵循厂家提供的灭菌参数，首次灭菌时对灭菌参数和有效性进行测试，并进行湿包检查。

48.压力蒸汽灭菌的监测方法包括哪些?

压力蒸汽灭菌的监测方法包括物理监测法、化学监测法、生物监测法。

49.压力蒸汽灭菌的物理监测法有哪些要求?

（1）日常监测：每次灭菌应连续监测并记录灭菌时的温度、压力和时间等灭菌参数。灭菌温度波动范围在+3 ℃内，时间满足最低灭菌时间的要求，同时应记录所有临界点的时间、温度与压力值，结果应符合灭菌的要求。

（2）定期监测：应每年用温度压力检测仪监测温度、压力和时间等参数，检测仪探头放置于最难灭菌部位。

50.压力蒸汽灭菌的化学监测法有哪些要求?

（1）应进行灭菌包包外、包内化学指示物监测。具体要求为灭菌包包外应有化学指示物，高度危险性物品包内应放置包内化学指示物，置于最难灭菌的部位。如果透过包装材料可直接观察包内化学指示物的颜色变化，则不必放置包外化学指示物。根据化学指示物颜色或形态等变化，判定是否达到灭菌合格要求。

（2）采用快速程序灭菌时，也应进行化学监测。直接将一片包内化学指示物置于待灭菌物品旁边进行化学监测。

51.压力蒸汽灭菌的生物监测法有哪些要求?

（1）应至少每周监测一次，监测方法遵循《医院消毒供应中心　第3部分：清洗消毒及灭菌效果监测标准》（WS 310.3）附录A的要求。

（2）紧急情况灭菌植入物时，使用含第5类化学指示物的生物PCD进行监测，化学指示物合格可提前放行，生物监测的结果应及时通报使用部门。

（3）采用新的包装材料和方法进行灭菌时应进行生物监测。

（4）因小型压力蒸汽灭菌器一般无标准生物监测包，应选择灭菌器常用的、有代表性的灭菌物品制作生物测试包或生物PCD，置于灭菌器最难灭菌的部位，且灭菌器应处于满载状态。生物测试包或生物PCD应侧放，体积大时可平放。

（5）采用快速程序灭菌时，应直接将一支生物指示物置于空载的灭菌器内，经一个灭菌周期后取出，规定条件下培养，观察结果。

（6）生物监测不合格时，应遵循《医院消毒供应中心　第3部分：清洗消毒及灭菌效果监测标准》（WS 310.3）标准中4.4.1.4的规定。

52.医院医疗器材消毒卫生要求是什么？

（1）高度危险性医疗器材应无菌。

（2）中度危险性医疗器材的菌落总数应≤20 cfu/件（cfu/g或cfu/100 cm²），不得检出致病性微生物。

（3）低度危险性医疗器材的菌落总数应≤200 cfu/件（cfu/g或cfu/100 cm²），不得检出致病性微生物。

53.灭菌器新安装、移位和大修后如何进行监测？

（1）灭菌器新安装、移位和大修后应进行物理监测、化学监测和生物监测。

（2）物理监测、化学监测通过后，生物监测应空载连续监测3次，合格后灭菌器方可使用，监测方法应符合《医疗保健产品灭菌　医疗保健机构湿热灭菌的确认和常规控制要求》（GB/T 20367）的有关要求。

（3）对于小型压力蒸汽灭菌器，生物监测应满载连续监测3次，合格后灭菌器方可使用。

（4）预真空（包括脉动真空）压力蒸汽灭菌器应进行B-D测试并重复3次，连续监测合格后，灭菌器方可使用。

54.低温灭菌的监测原则包括哪些？

低温灭菌器新安装、移位、大修、灭菌失败、包装材料或被灭菌物品改变后，应对灭菌效果进行重新评价，包括采用物理监测法、化学监测法和生物监测法进行监测（重复3次），监测合格后，灭菌器方可使用。

55.环氧乙烷灭菌的监测方法包括哪些？

（1）物理监测法：每次灭菌应监测并记录灭菌时的温度、压力、时间和相对湿度等灭菌参数。灭菌参数应符合灭菌器的使用说明或操作手册的要求。

（2）化学监测法：每个灭菌物品包外应使用包外化学指示物，作为灭菌过程的标志，每包内最难灭菌位置放置包内化学指示物，通过观察其颜色变化，判定其是否达到灭菌合格要求。

（3）生物监测法：每灭菌批次应进行生物监测，监测方法遵循《医院消毒供应中心　第3部分：清洗消毒及灭菌效果监测标准》（WS 310.3）附录C的要求。

56.过氧化氢低温等离子灭菌的监测方法包括哪些?

（1）物理监测法：每次灭菌应连续监测并记录每个灭菌周期的临界参数如舱内压、温度、等离子体电源输出功率和灭菌时间等灭菌参数。灭菌参数应符合灭菌器的使用说明或操作手册的要求。

（2）可对过氧化氢浓度进行监测。

（3）化学监测法：每个灭菌物品包外应使用包外化学指示物，作为灭菌过程的标志；每包内最难灭菌位置应放置包内化学指示物，通过观察其颜色变化，判定其是否达到灭菌合格要求。

（4）生物监测法：每天使用时应至少进行1次灭菌循环的生物监测，监测方法遵循《医院消毒供应中心　第3部分：清洗消毒及灭菌效果监测标准》（WS 310.3）附录D的要求。

57.质量控制过程的记录与可追溯要求包括哪些?

（1）应建立清洗、消毒、灭菌操作的过程记录，内容包括：

1）应留存清洗消毒器和灭菌器运行参数打印资料或记录。

2）应记录灭菌器每次运行情况，包括灭菌日期、灭菌器编号、批次号、装载的主要物品、灭菌程序号、主要运行参数、操作员签名或代号，及灭菌质量的监测结果等，并存档。

（2）应对清洗、消毒、灭菌质量的日常监测和定期监测进行记录。

（3）记录应具有可追溯性，清洗、消毒监测资料和记录的保存期应≥6个月，灭菌质量监测资料和记录的保留期应≥3年。

（4）灭菌标识的要求如下：

1）灭菌包外应有标识，内容包括物品名称、检查打包者姓名或代号、灭菌器编号、批次号、灭菌日期和失效日期；或含有上述内容的信息标识。

2）使用者应检查并确认包内化学指示物是否合格、器械干燥、洁净等，合格方可使用。同时将手术器械包的包外标识留存或记录于手术护理记录单上。

3）如采用信息系统，手术器械包的标识使用后应随器械回到CSSD进行追溯记录。

（5）应建立持续质量改进制度及措施，发现问题及时处理，并应建立灭菌物品召回制度如下：

1）生物监测不合格时，应通知使用部门停止使用，并召回上次监测合格以来尚未使用的所有灭菌物品。同时应书面报告相关管理部门，说明召回的原因。

2）相关管理部门应通知使用部门对已使用该期间无菌物品的患者进行密切观察。

3）应检查灭菌过程的各个环节，查找灭菌失败的可能原因，并采取相应的改进措施后，重新进行生物监测3次，合格后该灭菌器方可正常使用。

4）应对该事件的处理情况进行总结，并向相关管理部门汇报。

（6）应定期对监测资料进行总结分析，做到持续质量改进。

参考文件

［1］《关于发布〈医院消毒供应中心　第1部分：管理规范〉等10项卫生行业标准的通告》（国卫通〔2016〕23号）.

［2］《医院消毒供应中心　第1部分：管理规范》（WS 310.1）.

［3］《医院消毒供应中心　第2部分：清洗消毒及灭菌技术操作规范》（WS 310.2）.

［4］《医院消毒供应中心　第3部分：清洗消毒及灭菌效果监测标准》（WS 310.3）.

［5］《医院消毒卫生标准》（GB 15982）.

［6］《医疗机构消毒技术规范》（WS/T 367）.

第七节　医技科室感染防控

1.对临床实验室的工作空间有哪些要求?

工作空间的大小应保证最大数量的工作人员在同一时间工作。应将有效的空间划分为清洁区（办公室、休息室、学习室），缓冲区（储存区、供给区），污染区（工作区、洗涤区、标本储存区）。工作区应包括工作人员所占面积和来回走动的空间。

2.临床实验室的安排（布局）对安全性的要求有哪些?

（1）实验室的设计和大小应考虑安全性，满足紧急清除和疏散出口的建筑规则，针对各实验室情况配备安全设备。

（2）所有的实验室和与患者直接接触的地方均应安装洗手池，洗手池宜设在出口处，以提醒工作人员离开实验室前应洗手。洗手池应是独立专用的，不能与标本处理和实验混用。

（3）距离危险化学试剂30 m内，应设有紧急洗眼处和紧急淋浴室。

（4）对于实验室公用的安全装置（洗手池、紧急淋浴室、紧急洗眼处、防火设备等）应安置在方便的地方，以便在紧急情况时，工作人员容易找到。

3.何谓临床实验室生物安全?

保证临床实验室的生物安全条件和状态不低于容许水平，避免实验室人员、来访人员、社区及环境受到不可接受的损害，符合相关法规、标准等对临床实验室保证生物安全责任的要求。

4.生物安全柜内溢洒物的处理方法是什么? 如何进行评估和报告?

（1）处理溢洒物时不要将头伸入安全柜内，也不要将脸直接面对前操作口，而应处于前视面板的后方。选择消毒剂时需要考虑消毒剂对生物安全柜的腐蚀性。

（2）如果溢洒量不足1 mL时，可直接用消毒剂浸湿的纸巾（或其他材料）擦拭。

（3）如溢洒量大或容器破碎，宜按如下操作：

1）使生物安全柜保持开启状态，等待至少5 min。

2）在清理时穿戴防护服，护目镜眼镜和手套等防护用具。

3）在溢洒物上覆盖浸有消毒剂的吸收材料，作用至少20 min以发挥消毒作用。必要时，用消毒剂浸泡工作表面以及排水沟和接液槽。

4）在安全柜内对所戴手套消毒后，脱下手套。如果防护服已被污染，脱掉所污染的防护服后，用适当的消毒剂清洗暴露部位。

5）穿好适当的个体防护装备，如双层手套、防护服、护目镜和呼吸保护装置等。

6）小心将吸收了溢洒物的纸巾（或其他吸收材料）连同溢洒物收集到专用的收集袋或容器中，并反复用新的纸巾（或其他吸收材料）将剩余物质吸净；破碎的玻璃或其他锐器要用镊子或钳子处理。

7）用消毒剂擦拭或喷洒安全柜内壁、工作表面以及前视窗的内侧；作用一定时间后，用洁净水擦干净消毒剂。

8）如果需要浸泡接液槽，在清理接液槽前要先报告主管人员；可能需要用其他方式消毒后再进行清理。

（4）如果溢洒物流入生物安全柜内部，需要评估后采取适用的措施。

（5）对溢洒处理过程和效果进行评估，必要时对临床实验室进行彻底的消毒处理和对暴露人员进行医学评估。

（6）按程序记录相关过程和报告。

5.病原微生物分几类？高致病性病原微生物有哪些？

（1）国家根据病原微生物的传染性、感染后对个体或者群体的危害程度，将病原微生物分为四类：

1）第一类病原微生物，是指能够引起人类或者动物非常严重疾病的微生物，以及我国尚未发现或者已经宣布消灭的微生物。

2）第二类病原微生物，是指能够引起人类或者动物严重疾病，比较容易直接或者间接在人与人、动物与人、动物与动物间传播的微生物。

3）第三类病原微生物，是指能够引起人类或者动物疾病，但一般情况下对人、动物或者环境不构成严重危害，传播风险有限，实验室感染后很少引起严重疾病，并且具备有效治疗和预防措施的微生物。

4）第四类病原微生物，是指在通常情况下不会引起人类或者动物疾病的微生物。

（2）第一类、第二类病原微生物统称为高致病性病原微生物。

6.采集病原微生物样本应具备哪些条件？

（1）具有与采集病原微生物样本所需要的生物安全防护水平相适应的设备。

（2）具有掌握相关专业知识和操作技能的工作人员。

（3）具有有效地防止病原微生物扩散和感染的措施。

（4）具有保证病原微生物样本质量的技术方法和手段。

（5）采集高致病性病原微生物样本的工作人员在采集过程中应当防止病原微生物扩散和感染，并对样本的来源、采集过程和方法等作详细记录。

7.实验室感染预防与控制工作基本要求有哪些？

（1）实验室的设立单位应当指定专门的机构或者人员承担实验室感染控制工作，定期检查实验室的生物安全防护、病原微生物菌（毒）种和样本保存与使用、安全操作、实验室排放的废水和废气以及其他废物处置等规章制度的实施情况。

（2）负责实验室感染控制工作的机构或者人员应当具有与该实验室中的病原微生物有关的传染病防治知识，并定期调查、了解实验室工作人员的健康状况。

8.当实验室工作人员出现与本实验室从事的高致病性病原微生物相关实验活动有关的感染临床症状或者体征时，应如何做好应急处理工作？

（1）实验室工作人员出现与本实验室从事的高致病性病原微生物相关实验活动有关的感染临床症状或者体征时，实验室负责人应当向负责实验室感染控制工作的机构或者人员报告，同时派专人陪同及时就诊；实验室工作人员应当将近期所接触的病原微生物的种类和危险程度如实告知诊治医疗机构。

（2）接诊的医疗机构应当及时救治；不具备相应救治条件的，应当依照规定将感染的实验室工作人员转诊至具备相应传染病救治条件的医疗机构；具备相应传染病救治条件的医疗机构应当接诊治疗，不得拒绝救治。

9. 实验室发生高致病性病原微生物泄漏时，应如何做好应急处理工作？

实验室发生高致病性病原微生物泄漏时，实验室工作人员应当立即采取控制措施，防止高致病性病原微生物扩散，并同时向负责实验室感染控制工作的机构或者人员报告。

10.当实验室的工作人员出现与本实验室从事的高致病性病原微生物相关实验活动有关的感染临床症状或者体征及发生高致病性病原微生物泄漏时，负责实验室感染防控工作的机构或人员应如何做好应急处理工作？

（1）当接到发生实验室感染或者高致病性病原微生物泄漏的报告后，应当立即启动实验室感染应急处置预案，并组织人员对该实验室生物安全状况等情况进行调查。

（2）确认发生实验室感染或者高致病性病原微生物泄漏的，应当依照《病原微生物实验室生物安全管理条例》第十七条的规定进行报告，并同时采取控制措施，对有关人员进行医学观察或者隔离治疗，封闭实验室，防止扩散。

11.卫生健康行政主管部门接到关于实验室发生工作人员感染事故或者病原微生物泄漏事件的报告，或者发现实验室从事病原微生物相关实验活动造成实验室感染事故时，应采取哪些预防、控制措施？

应当立即组织疾病预防控制机构、动物防疫监督机构和医疗机构以及其他有关机构依法采取下列预防、控制措施：

（1）封闭被病原微生物污染的实验室或者可能造成病原微生物扩散的场所。

（2）开展流行病学调查。

（3）对患者进行隔离治疗，对相关人员进行医学检查。

（4）对密切接触者进行医学观察。

（5）进行现场消毒。

（6）对染疫或者疑似染疫的动物采取隔离、扑杀等措施。

（7）其他需要采取的预防、控制措施。

12.医疗机构及其相关医务人员发现由于实验室感染而引起的与高致病性病原微生物相关的传染病患者、疑似传染病患者时，应如何报告？

医疗机构及其执行职务的医务人员发现由于实验室感染而引起的与高致病性病原微生物相关的传染病患者、疑似传染病患者，诊治的医疗机构应当在2 h内报告所在地的县级人民政府卫生健康行政主管部门。

13.医疗机构实验室中病原体的培养基、标本和菌种、毒种保存液等高危险废物应如何处理?

应当首先在产生地点进行压力蒸汽灭菌或者化学消毒处理,然后按感染性废物处理。

14.微生物实验室的设置要求有哪些?

微生物学实验应与检验科其他检验分区布置。微生物学实验室应设于检验科的尽端。细菌检验的接种室与培养室之间应设传递窗。

15.何谓生物安全柜?

生物安全柜是指具备气流控制及高效空气过滤装置的操作柜,可有效降低病原微生物或生物实验过程中产生的有害气溶胶对操作者和环境的危害。

16.何谓气溶胶?

气溶胶是指悬浮于气体介质中的粒径一般为0.001~100μm的固态或液态微小粒子形成的相对稳定的分散体系。

17.检验科病原微生物实验室消毒和灭菌管理有哪些方面要求?

(1)实验室应根据操作的病原微生物种类、污染的对象和污染程度等选择适宜的消毒和灭菌方法,以确保消毒效果。

(2)实验室根据菌(毒)种、生物样本及其他感染性材料和污染物,可选用压力蒸汽灭菌方法或有效的化学消毒剂处理。实验室按规定要求做好消毒与灭菌效果监测。

(3)实验使用过的防护服、医用外科口罩或医用防护口罩、乳胶手套等应选用压力蒸汽灭菌方法处理。

(4)医疗废物等应经压力蒸汽灭菌方法处理后再按相关实验室处置方法处理。

(5)实验仪器设备污染后可用消毒液擦拭消毒。必要时,可用环氧乙烷、甲醛熏蒸消毒。

(6)生物安全柜、工作台面等在每次实验前后可用消毒液擦拭消毒。

(7)污染地面可用消毒剂喷洒或擦拭消毒处理。

（8）感染性物质等溢洒后，应立即使用有效浓度消毒剂处理。

（9）实验人员需要进行手消毒时，应使用手消毒剂擦拭或浸泡消毒，再用肥皂洗手、流水冲洗。

（10）选用的消毒剂、消毒器械必须符合国家相关规定。

（11）实验室应确保消毒液的有效使用，应监测其浓度，应标注配制日期、有效期及配制人等。

（12）实施消毒处理的工作人员应佩戴个体防护装备。

18.微生物实验室血培养的安全防护有哪些要求？

（1）安全培训：对实验室人员进行安全培训，应涵盖所有实验室活动。

（2）实验室感染：

1）针刺伤感染，暴露的皮肤黏膜，接触气溶胶或微滴是主要感染途径。

2）禁止在污染区用嘴吹吸移液管、咬指甲、抽烟、饮食、摘戴隐形眼镜、手或其他环境表面与眼、鼻、嘴接触等。

（3）防护措施：

1）洗手：在戴手套前、摘手套后、工作结束后、离开实验室和进入清洁区时均应洗手。如直接接触血液或潜在的感染性物质后应立即清洗暴露部位。

2）实验室生物安全要求：应在二级生物安全实验室条件下处理标本。疑为高致病性病原体如结核分枝杆菌、布鲁菌属、弗朗西斯菌属，鼠疫耶尔森菌、类鼻疽伯克霍尔德菌等阳性血培养的大量纯培养物应在三级生物安全实验室条件下处理。

3）防护用具包括：手套、面罩、隔离服等。

（4）预防针刺伤：

1）尽可能减少注射器及锐器的使用。

2）使用注射器时，应避免回套针帽。

3）若用注射器采集血液，将血液直接注入血培养瓶，无须更换针头。注射器使用完毕后，应将针头或其他锐器弃置于利器盒内，不得重复使用。

（5）溢洒处理：

1）若溢洒的感染性物质可经呼吸道传播，溢洒处的房间应关闭至少30 min以使微滴沉降。在清理溢洒时应戴个人防护用具。溢洒物含高危病原体（如结核分枝杆菌）时，应戴医用防护口罩。

2）根据溢洒物的量、类型、可能含有的传染性物质及其浓度和污染表面的类型，制定实验室具体处理措施。至少应包括以下要素：①容器及吸收物质。②用水溶性清洁剂去除残留的溢洒物。③用快速医用消毒剂，如自制的漂白剂稀释表面污染，浓度和作用时间取决于污染表面的类型。④擦去消毒剂并用水擦洗。⑤表面干燥防止滑倒。⑥去污染用的材料、所有被污染且不能有效去污染的物质均应处理。

19.新型冠状病毒实验活动生物的安全要求有哪些？

（1）病毒培养：指病毒的分离、培养、滴定、中和试验、活病毒及其蛋白纯化、病毒冻干以及产生活病毒的重组实验等操作。上述操作应当在生物安全三级实验室内进行。使用病毒培养物提取核酸，裂解剂或灭活剂的加入必须在与病毒培养等同级别的实验室和防护条件下进行，裂解剂或灭活剂加入后可比照未经培养的感染性材料的防护等级进行操作。实验室开展相关活动前，应当报经国家卫生健康委员会批准，取得开展相应活动的资质。

（2）未经培养的感染性材料的操作：指未经培养的感染性材料在采用可靠的方法灭活前进行的病毒抗原检测、血清学检测、核酸提取、生化分析，以及临床样本的灭活等操作，应当在生物安全二级实验室进行，同时采用生物安全三级实验室的个人防护。

（3）灭活材料的操作：感染性材料或活病毒在采用可靠的方法灭活后进行的核酸检测、抗原检测、血清学检测、生化分析等操作应当在生物安全二级实验室进行。分子克隆等不含致病性活病毒的其他操作，可以在生物安全一级实验室进行。

20.新型冠状病毒毒株和样本管理的要求有哪些？

新型冠状病毒毒株和相关样本应当由专人管理，准确记录毒株和样本的来源、种类、数量、编号登记，采取有效措施确保毒株和样本的安全，严防发生误用、恶意使用、被盗、被抢、丢失、泄露等事件。

21.新型冠状病毒实验室废弃物管理的要求有哪些？

（1）开展新型冠状病毒相关实验活动的实验室应当制定废弃物处置程序文件及污物、污水处理操作程序。

（2）所有的危险性废弃物必须依照统一规格化的容器和标示方式，完整并且合规地标示废弃物内容。

（3）应当由经过适当培训的人员使用适当的个人防护装备和设备处理危险废弃物。

22.新型冠状病毒实验室废弃物的处理措施有哪些?

废弃物的处理是控制实验室生物安全的关键环节,切实安全地处理感染性废弃物,必须充分掌握生物安全废弃物的分类,并严格执行相应的处理程序。

(1)废液的处理:实验室产生的废液可分为普通污水和感染性废液。

1)普通污水产生于洗手池等设备,对此类污水应当单独收集,排入实验室水处理系统,经处理达标后方可排放。

2)感染性废液即在实验操作过程中产生的废水,采用化学消毒或物理消毒方式处理,并对消毒效果进行验证,确保彻底灭活。

3)工作人员应当及时处理废弃物,不得将废弃物带出实验区。

(2)固体废物的处理:

1)固体废物分类收集,固体废物的收集容器应当具有不易破裂、防渗漏、耐湿耐热、可密封等特性。实验室内的感染性废物不允许堆积存放,应当及时进行压力蒸汽灭菌处理。固体废物处置之前,应当存放在实验室内指定的安全地方。

2)小型固体废物如组织标本、耗材、个人防护装备等均需经过压力蒸汽灭菌处理,再沿废弃物通道移出实验室。

3)体积较大的固体废物如HEPA过滤器,应当由专业人士进行原位消毒后,装入安全容器内进行消毒灭菌。不能进行压力蒸汽灭菌的物品如电子设备可以采用环氧乙烷熏蒸消毒处理。

4)经消毒灭菌处理后移出实验室的固体废物,集中交由固体废物处理单位处置。

5)实验过程如使用锐器(包括针头、小刀、金属和玻璃等)要直接弃置于利器盒内,高压灭菌后,再做统一处理。

(3)建立废弃物处理记录:定期对实验室排风HEPA过滤器进行检漏和更换,定期对处理后的污水进行监测,采用生物指示剂监测压力蒸汽灭菌效果。

23.新型冠状病毒实验室生物安全操作失误或意外的处理措施有哪些?

(1)新型冠状病毒毒株或其他潜在感染性材料污染生物安全柜的操作台造成局限污染:使用含有效氯0.55%的消毒液擦拭消毒,消毒液需要现用现配,24 h内使用。

(2)含病毒培养器皿碎裂或倾覆造成实验室污染:保持实验室空间密闭,避免污染物扩散,使用含有效氯0.55%的消毒液浸湿的毛巾覆盖污染区。必要时(大量溢洒时）可用过氧乙酸加热熏蒸实验室，剂量为2 g/m³，熏蒸过夜；或20 g/L过氧乙酸消毒液用气溶胶喷雾器喷雾，用量8 mL/m³，作用1~2 h；必要时或用高锰酸钾–甲醛熏蒸：高锰酸钾8 g/m³，放入耐热耐腐蚀容器（陶罐或玻璃容器），后加入甲醛（40%）10 mL/m³，熏蒸4 h以上。熏蒸时室内湿度60%~80%。

（3）清理污染物严格遵循活病毒生物安全操作要求，采用压力蒸汽灭菌处理，并进行实验室换气等，防止次生危害。

24.超声诊疗工作的基本要求有哪些？

（1）超声诊疗室建筑布局合理，诊疗区域与超声诊疗器械的清洗、消毒或灭菌区域分开设置，满足诊疗工作需求。

（2）经完整皮肤、黏膜的超声诊疗室须做到防尘、通风、干燥，有足够的空间放置设备及设施，并便于移动和清洁。经皮肤黏膜穿刺、活检、置管、注射药物等介入超声诊疗室应达到一般手术室Ⅱ类环境标准，并按照原卫生部《医院手术部（室）管理规范（试行）》要求进行管理。

25.介入超声诊疗室的消毒、灭菌和隔离要求有哪些？

经皮肤黏膜穿刺、活检、置管、注射药物等介入超声诊疗室须做到：

（1）工作人员准备：进行无菌操作时应戴医用外科口罩、工作圆帽、无菌手套，必要时穿无菌手术衣。

（2）物品准备：手术中使用的超声探头须达到灭菌要求（可采用低温灭菌方法）。使用时探头表面应套无菌保护膜。一次性使用医疗物品严禁重复使用。

（3）皮肤消毒：消毒范围以穿刺点为中心，消毒区域应大于15 cm。先用2%碘酊纱布（或大棉球）涂擦手术区皮肤，待自然干后，再用75%酒精纱布（或大棉球）涂擦2遍、脱碘，作用时间不少于2 min。按照手术铺巾操作要求铺好无菌巾。

26.超声探头微生物监测及消毒效果监测方法有哪些？

（1）超声探头须至少每3个月监测1次，并做好监测记录。

1）接触完整皮肤探头表面细菌菌落总数不得超过10 cfu/件。

2）接触黏膜探头表面细菌菌落总数不得超过5 cfu/件，并不得检出金黄色葡萄球菌、铜绿假单胞菌。

3）进入人体无菌组织的探头表面须达到无菌水平。

（2）消毒效果监测方法：

1）采样方法：按照《医疗机构消毒技术规范》（WS/T 367）物体表面采样方法。

2）采样时间：超声探头消毒后、使用前，且探头须保持干燥。

3）常规采样部位：超声探头。

27.病理科做好安全管理工作依据的法规有哪些？

病理科应当严格执行《中华人民共和国消防法》《中华人民共和国职业病防治法》《危险化学品安全管理条例》《使用有毒物品作业场所劳动保护条例》《病原微生物实验室生物安全管理条例》《实验室生物安全通用要求》和《微生物和生物医学实验室生物安全通用准则》等规定，做好危险化学品和生物安全管理。

28.病理科如何做好安全管理？

（1）应当对工作人员进行上岗前的安全教育，并定期进行危险化学品、生物安全防护知识培训。

（2）应当按照生物防护级别配备必要的安全设备和个人防护用品，保证工作人员能够正确使用。

（3）建筑设计应当符合有关标准，并与其危险化学品、生物安全防护级别相适应。

（4）应当按照国家卫生健康委员会有关规定做好和加强有害样品损害的预防与控制工作。

（5）应当按照《医疗废物管理条例》和《医疗卫生机构医疗废物管理办法》相关规定妥善处理医疗废物，并按照规定处理有害化学液体。

（6）应当制定生物安全事故和危险品、危险设施等意外事故的预防措施和应急预案。

参考文件

［1］《综合医院建筑设计规范》（GB 51039）．

［2］《病原微生物实验室生物安全通用准则》（WS 233）．

［3］《河南省医疗机构超声诊疗消毒技术规范（试行）》（豫卫医〔2011〕186号）．

［4］《卫生部办公厅关于印发〈病理科建设与管理指南（试行）〉的通知》（卫办

医政发〔2009〕31号).

[5]《临床微生物实验室血培养操作规范》(WS/T 503).

[6]《国家卫生健康委办公厅关于印发新型冠状病毒实验室生物安全指南(第二版)的通知》(国卫办科教函〔2020〕70号).

[7]《生物安全柜使用和管理规范》(SN/T 3901).

[8]《医疗卫生机构医疗废物管理办法》(卫生部令第36号).

[9]《病原微生物实验室生物安全管理条例》(国务院令第424号).

[10]《临床实验室设计总则》(GB/T 20469).

[11]《临床实验室生物安全指南》(WS/T 442).

第八节 重症医学科感染防控

1.何谓重症监护病房（ICU）？

重症监护病房（ICU）是医院集中监护和救治重症患者的专业病房，为因各种原因导致一个或多个器官与系统功能障碍危及生命或具有潜在高危因素的患者，及时提供系统的、高质量的医学监护和救治技术。

2.何谓空气洁净技术？

空气洁净技术是通过多级空气过滤系统清除空气中的悬浮微粒及微生物、创造洁净环境的手段。

3.何谓器械相关感染？

器械相关感染是指患者在使用某种相关器械期间或在停止使用某种器械（如呼吸机、导尿管、血管导管等）48 h内出现的与该器械相关的感染。如果停止使用相关器械时间超过48 h后出现了相关感染，应有证据表明此感染与该器械使用相关，但对器械最短使用时间没有要求。

4.重症医学科的功能设置是什么？

（1）负责对危重患者及时提供全面、系统、持续、严密的监护和救治。

（2）以综合性重症患者救治为重点，独立设置，床位向全院开放。

5.对重症医学科病床数量有什么要求？

重症医学科病床数量应符合医院功能任务和实际收治重症患者的需要，三级综合医院重症医学科床位数为医院病床总数的2%～8%，床位使用率以75%为宜，全年床位使用率平均超过85%时，应该适度扩大规模。重症医学科每天至少应保留1张空床以备应急使用。

6.ICU感染防控的基本要求是什么？

（1）ICU应建立由科主任、护士长与兼职感染防控人员等组成的感染防控小组，全面负责本科室感染防控工作。

（2）应制定并不断完善ICU感染防控相关规章制度，并落实于诊疗、护理工作实践中。

（3）应定期研究ICU感染防控工作存在的问题和改进方案。

（4）医院感染防控专职人员应对ICU感染防控措施落实情况进行督查，做好相关记录，并及时反馈检查结果。

（5）应针对ICU感染特点建立人员岗位培训和继续教育制度。所有工作人员，包括医师、护士、进修人员、实习学生、保洁人员等，应接受医疗机构感染防控相关知识和技能的培训。

（6）抗菌药物的应用和管理应遵循国家相关法规、文件及指导原则。

（7）医疗废物的处置应遵循《医疗废物管理条例》《医疗卫生机构医疗废物管理办法》和《医疗废物分类目录》等有关规定。

（8）医务人员应向患者家属宣讲医疗机构感染防控的相关规定。

7.重症医学科建筑布局、设施及管理应遵循哪些原则？

（1）重症医学科应位于方便患者转运、检查和治疗的区域，并宜接近手术室、医学影像学科、检验科和输血科（血库）等。

（2）重症医学科整体布局应以洁污分开为原则，医疗区域、医疗辅助用房区域、污物处理区域、医务人员生活辅助用房区域等应相对独立。要有合理的包括人员流动和物流在内的医疗流向，有条件的医院可以设置不同的进出通道。

（3）床单元使用面积应不少于15 m²，床间距应大于1 m。

（4）重症医学科内应至少配备1个单间病室（房），使用面积应不少于18 m²，用于收治隔离患者。

（5）应具备良好的通风、采光条件。医疗区域内的温度应维持在24 ℃±1.5 ℃，相对湿度应维持在30%～60%。

（6）装饰应遵循不产尘、不积尘、耐腐蚀、防潮防霉、防静电、容易清洁和消毒的原则。

（7）不应在室内摆放干花、鲜花或盆栽植物。

8.ICU手卫生要求有哪些?

（1）应配备足够的非手触式洗手设施和速干手消毒剂，洗手设施与床位数比例应不低于1∶2，单间病房应每床1套。应使用一次性包装的皂液。每床应配备速干手消毒剂。

（2）干手用品宜使用一次性干手纸巾。

（3）医务人员手卫生应符合《医务人员手卫生规范》（WS/T 313）的要求。

（4）探视者进入ICU前后应洗手或用速干手消毒剂消毒双手。

9.重症医学科对医务人员有哪些要求?

（1）应配备足够数量、受过专门训练、具备独立工作能力的专业医务人员。

（2）专业医务人员应掌握重症医学的基本理论、基础知识和基本操作技术，掌握医疗机构感染预防与控制知识和技能。

（3）医师人数与床位数之比不低于0.8∶1，护士人数与实际床位数之比应不低于3∶1。可以根据需要配备适当数量的医疗辅助人员，有条件的医院还可配备相关的设备技术与维修人员。

（4）至少应配一名具有副高以上专业技术职务任职资格的医师担任主任，全面负责医疗护理工作和质量建设。护士长应当具有中级以上专业技术职务任职资格，在重症监护领域工作3年以上，具备一定管理能力。

（5）护理多重耐药菌感染或定植患者时，宜分组进行，人员相对固定。

（6）患有呼吸道感染、腹泻等感染性疾病的医务人员，应避免直接接触患者。

10.ICU患者如何安置与隔离?

（1）应将感染、疑似感染与非感染患者分区安置。

（2）在标准预防的基础上，应根据疾病的传播途径（接触传播、飞沫传播、空气传播），采取相应的隔离与预防措施。

（3）多重耐药菌、泛耐药菌感染或定植患者，宜单间隔离；如隔离房间不足，可将同类耐药菌感染或定植患者集中安置，并设醒目的标识。

11.ICU探视者管理要求有哪些?

（1）应明示探视时间，限制探视者人数。

（2）探视者进入ICU宜穿专用探视服。探视服专床专用，探视日结束后清洗消毒。

（3）探视者进入ICU可穿鞋套或更换专用鞋。

（4）探视呼吸道感染患者时，探视者应遵循《医院隔离技术规范》（WS/T 311）的要求进行防护。

（5）应谢绝患有呼吸道感染性疾病的探视者。

12.ICU应开展的医院感染监测包括哪些内容？

（1）应常规监测ICU患者医院感染发病率、感染部位构成比、病原微生物等，做好医院感染监测相关信息的记录。监测内容与方法应遵循《医院感染监测规范》（WS/T 312）的要求。

（2）应积极开展目标性监测，包括呼吸机相关性肺炎（VAP）、血管导管相关血流感染（CLBSL）、导尿管相关尿路感染（CAUTI）、多重耐药菌监测，对于疑似感染患者，应采集相应标本做微生物检验和药敏试验。具体方法参照《医院感染监测规范》（WS/T 312）的要求。

（3）早期识别医院感染暴发，实施有效的干预措施。

（4）应每季度对物体表面、医务人员手和空气进行消毒效果监测，当怀疑医院感染暴发、ICU新建或改建以及病室环境的消毒方法改变时，应随时进行监测，采样方法及判断标准应依照《医院消毒卫生标准》（GB 15982）。

（5）应对监测资料进行汇总，分析医院感染发病趋势、相关危险因素和防控工作存在的问题，及时采取积极的预防与控制措施。

（6）宜采用信息系统进行监测。

13.ICU环境清洁消毒的方法与要求是什么？

（1）物体表面清洁消毒方法如下：

1）物体表面应保持清洁，被患者血液、体液、排泄物、分泌物等污染时，应随时清洁并消毒。

2）医疗区域的物体表面应每天清洁消毒1~2次，达到中水平消毒。

3）计算机键盘宜使用键盘保护膜覆盖，表面每天清洁消毒1~2次。

4）一般性诊疗器械（如听诊器、叩诊锤、手电筒、软尺等）宜专床专用；如交叉使用应一用一消毒。

5）普通患者持续使用的医疗设备（如监护仪、输液泵、氧气流量表等）表面，应每天清洁消毒1~2次。

6）普通患者交叉使用的医疗设备（如超声诊断仪、除颤仪、心电图机等）表面，直接接触患者的部分应每位患者使用后立即清洁消毒，不直接接触患者的部分应每周清洁消毒1~2次。

7）多重耐药菌感染或定植患者使用的医疗器械、设备应专人专用，或一用一消毒。

（2）地面应每天清洁消毒1~2次。

（3）安装空气净化系统的ICU，空气净化系统出、回风口应每周清洁消毒1~2次。

（4）呼吸机及附属物品的消毒：

1）呼吸机外壳及面板应每天清洁消毒1~2次。

2）呼吸机外部管路及配件应一人一用一消毒或灭菌，长期使用者应每周更换。

3）呼吸机内部管路的消毒按照厂家说明书进行。

14.ICU床单元的清洁与消毒要求有哪些？

（1）床栏、床旁桌、床头柜等应每天清洁消毒1~2次，达到中水平消毒。

（2）床单、被罩、枕套、床间隔帘应保持清洁，定期更换，如有血液、体液或排泄物等污染，应随时更换。

（3）枕芯、被褥等使用时应保持清洁，防止体液浸湿污染，定期更换，如有血液、体液或排泄物等污染，应随时更换。

15.ICU便器的清洗与消毒要求有哪些？

（1）便盆及小便器应专人专用，每天清洗、消毒。

（2）腹泻患者的便盆应一用一消毒。

（3）有条件的医院宜使用专用便盆清洗消毒机处理，一用一消毒。

16.ICU可选用哪些方法进行空气消毒？

（1）医疗区域定时开窗通风。

（2）安装具备空气净化消毒装置的集中空调通风系统。

（3）空气洁净技术：应做好空气洁净设备的维护与监测，保持洁净设备的有效性。

（4）空气消毒器：循环风紫外线空气消毒器或静电吸附式空气消毒器或其他获得原卫生部消毒产品卫生许可批件的空气消毒器。

（5）紫外线灯照射消毒。

（6）能使消毒后的空气中细菌总数≤4 cfu/（15 min·ϕ90皿），并获得原卫生部消毒产品卫生许可批件的其他空气消毒产品。

17.重症医学科医院感染的预防与控制评价内容有哪些?

（1）重症医学科布局合理，病房配置设备设施符合《重症监护病房医院感染规范与控制规范》（WS/T 509）的基本设备要求。

（2）有单独的隔离房间，隔离工作符合《医院隔离技术规范》（WS/T 311）的要求。

（3）手卫生设施、用品及医务人员的手卫生符合《医务人员手卫生规范》（WS/T 313）的要求。

（4）有预防呼吸机相关性肺炎、血管导管相关血流感染、导尿管相关尿路感染、多重耐药菌感染等的制度及措施。

（5）开展呼吸机相关性肺炎、血管导管相关血流感染、导尿管相关尿路感染目标性监测，至少每季度进行监测资料的分析与讨论，感染预防与控制有效。

（6）了解其前5位的医院感染病原微生物名称及耐药情况。

18.危重孕产妇救治中心的组织体系?

应当成立由分管院长任组长，产科、儿科、重症医学科以及内科、外科、妇科、急诊科、麻醉科、放射科、输血科、检验科、药学部门、介入血管科等相关业务科室专家为成员的院内危重孕产妇急救小组（传染病专科医院需增加相关传染病科专家），其他成员由以上相关科室医护人员组成。

19.危重孕产妇救治中心的设置及建筑布局有哪些要求?

（1）建筑布局应当符合环境卫生学和医疗机构感染防控的原则，做到布局流程合理、洁污分区明确，标识正确清晰。

（2）应当设有危重抢救设备设施齐全的抢救病房或病区。抢救病房或病区应当设置于方便危重孕产妇转运、检查和治疗的区域，以邻近产房、手术室、急诊室为宜。救治中心抢救病房具体建设标准参照综合医院ICU建设标准，并满足危重孕产妇救治需求和突出产科特色。工作用房应当明确划分病房区、医疗护理辅助区、工作人员生活区和污物处理区。

20.危重孕产妇救治中心的感染防控有哪些要求？

应当制定符合孕产妇特点的感染防控规章制度和工作流程，有效落实各项感染防控措施，降低感染发生风险。

21.新生儿病区（室）建筑布局及设施设备配置有哪些要求？

（1）建筑布局应当符合医疗机构感染防控的有关规定，做到洁污区域分开，功能流程合理。

（2）应当设置在相对独立的区域，接近新生儿重症监护病房。

（3）新生儿科病房分医疗区和辅助区，医疗区包括普通病室、隔离病室和治疗室等，有条件的可设置早产儿病室。辅助区包括清洗消毒间、接待室、配奶间、新生儿洗澡间（区）等，有条件的可以设置哺乳室。

（4）床位数应当满足患儿医疗救治的需要，无陪护病室每床净使用面积不少于3 m²，床间距不小于1 m。有陪护病室应当一人一房，净使用面积不低于12 m²。

（5）应当配备负压吸引装置、新生儿监护仪、吸氧装置、氧浓度监护仪、暖箱、辐射式抢救台、蓝光治疗仪、输液泵、静脉推注泵、微量血糖仪、新生儿专用复苏囊与面罩、喉镜和气管导管等基本设备。有条件的可配备吸氧浓度监护仪和供新生儿使用的无创呼吸机。

（6）应当配备必要的清洁和消毒设施，每个房间内至少设置1套洗手设施、干手设施或干手物品，洗手设施应当为非手触式。

22.新生儿病区（室）医护人员配置及基本技能要求是什么？

（1）新生儿病区（室）应当根据床位设置配备足够数量的医师和护士，人员梯队结构合理。其中医师人数与床位数之比应当为0.3∶1以上，护士人数与床位数之比应当为0.6∶1以上。

（2）医师应当有1年以上儿科工作经验，并经过新生儿专业培训6个月以上，熟练掌握新生儿窒息复苏等基本技能和新生儿病区（室）感染防控知识，具备独立处置新生儿常见疾病的基本能力。

（3）护士要相对固定，经过新生儿专业培训并考核合格，掌握新生儿常见疾病的护理技能、新生儿急救操作技术和新生儿病区（室）感染防控知识。

23.为预防医疗机构感染发生，新生儿病区（室）应如何加强科室管理？

（1）新生儿病区（室）应当对有感染高危因素的新生儿进行相关病原学检测，采取针对性措施，避免造成医疗机构感染。

（2）对患具有传播可能的感染性疾病、有多重耐药菌感染的新生儿应当采取隔离措施并作标识。

（3）新生儿病区（室）医护人员在进行诊疗、护理过程中应当严格执行查对制度，实施预防和控制感染的措施，确保医疗安全。

（4）新生儿病区（室）应当严格限制非工作人员进入，患感染性疾病者严禁入室。

（5）配奶间环境设施应当符合国家相关规定。配奶间工作人员应当经过消毒技术培训且符合国家相关规定。

24.新生儿病区（室）如何做好医疗机构感染防控工作？

（1）应当加强医疗机构感染防控，建立并落实医疗机构感染防控相关规章制度和工作规范，并按照医疗机构感染防控原则设置工作流程，降低医疗机构感染危险。

（2）应当通过有效的环境卫生学监测和医疗设备消毒灭菌等措施，减少发生感染的危险。

（3）应当保持空气清新与流通，每日通风不少于2次，每次15～30 min。有条件者可使用空气净化设施、设备。

（4）工作人员进入工作区要换（室内）工作服、工作鞋。

（5）按照规定建立新生儿病区（室）医院感染监控和报告制度，开展必要的环境卫生学监测和新生儿医疗机构感染目标性监测。针对监测结果，应当进行分析并整改。存在严重医疗机构感染隐患时，应当立即停止接收新患儿，并将在院患儿转出。

（6）使用器械、器具及物品，应当符合相关要求。

（7）应当根据相关规定建立消毒清洁制度，并按照制度对地面和物体表面进行清洁或消毒。

（8）医务人员在诊疗过程中应当实施标准预防，并严格执行手卫生规范和无菌操作技术。

（9）发现特殊或不明原因感染患儿，要按照传染病管理有关规定实施单间隔离、专人护理，并采取相应消毒措施。所用物品优先选择一次性物品，非一次性物品必须专人专用专消毒，不得交叉使用。

（10）医务人员在接触患儿前后均应当认真实施手卫生。诊疗和护理操作应当以"先早产儿后足月儿、先非感染性患儿后感染性患儿"的原则进行。接触血液、体液、分泌物、排泄物等操作时应当戴手套，操作结束后应当立即脱掉手套并洗手。

（11）医疗废弃物管理应当按照《医疗废物管理条例》《医疗卫生机构医疗废物管理办法》及有关规定进行分类、处理。

25.新生儿病区使用器械、器具及物品应当遵循的原则有哪些？

（1）手术使用的医疗器械、器具及物品必须达到灭菌标准。

（2）一次性使用的医疗器械、器具应当符合国家有关规定，不得重复使用。

（3）呼吸机湿化瓶、氧气湿化瓶、吸痰瓶应当每日更换清洗消毒，呼吸机管路消毒按照有关规定执行。

（4）蓝光箱和暖箱应当每日清洁并更换湿化液，一人用后一消毒。同一患儿长期连续使用暖箱和蓝光箱时，应当每周消毒一次，用后终末消毒。

（5）接触患儿皮肤、黏膜的器械、器具及物品应当一人一用一消毒。如雾化吸入器、面罩、氧气管、体温表、吸痰管、浴巾、浴垫等。

（6）奶瓶、奶嘴、配奶器具、奶瓶刷等清洗、干燥后，交由消毒供应中心（室）进行压力蒸汽灭菌后备用。清洗用具、装放容器或包装物应保持清洁、干燥。

（7）新生儿使用的被服、衣物等应当保持清洁，每日至少更换一次，污染后及时更换。患儿出院后床单元要进行终末消毒。

26.配奶间的管理要求有哪些？

（1）均应设置独立的配奶间、奶具处理间，内部设施、物品配置符合要求，管理规范。

（2）奶瓶、奶嘴、配奶器具、奶瓶刷等清洗、干燥后，交由消毒供应中心（室）进行压力蒸汽灭菌后备用。清洗用具、装放容器或包装物应保持清洁、干燥。

（3）PICU还应设置独立的患儿配餐间、餐（饮）具处理间，内部设施、物品配置符合要求。管理规范。

（4）患儿餐（饮）具应一人一用一清洗一煮沸或微波消毒，干燥保存。

27.新生儿洗澡间（沐浴间）的管理要求有哪些?

（1）均应分设一般、隔离洗澡间（沐浴间），固定专用洗澡设施（隔离洗澡池、洗澡用物、处置台等另设，专用并有标示）。

（2）洗澡池、洗托架（浴托）等每次使用后应进行清洗、消毒，保持清洁、干燥。

（3）洗澡用小毛巾、大浴巾、内衣等应一新生儿（患儿）一用一清洁一灭菌。

（4）眼药水（膏）、扑粉等应固定新生儿（患儿）使用。

28.新生儿暖箱的消毒及管理要求有哪些?

（1）恒温罩、床垫以及婴儿辐射保暖台、婴儿床等保持清洁、干燥。

（2）注水槽内的湿化液须每24 h更换无菌水，同时清洁注水槽及连接管。

（3）每周拆卸暖箱，采用稀释成所需浓度的中性清洁剂彻底清洁所有表面、加湿器、注水槽及连接管、贮水箱、空气过滤器及连接管，并采用非醇类消毒剂擦拭消毒，清水清洗、擦干备用；空气净化材料每2个月更换一次，污浊或破损时及时更换。

（4）患儿出院后暖箱实施终末清洁、消毒；使用过的所有物品全部更换，清洁、消毒或灭菌后备用。

29.危重新生儿救治中心应怎样设置?

应当符合区域医疗卫生服务体系规划，遵循择优确定、科学布局、分级诊疗的原则。

（1）地方各级卫生健康行政部门应当根据医疗机构设置规划和新生儿诊疗需求，对区域内危重新生儿救治中心的数量和布局进行统筹规划。

（2）医疗机构可以根据区域医疗服务需求、区域卫生规划和医疗机构设置规划，结合自身功能定位确定危重新生儿救治中心服务能力的层级目标。

（3）原则上所有的省（区、市）、市（地、州）、县（市、区）行政区域应当至少设立1个服务能力不低于相应层级的危重新生儿救治中心。

30.危重新生儿救治中心感染预防与控制措施有哪些?

（1）应当加强医疗机构感染防控，建立感染防控小组并定期召开例会；制定符合新生儿特点的感染防控规章制度和工作流程，包括感染防控及医院感染监测制度、消毒隔离制度、手卫生制度、配奶间与沐浴间管理制度等，降低发生医疗机构感染风险。

（2）建筑布局应当符合环境卫生学和医疗机构感染防控的原则，做到布局流程合理、洁污分区明确，标识正确清晰。

（3）应当具备良好的通风、采光条件，遵循《医院空气净化管理规范》（WS/T 368）的要求，采用正确的空气净化方法，每季度进行空气净化与消毒效果监测。

（4）病房床位空间应当满足患儿医疗救治和医疗机构感染防控的需要。每床净建筑面积为抢救单元≥6 m²，其他床位≥3 m²；床间距应≥0.9 m。

（5）应当配备必要的清洁和消毒设施；手卫生设施应当符合《医务人员手卫生规范》（WS/T 313）的要求。

（6）工作人员进入工作区应当更换（室内）工作服、工作鞋。在诊疗过程中应当实施标准预防，并严格执行无菌操作技术和手卫生规范。

（7）应建立有效的医疗机构感染监测与报告制度，严格按照《医院感染监测规范》（WS/T 312）的要求，开展呼吸机相关性肺炎、中心静脉导管相关血流感染等目标性监测，及时发现医疗机构感染的危险因素，采取有效预防和控制措施。发现有医疗机构感染聚集性趋势时，应当立即报告并开展调查，根据调查结果采取切实可行的控制措施。

（8）医务人员在诊疗与护理操作时应当按照"先早产儿后足月儿、先非感染性患儿后感染性患儿"的原则进行。每接触一次患儿后需洗手方可接触下一名患儿。发现特殊或不明原因感染患儿时，应当严格按照《医院隔离技术规范》（WS/T 311）等有关规定，实施隔离措施。

（9）新生儿使用的器械、器具及物品，应当符合相关要求。

（10）新生儿配奶间应当由专门人员管理，并保持清洁、干净，定期消毒。按无菌操作要求进行母乳收集和储存。配奶工作应当由经过培训的工作人员负责，并严格手卫生，认真执行配奶流程、奶瓶奶嘴清洗消毒流程等。配奶应当现配现用，剩余奶液不得再用。

（11）新生儿沐浴间应当保持清洁，定期消毒，适时开窗通风，保持空气清新。工作人员应当严格手卫生，并按照新生儿沐浴流程，采用淋浴方式对新生儿进行沐浴；沐浴物品专人专用；新生儿沐浴前、后应当放置在不同的区域。

（12）医疗废物管理应当按照《医疗废物管理条例》《医疗卫生机构医疗废物管理办法》及有关规定进行处置。

31.新生儿病区（室）及NICU感染防控评价内容有哪些?

（1）建筑布局符合医疗机构感染防控要求，做到洁污分区，功能流程合理，符合《新生儿病室建设与管理指南（试行）》的要求。

（2）有新生儿暖箱（培养箱）、清洁消毒制度及流程，消毒效果定期监测。

（3）有奶瓶、奶嘴、配奶器具等清洁消毒、灭菌制度及流程，并落实。

（4）有单独的隔离房间，隔离工作符合《医院隔离技术规范》（WS/T 311）的要求。

（5）手卫生设施、用品及医务人员的手卫生符合《医务人员手卫生规范》（WS/T 313）的要求。

（6）NICU有预防呼吸机相关性肺炎、血管导管相关血流感染等的制度及措施。

（7）NICU开展呼吸机相关性肺炎、血管导管相关血流感染目标性监测，至少每季度进行监测资料的分析与讨论，感染预防与控制有效。

（8）NICU的医务人员应了解其前5位的医疗机构感染病原微生物名称及耐药情况。

参考文件

［1］《卫生部办公厅关于印发〈重症医学科建设与管理指南（试行）〉的通知》（卫办医政发〔2009〕23号）.

［2］《重症监护病房医院感染预防与控制规范》（WS/T 509）.

［3］《医院感染预防与控制评价规范》（WS/T 592）.

［4］《危重孕产妇救治中心建设与管理指南2018》.

［5］《危重新生儿救治中心建设与管理指南2018》.

［6］《卫生部关于印发〈新生儿病室建设与管理指南（试行）〉的通知》（卫医政发〔2009〕123号）.

［7］《河南省卫生和计划生育委员会关于印发〈河南省医疗机构重点部门医院感染管理质量控制要点（试行）〉的通知》（豫卫医〔2014〕8号）.

［8］《医院隔离技术规范》（WS/T 311）.

［9］《医院感染监测规范》（WS/T 312）.

［10］《医务人员手卫生规范》（WS/T 313）.

［11］《医院消毒卫生标准》（GB 15982）.

［12］《医院空气净化管理规范》（WS/T 368）.

第九节　产房及妇科门诊手术室感染防控

1.产房的基础建设应达到哪些要求？

（1）布局合理，区域划分明确（非限制区、半限制区、限制区）；区域内房间设置及人、物和洁、污流向符合要求。

（2）应分设生理、隔离待产室，生理、隔离分娩室，有条件的可设置手术间（剖宫产手术间）。

（3）分娩室面积符合要求，每间使用面积≥22 m^2；若同时设置有手术间，其使用面积≥28 m^2。

2.妇科门诊手术室除应达到手术部（室）要求外，基础建设还应达到哪些要求？

（1）应分设准备间（冲洗或擦洗室）、手术间（配置一般、隔离截石位手术床、负压吸引装置等）、观察室、处置室等，分设患者和工作人员通道。

（2）手术间面积符合要求（一张截石位手术床面积≥16 m^2）。

3.产房和妇科门诊手术室的外科洗手/刷手及外科手消毒的基础设施和具体要求有哪些？

（1）刷手间（处）设置在限制区分娩室（手术间）附近，位置适宜。

（2）刷手池应防止刷手水溅出；池面应光滑、无死角、易于清洁。

（3）刷手水嘴应采用非触摸式开关、鹅颈式水嘴，数量及间距等符合要求，每一分娩室（手术间）不得少于2个水嘴。

（4）刷手刷由医院消毒供应中心（室）统一处理、供应。

（5）刷手刷及装放容器、无菌毛巾、医用外科洗手液、外科手消毒设施配备及使用符合要求。

（6）医护人员术前实施外科洗手、外科刷手及外科手消毒，且操作规范。

（7）麻醉医师及麻醉护士、巡回护士等医务人员实施洗手或卫生手消毒，且操作规范，符合《医务人员手卫生规范》（WS/T 313）的要求。

4.产房在感染防控方面应落实哪些措施？

（1）严格落实医疗机构感染防控制度和消毒隔离制度、无菌技术操作规程和标准预防措施。应在标准预防的原则下，根据不同病原体的传播途径采取相应的隔离措施。

（2）须在分娩前对孕妇进行抗-HIV、抗-HCV、HBsAg 等检测。

（3）抗-HIV、抗-HCV、HBsAg 等阳性或特殊感染孕妇应安排在隔离待产室、隔离分娩室；急诊孕妇按感染者对待；分娩结束后应对隔离分娩室实施终末消毒。

5.产房和妇科门诊手术室的消毒效果及环境卫生学监测应符合哪些要求？

（1）每季度应对医护人员卫生手消毒、外科手消毒效果进行监测。监测结果符合国家标准。

（2）每季度应对分娩室（手术间）空气净化效果、物体表面消毒效果进行监测。

（3）标本采集方法正确；检验申请单及报告单书写规范，结果翔实。

（4）当怀疑感染暴发或疑似感染暴发与环境、医护人员手卫生、消毒或灭菌质量等有关时，及时进行目标微生物监测。

6.医疗机构如何处理产妇分娩后胎盘？

（1）依据《卫生部关于产妇分娩后胎盘处理问题的批复》（卫政法发〔2005〕123 号）要求，规范胎盘管理。

（2）产妇分娩后胎盘应当归产妇所有。产妇放弃或者捐献胎盘的，可以由医疗机构进行处置。任何单位和个人不得买卖胎盘。如果胎盘可能造成传染病传播的，如传染病、疑似传染病、急产孕妇的胎盘，医疗机构应当及时告知产妇，按照《中华人民共和国传染病防治法》《医疗废物管理条例》的有关规定进行消毒处理，并按照医疗废物进行处置（应签署知情同意书）。

7.医疗机构如何做好死胎、死婴的处理？

应依据《殡葬管理条例》《医疗机构新生儿安全管理制度（试行）》等要求，死胎、死婴管理符合要求，不得按医疗废物处理；患有传染性疾病产妇的胎盘、死胎及死婴，应妥善初步处理，不得交由产妇或其他监护人等自行处理。

8.灭菌内镜（宫腔镜等）配置和管理应达到哪些要求？

（1）内镜配置数量与手术工作量相符。

（2）灭菌内镜须交由消毒供应中心（室）集中统一处理，交接记录翔实。

（3）灭菌内镜处理须做到（含在本科室处理）：

1）建筑布局合理，区域划分明确，区域内房间设置及人、物和洁、污流向符合要求。

2）设置单独的器械清洗间、检查包装及灭菌间，空气质量符合要求。

3）配备必需的设施及清洗用具：灭菌器、压力水枪、压力气枪、专用清洗毛刷、超声清洗器（可变频）、干燥设备及清洗用品等；应有冷热自来水、软水、纯化水供应（水质符合相关要求）。

9.灭菌内镜（宫腔镜等）的清洗灭菌人员及质量管理应符合哪些要求？

（1）负责灭菌内镜处理的人员须接受消毒供应中心专业岗位培训，并由消毒供应中心（室）统一调配与管理。

（2）内镜及附件的清洗、消毒、包装、灭菌操作规范，流程符合要求。

（3）建立健全并规范执行操作流程，实施质量控制及追溯系统。

（4）包装前须对内镜及附件的清洗质量进行检查；配置必备的检查设施、用具；根据所采用的灭菌方法选择适宜的包装材料。

10.灭菌内镜（宫腔镜等）的灭菌效果监测应符合哪些要求？

（1）根据不同种类灭菌器的监测要求，定期进行灭菌器物理、化学、生物监测。记录翔实。

（2）每月须对灭菌后的内镜及附件进行生物监测；标本采集方法正确。结果翔实。

（3）内镜及附件生物监测申请单、报告单书写规范、项目齐全。

（4）结果超标时应追溯原因，制定整改措施并实施；再次复检合格后方可使用。

参考文件

［1］《河南省卫生和计划生育委员会关于印发〈河南省医疗机构重点部门医院感染管理质量控制要点（试行）〉的通知》（豫卫医〔2014〕8号）.

［2］《卫生部关于产妇分娩后胎盘处理问题的批复》（卫政法发〔2005〕123号）.

［3］《医务人员手卫生规范》（WS/T 313）.

第十节 手术部（室）感染防控

1.手术部（室）按环境要求分几类？

（1）按环境要求分为一般手术部（室）和洁净手术部（室），应符合《医院消毒卫生标准》的有关规定。

（2）洁净手术部（室）应符合《医院洁净手术部建筑技术规范》的有关规定。

2.何谓洁净手术部？

洁净手术部是指由洁净手术室、洁净辅助用房和非洁净辅助用房等一部分或全部组成的独立的功能区域。

3.何谓洁净手术室？

洁净手术室是指采用空气净化技术，把手术环境空气中的微生物粒子及微粒总量降到允许水平的手术室。手术室也可称手术间。

4.何谓洁净辅助用房？

洁净辅助用房是指对空气洁净度有要求的非手术室的用房。

5.何谓非洁净辅助用房？

非洁净辅助用房是指对空气洁净度无要求的非手术室的用房。

6.何谓手术区？

手术区是指需要特别保护的包括手术台及其四边外推一定距离的区域。

7.何谓周边区？

周边区是指洁净手术室内除去手术区以外的其他区域。

8.何谓空态?

空态是指室内净化空调设施及功能齐备而未运行,但室内没有医疗设备和人员的状态。

9.何谓静态?

静态是指室内净化空调设施及功能齐备并运行,如有医疗设备,医疗设备已安装并可运行,但无工作人员的状态。

10.何谓浮游法细菌浓度?

浮游法细菌浓度简称浮游菌浓度。在空气中用浮游菌采样器随机采样,经培养所得单位空气体积中的菌落形成单位的数量,代表空气中的浮游菌数(cfu/m^3)。

11.何谓沉降法细菌浓度?

沉降法细菌浓度简称沉降菌浓度。沉降法又称平板暴露法。用培养皿在空气中暴露采样,盖好培养皿后经过培养得出的菌落形成单位的数量,代表空气中可以沉降下来的细菌数($cfu/皿$)。

12.何谓术间自净时间?

术间自净时间是指在正常运行的换气次数条件下,使手术室内术后废弃物已被清除后的空气含尘浓度降低约90%或降低到设计洁净度级别上限浓度之内所需的时间。

13.何谓洁净区?

洁净区是指凡有Ⅳ级及以上洁净度要求的区域。

14.何谓净化空调系统?

净化空调系统是指以过滤除菌、除尘为主要措施,将受控区域内悬浮尘埃与微生物浓度控制到所要求水平的空气调节系统。

15.何谓外源性感染?

外源性感染是指患者由他人或环境等体外微生物引发的感染。

16.何谓内源性感染?

内源性感染是指患者由自身拥有的菌群引发的感染。

17.手术部（室）设置位置及平面布置有哪些要求?

（1）手术部（室）应当设置在医院内便于接送手术患者的区域，宜临近重症医学科、临床手术科室、病理科、消毒供应中心、输血科（血库）等部门，周围环境安静、清洁。医院应当设立急诊手术患者绿色通道。

（2）手术部（室）不宜设在首层，洁净手术部不宜设在首层和高层建筑的顶层。

（3）建筑布局合理，区域划分明确（非限制区、半限制区、限制区）、标识清楚，区域内房间设置及人、物和洁、污流向符合医院卫生学要求。

（4）手术部（室）应分设无菌、一般、隔离手术间。

（5）门诊、眼科、烧伤、整形手术室应设一般、隔离手术间。

（6）根据专科需求设置手术间面积，每一手术间仅限一张手术床。

（7）入口处应设医护人员卫生通道，且换鞋处应采取防止洁污交叉的措施。

（8）通往外部的门应采用弹簧门或自动启闭门。

18.医疗机构内手术间数量如何设置?

手术间的数量应根据医院手术科室的床位数及手术量进行设置，手术室间数宜按病床总数每50床或外科病床数每25~30床设置1间，满足医院日常手术工作的需要。

19.手术部内手术室平面尺寸应符合哪些规定?

应根据需要选用手术室平面尺寸，平面尺寸不应小于表3-10-1的规定。

表3-10-1　手术室平面净尺寸

手术室类型	平面净尺寸（m）
特大型	7.50 × 5.70
大型	5.70 × 5.40
中型	5.40 × 4.80
小型	4.80 × 4.20

20.洁净手术部内洁净手术室用房的分级标准有哪些要求?

洁净手术部内洁净手术室的用房分级标准应符合表3-10-2的要求。

表3-10-2 洁净手术室用房的分级标准

洁净用房等级	沉降法(浮游法)细菌最大平均浓度		空气洁净度级别		参考手术
	手术区	周边区	手术区	周边区	
I	0.2 cfu/30 min·φ90皿(5 cfu/m³)	0.4 cfu/30 min·φ90皿(10 cfu/m³)	5	6	假体植入、某些大型器官移植、手术部位感染可直接危及生命及生活质量的手术
II	0.75 cfu/30 min·φ90皿(25 cfu/m³)	1.5 cfu/30 min·φ90皿(50 cfu/m³)	6	7	涉及深部组织及生命主要器官的大型手术
III	2 cfu/30 min·φ90皿(75 cfu/m³)	4 cfu/30 min·φ90皿(150 cfu/m³)	7	8	其他外科手术
IV	6 cfu/30 min·φ90皿		8.5		感染和重度污染手术

注:1.浮游法的细菌最大平均浓度采用括号内数值。细菌浓度是直接所测的结果,不是沉降法和浮游法互相换算的结果。
2.眼科专用手术室周边区洁净度级别比手术区可低2级。

21.洁净手术部内洁净辅助用房的分级标准有哪些要求?

洁净手术部内洁净辅助用房分级标准应符合表3-10-3的要求。

表3-10-3 洁净辅助用房的分级标准

洁净用房等级	沉降法(浮游法)细菌最大平均浓度	空气洁净度级别
I	局部集中送风区域:0.2 cfu/30 min·φ90皿,其他区域:0.4 cfu/30 min·φ90皿	局部5级,其他区域6级
II	1.5 cfu/30 min·φ90皿	7级
III	4 cfu/30 min·φ90皿	8级
IV	6 cfu/30 min·φ90皿	8.5级

注:细菌浓度是直接所测的结果,不是沉降法和浮游法互相换算的结果。

22.洁净手术部内主要辅助用房宜符合哪些要求？

洁净手术部内主要辅助用房宜符合表3-10-4的要求。

表3-10-4 主要辅助用房分级

用房类型	用房名称	洁净用房等级
在洁净区内的洁净辅助用房	需要无菌操作的特殊用房	Ⅰ ~ Ⅱ
	体外循环室	Ⅱ ~ Ⅲ
	手术室前室	Ⅲ ~ Ⅳ
	刷手间 术前准备室 无菌物品存放室、预麻室 精密仪器室 护士站 洁净区走廊或任何洁净通道 恢复（麻醉苏醒）室	Ⅳ
	手术室的邻室	无
在非洁净区内的非洁净辅助用房	用餐室 卫生间、淋浴间、换鞋处、更衣室 医护休息室 值班室 示教室 紧急维修间 储物间 污物暂存处	无

23. 一般手术部（室）室内温度、湿度及空调系统有哪些要求？

（1）室内温度：冬季不宜低于20 ℃，夏季不宜高于26 ℃。

（2）室内相对湿度：冬季不宜低于30%，夏季不宜高于65%。

（3）应采用末端过滤器效率不低于高中效过滤器的空调系统或全新风通风系统。

（4）室内应保持正压，换气次数不得低于6次/h。

（5）噪声不应大于50 dB（A）。

24.洁净手术部用房主要技术指标中对感染防控有哪些要求?

洁净手术部的各类洁净用房细菌浓度和洁净度级别除应符合相应等级的要求外,各类洁净用房的其他主要技术指标应按表3-10-5的规定设计。

表3-10-5 洁净手术部用房主要技术指标

名 称	室内压力	最小换气次数（次/h）	温度（℃）	相对湿度（%）	最小新风量［m³/（h·m²）］或（次/h）（仅指本栏括号中数据）	最少术间自净时间（min）
Ⅰ级洁净手术室和需要无菌操作的特殊用房	正	—	21～25	30～60	15～20	10
Ⅱ级洁净手术室	正	24	21～25	30～60	15～20	20
Ⅲ级洁净手术室	正	18	21～25	30～60	15～20	20
Ⅳ级洁净手术室	正	12	21～25	30～60	15～20	30
体外循环室	正	12	21～27	≤60	（2）	—
无菌敷料室	正	12	≤27	≤60	（2）	—
未拆封器械、无菌药品、一次性物品和精密仪器存放室	正	10	≤27	≤60	（2）	—
护士站	正	10	21～27	≤60	（2）	—
预麻醉室	负	10	23～26	30～60	（2）	—
手术室前室	正	8	21～27	≤60	（2）	—
刷手间	负	8	21～27	—	（2）	—
洁净区走廊	正	8	21～27	≤60	（2）	—
恢复室	正	8	22～26	25～60	（2）	—
脱包间	外间脱包负	—	—	—	—	—
	内间暂存正	8	—	—	—	—

注：1.负压手术室室内压力一栏应为"负"。
2.眼科手术室截面平均风速应控制在0.15~0.2 m/s。
3.温湿度范围下限为冬季的最低值,上限为夏季的最高值。
4.手术室新风量的取值,应根据有无麻醉或电刀等在手术过程中散发有害气体而增减。

25.洁净手术部各类洁净用房技术指标的选用应符合哪些要求?

（1）相互连通的不同洁净度级别的洁净用房之间，洁净度高的用房应对洁净度低的用房保持相对正压。最小静压差应大于或等于5 Pa，最大静压差应小于20 Pa，不应因压差而产生哨音或影响开门。

（2）相互连通的相同洁净度级别的洁净用房之间，宜有适当压差，保持要求的气流方向。

（3）严重污染的房间对相通的相邻房间应保持负压，最小静压差应大于或等于5 Pa。用于控制空气感染的手术室应是负压手术室，负压手术室对其吊顶上技术夹层应保持略低于"0"的负压差。

（4）洁净区对与其相通的非洁净区应保持正压，最小静压差应大于或等于5 Pa。

（5）换气次数和新风量除应符合《医院洁净手术部建筑技术规范》（GB 50333）洁净手术部用房主要技术指标的规定外，还应满足压差、补偿排风、空调负荷及特殊使用条件等要求。

（6）温湿度不达标的不超过5天/年，连续2天不达标的不应超过2次/年。

（7）对技术指标的项目、数值、精度和变化规律等有特殊要求的房间，应按实际要求设计。

26.洁净手术部规模标准有哪些?

洁净手术部设置洁净手术室间数应根据医院类型、床位数和年手术例量核定。洁净手术室应规定和控制室内医护人员的设定人数，设计负荷以设定人数为基础。当不能提出设定人数时，设计负荷可按以下人数计算：Ⅰ级12～14人，Ⅱ级10～12人，Ⅲ、Ⅳ级6～10人。

27.洁净手术部卫生学要求有哪些?

（1）洁净手术部功能布局应合理、符合手术无菌技术的原则，并应做到联系便捷、洁污分明。

（2）洁净手术部房间静态空气细菌浓度及用具表面清洁消毒状况是卫生学的基本要求，应符合《医院洁净手术部建筑技术规范》（GB 50333）及现行国家标准《医院消毒卫生标准》（GB 15982）的规定。

（3）洁净手术部人流、物流由非洁净区进入洁净区应经过卫生处置，人员应换鞋、更衣。医务（包括医护技、卫生、管理等）人员与患者进出口宜分设。

（4）手术使用后的可复用器械应密封送消毒供应中心集中处理。医疗废弃物应就地打包，密封转运处理。

28.洁净手术部功能平面布局有哪些要求？

（1）洁净手术部平面布局应有利于提高医疗效率，并应按用房功能划分洁净区与非洁净区。

（2）更衣室应分换鞋和更衣区；卫生间、淋浴间应设于更衣区前半部分。

（3）医护人员更衣区合计面积按实际使用人数每人不宜小于1 m²计算，更衣室不应小于6 m²。

（4）车辆卫生通过区域或换车间应设在手术部主入口，其面积应满足车辆回旋尺度和停放转运的要求。

（5）病理速检室紧邻洁净手术部时宜设与洁净区走廊相通的传递窗。

（6）脱包间应位于紧邻洁净区的非洁净区，脱包后物品应立即传至脱包内间或洁净区。

（7）护士站宜设于主入口。

（8）手术台中心线应与手术室长轴重合，中心点应为手术室长轴与短轴十字交叉点，头侧手术床床边距墙不应小于1.8 m。主要术野应位于送风面中心区域。

29.洁净手术部（室）建筑平面布置中对感染防控有哪些规定？

（1）洁净手术部平面必须分为洁净区与非洁净区。洁净区与非洁净区之间的联络必须设缓冲室或传递窗。

（2）洁净区内手术室宜相对集中布置。Ⅰ、Ⅱ级洁净手术室应处于干扰最小的区域。

（3）负压手术室和感染手术室在出入口处都应设准备室作为缓冲室。负压手术室应有独立出入口。

（4）更衣区的淋浴和卫生间应相对封闭，并不应设于更衣室后部。

（5）当人、物用电梯设在洁净区，电梯井与非洁净区相通时，电梯出口处必须设缓冲室。

（6）换车间内非洁净和洁净两区宜分别设存车区；洁车所在区域应属于洁净区，并应作为缓冲室。

（7）缓冲室应有空气洁净度级别，并与高级别一侧同级，最高达到6级。应设定与邻室间的气流方向。缓冲室面积不应小于3 m²，缓冲室可兼作他用。

（8）每2~4间洁净手术室应单独设立1间刷手间，刷手间不应设门；当刷手池设在洁净走廊上时，应不影响交通和环境卫生。

（9）洁净手术部不宜有抗震缝、伸缩缝等穿越，当需穿越时，应用止水带封闭。洁净手术室内不应有抗震缝、伸缩缝穿越。

30.洁净手术室的净高和净宽有哪些要求？

（1）洁净手术室的净高不宜低于2.7 m。当手术室的送风装置被轨道分割开，分割后的送风盲区宽度为0.1~0.25 m时，房间净高相应不低于2.8~3.2 m。

（2）洁净手术室供手术车进出的门，净宽不宜小于1.4 m。

31.不同手术部（室）空气消毒或净化设施有哪些管理要求？

（1）洁净手术部：

1）新风应经过粗效、中效、亚高效或高效过滤器处理；空气净化过滤器清洁、消毒及更换周期符合要求。记录翔实。

2）负压手术间应设置独立的净化空气系统。

3）回风口格栅应保持清洁。

4）连台手术之间应及时对室内物体表面进行清洁、消毒及空气净化，且符合要求。

（2）非洁净手术部：

1）限制区内各房间的空气消毒器配置与其空间体积相符合。

2）空气消毒器运行正常，记录翔实。

32.手术部（室）可选择哪些空气净化方法？

（1）安装空气净化消毒装置的集中空调通风系统。

（2）空气洁净技术。

（3）循环风紫外线空气消毒器或静电吸附式空气消毒器或其他获得原卫生部消毒产品卫生许可批件的空气消毒器。

（4）紫外线灯照射消毒。

（5）能使消毒后空气中的细菌总数≤4 cfu/（15 min·φ90皿）、获得原卫生部消毒产品卫生许可批件的其他空气消毒产品。

33.洁净手术部（室）空气洁净设施应如何做好维护保养管理？

（1）空气处理机组，新风机组应定期检查，保持清洁。

（2）新风机组粗效滤网宜每2天清洁一次；粗效过滤器宜1~2个月更换一次；中效过滤器宜每周检查，3个月更换一次；亚高效过滤器宜每年更换。发现污染和堵塞及时更换。

（3）末端高效过滤器宜每年检查一次，当阻力超过设计初阻力160 Pa或已经使用3年以上时宜更换。

（4）排风机组中的中效过滤器宜每年更换，发现污染和堵塞及时更换。

（5）定期检查回风口过滤网，宜每周清洁一次，每年更换一次。如遇特殊污染，及时更换，并用消毒剂擦拭回风口内表面。

（6）设专门维护管理人员，遵循设备的使用说明进行保养和维护；并制定运行手册，有检查和记录。

34.手术部（室）医务人员着装及职业安全防护管理有哪些要求？

（1）进入手术部（室）医务人员须按要求规范着装，戴工作圆帽、一次性医用外科口罩等。

（2）实施职业安全防护各项措施，所需防护用品、职业暴露处理物品配备齐全，操作规范。

（3）铅衣等防辐射用品的清洁、消毒、存放及使用符合要求（含铅衣、铅帽、铅围裙放射等放射防护用品，应由医学装备部门进行统一编号并详细记录，存档备案。每年至少进行一次年检，其检测时由医学装备部门统一组织，医学影像科协助工作，放射防护用品的使用科室积极进行配合。对于检测中的不合格放射防护用品，及时淘汰并行补充，补充的合格放射防护用品应行归档备案）。

35.手术部（室）消毒供应室的管理应达到哪些要求？

（1）建筑布局合理，区域划分明确，区域内房间设置及人、物和洁、污流向符合要求。

（2）设置单独的器械清洗间、检查及包装间、灭菌间。

（3）配备必需的设施及清洗用具：

1）压力蒸汽灭菌器、压力水枪、压力气枪、专用清洗毛刷、超声清洗机（可变频）、干燥设备及清洗用品等。

2）应有冷热常水、软水、纯化水供应（水质符合相关要求）。

（4）有健全、规范的操作流程、质量控制及追溯系统；记录翔实可追溯。

（5）清洗、消毒、包装、灭菌操作规范，流程符合要求。

（6）包装前应对器械、器具和物品的清洗质量进行检查，配置必备的检查设施、器具。

（7）手术器械的配置数量应与手术工作量相符。

（8）应归属消毒供应中心（室）统一管理，并达到同质化的质控评价标准。

（9）根据不同种类灭菌器的监测要求，定期进行灭菌器物理、化学、生物监测。

36.手术部（室）患者安置及物品准备有哪些要求？

（1）严格执行本部门（科室）医疗机构感染防控和消毒隔离制度、无菌技术操作规程和标准预防措施。

（2）应对择期手术患者（患儿）进行抗–HIV、抗–HCV、HBsAg等检测。

（3）抗–HIV、抗–HCV、HBsAg等阳性或特殊感染患者应安排在隔离手术间手术；急诊手术按感染手术对待；手术结束后应对手术间实施终末消毒。

（4）择期手术患者（患儿）进入手术部（室）前应穿清洁病员手术服。

（5）每日手术结束后，实施手术间终末清洁、消毒后，及时添加手术所需的物品（注射器、输液器、无菌手套）、液体等，数量应满足一台手术工作需求；无菌手术器械包、无菌手术敷料包应满足一台（当台）手术工作需求。

37.手术部（室）麻醉用具清洁、消毒管理有哪些要求？

（1）重复使用的喉镜一人一用一消毒，存放符合要求。

（2）重复使用的螺纹管、面罩、口咽通道、简易呼吸器（呼吸气囊及附件等）等应一人一用，用后交由消毒供应中心（室）统一处理。

38.手术部（室）医疗机构感染预防与控制评价要点中，除要达到重点部门通用要求外，还应做到哪些？

（1）手术部（室）布局合理，分区明确，标识清楚，洁污区域分开。

（2）医务人员知晓各工作区域功能及要求，并有效执行。

（3）有医疗设备、手术器械及物品的清洁、消毒、灭菌及存放规定。

（4）在手术部（室）内消毒的手术器械及物品，应达到《医院消毒供应中

心　第1部分：管理规范》（WS 310.1）、《医院消毒供应中心　第2部分：清洗消毒及灭菌技术操作规范》（WS 310.2）和《医院消毒供应中心　第3部分：清洗消毒及灭菌效果监测标准》（WS 310.3）的要求。

（5）手术部（室）工作区域，手术全部完毕后，应进行彻底清洁与消毒。

（6）连台手术之间，应及时对手术间进行清洁、消毒处理。

参考文件

［1］《综合医院建筑设计规范》（GB 51039）.

［2］《医院洁净手术部建筑技术规范》（GB 50333）.

［3］《卫生部关于印发〈医院手术部（室）管理规范（试行）〉的通知》（卫医政发〔2009〕90号）.

［4］《河南省卫生和计划生育委员会关于印发〈河南省医疗机构重点部门医院感染管理质量控制要点（试行）〉的通知》（豫卫医〔2014〕8号）.

［5］《医院空气净化管理规范》（WS/T 368）.

［6］《医院感染预防与控制评价规范》（WS/T 592）.

第十一节 病区感染防控

1.何谓病室（房）？

病室（房）是指病区内住院患者接受医学观察、诊疗、睡眠、休息和就餐的房间，一般配备床单元、隔离帘、座椅、呼叫系统、氧源、负压吸引系统、手卫生设施、卫生间、非医疗废物桶等。

2.何谓床单元？

床单元是病室（房）内为每位住院患者配备的基本服务设施，一般包括病床及其床上用品、床头柜、床边治疗带等。

3.病区的功能与房间设置有哪些要求？

（1）功能：由一个护士站统一管理的多个病室（房），与住院部公用区域或公用通道由门分隔的住院临床医疗区域。

（2）房间设置：病室、护士站、治疗准备室、治疗室、医师办公室、医师值班室、护士值班室、处置室、污物间等。

4.病区的布局与设施配置有哪些要求？

（1）病区内病房（室）、治疗准备室、治疗室等各功能区域内的房间应布局合理，洁污分区明确。

（2）收治传染病患者的医疗机构应具备隔离条件，独立设区，病房内通风良好。

（3）设施、设备应符合医疗机构感染防控要求，应设有适于隔离的房间和符合《医务人员手卫生规范》（WS/T 313）要求的手卫生设施。

（4）治疗室等诊疗区域内应分区明确，洁污分开，配备手卫生设施；应保持清洁干燥，通风良好。没有与室外直接通风条件的房间应配置空气净化装置。

（5）新建、改建病房（室）宜设置独立卫生间，多人房间的床间距应大于0.8 m，床单元之间可设置隔帘，病室床位数单排不应超过3床；双排不应超过6床。

5.病室（房）功能与设施配置有哪些要求？

（1）功能：住院患者接受医学观察、诊疗、睡眠、休息和就餐。

（2）设施配置：

1）病床、隔离帘、床头桌、座椅、呼叫系统、氧源、非医疗废物桶。

2）病床应配备呼叫系统（医疗机构在新建或改扩建时应达到的要求）。

6.病区感染防控小组人员构成的要求是什么？

病区负责人为本病区感染防控第一责任人，感染防控小组人员包括医师和护士，且宜为病区内相对固定人员，医师宜具有主治医师以上职称。

7.病区感染防控小组的职责是什么？

（1）病区感染防控小组负责本病区感染防控的各项工作，结合本病区感染防控工作特点，制定相应的感染防控制度，并组织实施。

（2）根据本病区主要感染特点，如感染的主要部位、主要病原体、主要侵袭性操作和多重耐药菌感染，制定相应的感染防控措施及流程，并组织落实。

（3）配合医疗机构感染防控部门进行本病区的感染监测，及时报告感染病例，并应定期对感染监测、防控工作的落实情况进行自查、分析，发现问题及时改进，并做好相应记录。

（4）结合本病区多重耐药菌感染及细菌耐药情况，落实医疗机构抗菌药物管理的相关规定。

（5）负责对本病区工作人员感染防控知识和技能的培训。

（6）接受医疗机构对本病区感染防控工作的监督、检查与指导，落实医疗机构感染防控相关改进措施，评价改进效果，做好相应记录。

8.病区工作人员的职责是什么？

（1）应积极参加医疗机构感染防控相关知识和技能的培训。

（2）应遵守标准预防的原则，落实标准预防的具体措施，手卫生应遵循《医务人员手卫生规范》（WS/T 313）的要求；隔离工作应遵循《医院隔离技术规范》（WS/T 311）的要求；消毒灭菌工作应遵循《医疗机构消毒技术规范》（WS/T 367）的要求。

（3）应遵循医疗机构及本病区感染相关制度。

（4）应开展感染监测，按照医疗机构的要求进行报告。

（5）应了解本病区、本专业相关感染特点，包括感染率、感染部位、感染病原体及多重耐药菌感染情况。

（6）在从事无菌技术诊疗操作如注射、治疗、换药等时，应遵守无菌技术操作规程。

（7）应遵循国家抗菌药物合理使用的管理原则，合理使用抗菌药物。

（8）保洁员、配膳员等应掌握与本职工作相关的清洁、消毒等知识和技能。

9.病区应怎样做好感染防控知识方面的教育与培训工作？

（1）病区感染防控小组应定期组织本病区医务人员学习医疗机构感染防控相关知识，并做好考核。

（2）病区感染防控小组应定期考核保洁员的医疗机构感染防控相关知识，如清洁与消毒、手卫生、个人防护等，并根据其知识掌握情况开展相应的培训与指导。

（3）病区感染防控小组应对患者、陪护及其他相关人员进行医疗机构感染防控相关知识如手卫生、隔离等的宣传及教育。

10.病区医务人员应配合医疗机构感染防控部门开展哪些监测？

应开展医疗机构感染病例监测、感染的目标性监测、感染暴发监测、多重耐药菌感染的监测等，监测方法应遵循《医院感染监测规范》（WS/T 312）的要求。

11.病区医务人员怎样开展医院感染病例监测？

（1）应按照医疗机构要求报告感染病例，对监测发现的感染危险因素进行分析，并及时采取有效控制措施。

（2）应根据本病区感染防控主要特点开展针对性风险因素监测。怀疑医疗机构感染暴发时，应及时报告感染防控部门，并配合调查，认真落实感染防控措施。

（3）如发现传染病疫情或者发现其他传染病暴发、流行以及突发原因不明的传染病时，应当遵循疫情报告属地管理原则，按照国务院或者卫生健康行政部门规定的内容、程序、方式和时限报告。

12.病区应开展哪些消毒相关监测？

（1）应根据病区采用的消毒方法，按照《医疗机构消毒技术规范》（WS/T

367）要求开展相应监测。使用不稳定消毒剂如含氯消毒剂、过氧乙酸等时，应现配现用，并在每次配制后进行浓度监测，符合要求后方可使用。

（2）采用紫外线灯进行物体表面及空气消毒时，应按照《医疗机构消毒技术规范》（WS/T 367）的要求，监测紫外线灯辐照强度。

（3）怀疑医疗机构感染暴发与空气、物体表面、医务人员手、消毒剂等污染有关时，应对空气、物体表面、医务人员手、消毒剂等进行监测，并针对目标微生物进行检测。

13.病区手卫生管理有哪些要求？

（1）应配备符合《医务人员手卫生规范》（WS/T 313）要求的设施，包括洗手池、水龙头、流动水、洗手液、干手设施如干手纸巾、手消毒剂等，设施位置应方便医务人员、患者和陪护人员使用；应有醒目、正确的手卫生标识，包括洗手流程图或洗手图示等。

（2）洗手液、手消毒剂宜为一次性包装；手消毒剂应符合国家有关规定和《手消毒剂卫生要求》（GB 27950）的要求，并在有效期内使用。

（3）应有医务人员手卫生正确性和依从性的自查和监督检查，发现问题，及时改进。

14.病区使用的治疗车有哪些要求？

治疗车上物品应摆放有序，上层放置清洁与无菌物品，下层放置使用后物品；治疗车应配备速干手消毒剂，每天进行清洁与消毒，遇污染随时进行清洁与消毒。

15.病区患者生活卫生用品的清洁与消毒有哪些要求？

（1）生活卫生用品如毛巾、面盆、痰盂（杯）、便器、餐饮具等，应保持清洁，个人专用，定期消毒；患者出院、转院或死亡后应对其使用过的生活卫生用品进行终末消毒。

（2）有条件的病区污物间可配置便器清洗消毒器。

（3）对传染病患者及其用物应按传染病管理的有关规定，采取相应的消毒、隔离和管理措施。

16.病区床单元的清洁与消毒有哪些要求?

（1）应进行定期清洁和（或）消毒，遇污染应及时清洁与消毒；患者出院时应进行终末消毒。

（2）床单、被套、枕套等直接接触患者的床上用品，应一人一更换；患者住院时间超过一周时，应每周更换；被污染时应及时更换。更换后的用品应及时清洗与消毒。

（3）被芯、枕芯、褥子、病床隔帘、床垫等间接接触患者的床上用品，应定期清洗与消毒；被污染时应及时更换、清洗与消毒。

（4）甲类及按甲类管理的乙类传染病患者、不明原因病原体感染的患者，使用后的床上用品及患者尸体等应按照《疫源地消毒总则》（GB 19193）相关要求处理。

（5）消毒方法应合法、有效，其使用方法与注意事项等应遵循产品的使用说明。

17.病区的隔离管理要求有哪些?

（1）隔离措施应遵循《医院隔离技术规范》（WS/T 311）的要求。

（2）应根据疾病传播途径的不同，采取接触隔离、飞沫隔离或空气隔离措施，标识正确、醒目。

（3）隔离的确诊或疑似传染病患者或隔离的非传染病感染患者，除确诊为同种病原体感染之外，应安置在单人隔离房间。

（4）隔离患者的物品应专人专用，定期清洁与消毒，患者出院或转院、死亡后应进行终末消毒。

（5）接触隔离患者的工作人员，应按照隔离要求，穿戴相应的隔离防护用品，如穿隔离衣、戴医用外科口罩、手套等，并进行手卫生。

18.如何管理病区消毒物品与无菌物品?

（1）应根据药品说明书的要求配置药液，现用现配。

（2）抽出的药液和配制好的静脉输注用无菌液体，放置时间不应超过2 h；启封抽吸的各种溶媒不应超过24 h。

（3）无菌棉球、纱布的灭菌包装一经打开，使用时间不应超过24 h；干罐储存无菌持物钳使用时间不应超过4 h。

（4）碘伏、复合碘消毒剂、季铵盐类、氯己定、碘酊、醇类皮肤消毒剂应注明开瓶日期或失效日期，开瓶后的有效期应遵循厂家的使用说明，无明确规定使用期限的应根据使用频次、环境温湿度等因素确定使用期限，确保微生物污染指标低于100 cfu/mL。连续使用最长不应超过7天；对于性能不稳定的消毒剂如含氯消毒剂，配制后使用时间不应超过24 h。

（5）盛放消毒剂进行消毒与灭菌的容器，应达到相应的消毒与灭菌水平。

19.病区医疗废物及污水的管理有哪些要求?

（1）应做好医疗废物的分类。

（2）医疗废物的管理应遵循《医疗废物管理条例》《医疗卫生机构医疗废物管理办法》及本单位医疗废物管理制度、流程等要求。正确分类与收集，感染性医疗废物弃置于内衬黄色医疗废物专用包装袋的容器内，利器弃置于利器盒内。

（3）少量的药物性废物可放入感染性废物袋内，但应在标签上注明。

（4）医疗废物容器应符合要求，不遗洒；标识明显、正确，医疗废物不应超过包装物或容器容量的3/4。应使用有效的封口方式，封闭包装物或者容器的封口。

（5）隔离的（疑似）传染病患者或隔离的非传染病感染患者产生的医疗废物应使用双层包装物包装，并及时分层封扎。

（6）不应取出弃置入医疗废物包装袋或者容器内的医疗废物。

（7）应有具体措施防止医疗废物的流失、泄漏、扩散，一旦发生前述情形时，应按照本单位的规定及时采取紧急处理措施。

（8）具有污水消毒处理设施并达标排放的医疗机构，患者的引流液、体液、排泄物等，可直接排入污水处理系统；无污水消毒处理设施或不能达标排放的，应按照国家规定进行消毒，达到国家规定的排放标准后方可排入污水处理系统。

（9）应与医疗机构内转运人员做好交接登记并双签字，记录应保存3年。

20.《国家卫生健康委办公厅关于加强重点地区重点医院发热门诊管理及医疗机构内感染防控工作的通知》对加强普通病区管理有哪些要求?

（1）及时发现发热患者。普通病区要提高敏感性，在日常的诊疗护理过程中，加强对住院患者的病情观察，及时发现体温、脉搏、呼吸、血压等生命体征变化。对无明确诱因的发热、提示可能罹患传染病的患者，或者虽无发热症状、但呼吸道等症状明显、罹患传染病可能性大的患者，都要立即进行实验室检测和影像学检查。结合检查结果，进一步询问流行病学史，怀疑新型冠状病毒感染的肺炎疑似病例的，要立即转入普通病区隔离病室。

（2）加强隔离病室管理。医疗机构应当按照新型冠状病毒感染的肺炎防控相关要求，加强普通病区隔离病室的设置与管理。隔离病室应当满足单间隔离要求。隔离病室主要用于安置本病区住院患者中发现的符合病例定义的新型冠状病毒感染的肺炎疑似病例。在加强隔离疑似病例的治疗同时，组织院内专家会诊或主诊医师会诊。仍考虑疑似病例的，应当在2 h内进行网络直报，并采集呼吸道或血液标本进行新型冠状病毒核酸检测。同时，尽快将患者转运至定点医疗机构，进行规范治疗。隔离病室专人负责，诊疗物品专室专用。

参考文件

［1］《病区医院感染管理规范》（WS/T 510）.

［2］《医疗机构内通用医疗服务场所的命名》（WS/T 527）.

［3］《国家卫生健康委办公厅关于加强重点地区重点医院发热门诊管理及医疗机构内感染防控工作的通知》（国卫办医函〔2020〕102号）.

［4］《医院隔离技术规范》（WS/T 311）.

［5］《医院感染监测规范》（WS/T 312）.

［6］《医疗机构消毒技术规范》（WS/T367）.

［7］《医务人员手卫生规范》（WS/T 313）.

［8］《河南省卫生和计划生育委员会关于印发〈河南省医疗机构医疗废物规范化管理100问〉的通知》（豫卫医〔2014〕28号）.

第十二节　中医诊疗技术感染防控

1.中医诊疗技术相关性感染防控的要求有哪些?

（1）医疗机构必须按照《医院感染管理办法》的要求，健全医疗机构感染防控体系及相关规章制度，制定并落实预防与控制中医诊疗技术相关性感染防控的工作规范和操作规程，明确相关部门与人员的职责。

（2）医疗机构感染防控专（兼）职人员必须对医务人员开展预防与控制中医诊疗技术相关性感染防控的知识及技能培训，并承担相关业务技术咨询、指导工作。

（3）医务人员必须熟练掌握中医诊疗技术相关诊疗操作规程，掌握中医诊疗技术相关性感染的预防要点，落实中医诊疗技术相关性感染的防控措施。有明显皮肤感染或感染性腹泻或患呼吸道传染病时，以及携带或感染多重耐药菌的医务人员，在未治愈前不应参加诊疗工作。

（4）应教育患者注意个人卫生，保持皮肤清洁，建议其治疗前沐浴或进行局部清洁。患有呼吸道感染时，建议其佩戴口罩。

（5）除部分敷熨熏浴技术可治疗皮肤病外，敷熨熏浴诊疗规范中明确禁忌的皮肤创伤、溃疡、感染及出血倾向等，不宜进行中医敷熨熏浴类诊疗。

（6）治疗部位存在皮肤感染、破损及出血倾向等，不宜进行刮痧治疗。

（7）微创施治部位存在皮肤感染及出血倾向等，不应进行微创治疗。

（8）微创治疗应参照门诊手术管理，有条件的医疗机构应在门诊手术室进行并符合门诊手术室的管理要求。微创手术参观人员应戴工作圆帽、医用外科口罩，人数不应超过5人。

（9）推拿使用的治疗巾应一人一用一更换，头面部、下肢及足部应区分使用。

（10）处置（灌肠）室应独立设置，不应与治疗（换药）室等共用，面积应与诊疗活动相适宜。

（11）医疗机构必须督查中医诊疗技术相关性感染防控措施的落实情况，持续改进，有效降低感染率。

2.中医诊疗技术操作无菌技术要求及注意事项有哪些?

（1）操作人员应遵循标准预防原则，穿工作服，必要时佩戴工作圆帽、医用外科口罩及医用一次性无菌手套等。灌肠加穿隔离服，如进行大量不保留灌肠应着防水隔离服，必要时戴防护面罩、穿着水靴。

（2）遵循《医务人员手卫生规范》（WS/T 313）相关要求，操作前、后均应洗手或进行手消毒，针刺操作者持针前应再用75%乙醇擦拭双手。操作人员手部皮肤破损、接触或可能接触患者血液、体液、分泌物及其他感染性物质时应戴手套。

（3）检查清洁、无菌物品，确保包装完整，无污迹，且在有效限期内使用。包装不应过早打开以防污染，无菌物品包装打开超过4 h不应继续使用。

（4）拔罐前检查罐口是否平整、光滑。走罐所使用的润滑剂应保持清洁。

（5）严格执行皮肤消毒方法及消毒范围的要求。

（6）操作中遵守相关诊疗技术操作规范，尽量减少皮肤损伤及出血。灌肠诊疗操作避免损伤肠道黏膜及出血。

（7）保持治疗部位清洁、干燥，如有皮肤破损应用无菌敷料覆盖。

（8）采用化脓麦粒灸，应与患者签署知情同意书。颜面、五官和有大血管的部位以及关节活动部位，不宜采用化脓麦粒灸。

（9）因施灸不慎灼伤皮肤，局部出现小水疱，可嘱患者衣着宽松避免摩擦，防止破损，任其吸收，一般2~5天即可愈合。如水疱较大，可用消毒毫针刺破水疱，放出水液，再适当外涂烫伤油或覆盖无菌纱布等，保持疮面清洁。

（10）微创类技术医务人员应当戴工作圆帽、医用外科口罩、无菌手套，穿无菌手术衣。施治部位应铺大小适宜的无菌单。

（11）针刺完毕，应用无菌棉球起针，按压止血。火针、三棱针、皮肤针等治疗后，嘱患者24 h内局部皮肤避免沾水。微创治疗结束后清理创口的血渍，按压数分钟止血，应使用无菌敷料覆盖，并且叮嘱患者避免沾水等预防感染措施。

3.中医针罐或刺络拔罐、针刺类技术、微创类技术皮肤消毒方法及消毒范围有哪些要求?

（1）皮肤消毒可选用下列方法之一:

1）用浸有碘伏消毒液原液的无菌棉球或其他替代物品局部擦拭2遍，作用时间遵循产品的使用说明。

2）碘酊原液直接涂擦皮肤表面2遍以上，作用时间1~3 min，待稍干后再用70%~80%乙醇（体积分数）脱碘。

3）使用70%~80%（体积分数）乙醇溶液擦拭消毒2遍，作用3 min。

4）使用复方季铵盐消毒剂原液皮肤擦拭消毒，作用时间3~5 min。

5）用有效含量≥2 g/L氯己定-乙醇（70%，体积分数）溶液局部擦拭2~3遍，作用时间遵循产品的使用说明。

6）其他合法、有效的皮肤消毒产品，遵循产品说明书操作。

（2）皮肤消毒范围：

1）针罐或刺络拔罐、针刺技术：以针刺部位为中心，由内向外缓慢旋转，逐步涂擦，共2次，消毒皮肤面积应≥5 cm×5 cm，消毒用棉球应一穴一换，不得使用同一个消毒棉球擦拭两个以上部位。

2）微创类技术：以穿刺部位为中心，由内向外缓慢旋转，逐步涂擦，共2次，消毒皮肤范围直径应≥15 cm。

4.拔罐类器具的使用及处理要求有哪些?

（1）罐具直接接触患者皮肤，应一人一用一清洗一消毒，鼓励有条件的医疗机构重复使用的诊疗器械、器具和物品交由消毒供应中心集中处置。方法首选机械清洗、湿热消毒。

1）机械清洗湿热消毒，应符合A_0值3 000（相当于90 ℃/5 min，或93 ℃/2.5 min）的要求。干燥后保存备用。

2）手工清洗的基本条件及防护用品的要求：①罐具清洗应使用专用水池，不得与洗手池共用。有条件应与诊疗区域分开，在独立的区域清洗。②应配备洗罐工具，如刷子、医用酶洗液、滤水篮筐、浸泡桶等。③应配备防水围裙、手套、护目镜等防护用品。

3）手工清洗流程：

①应先去除污染。罐内如存有血液、体液、分泌物等，有污水处理设施并排放达标的医疗机构可直接倒入污水处理系统；无污水处理设施的医疗机构，应先用吸湿材料吸附去除可见污染。再将罐具置于流动水下冲洗后，用医用酶洗液浸泡刷洗、清水冲洗。手工清洗时水温宜为15~30 ℃。

②将清洗后的罐具完全浸泡于含有效氯500 mg/L的消毒液（血罐的消毒液浓度应为含有效氯2 000 mg/L的消毒液）或其他同等作用且合法有效的消毒剂中，加盖，浸泡时间>30 min，再用清水冲洗干净，干燥保存备用。或采用湿热消

毒，应符合A_0值3 000（相当于90 ℃/5 min，或93 ℃/2.5 min）的要求。干燥后保存备用。

（2）刺络拔罐、针罐所用针具的使用及处理要求：

1）一次性针具应使用符合相关标准要求的产品，一人一用一废弃，遵照本单位医疗废物管理制度、流程相关规定，按损伤性医疗废物处理，直接弃置于耐刺、防渗漏的专用利器盒，集中处置，严禁重复使用。

2）重复使用的针具，应放在防刺的容器内密闭运输，遵照"清洗—修针—整理—灭菌—无菌保存"的程序处理，严格一人一用一灭菌。

5.中医敷熨熏浴类技术操作所使用器具种类有哪些？

纱布、胶布、毛巾、木桶或水桶、塑料袋等。

6.中医敷熨熏浴类技术操作所使用器具清洁消毒方法及注意事项有哪些？

（1）清洁消毒方法：敷熨熏浴类诊疗操作中使用的医疗器械、器具等应保持清洁，遇到污染应及时先清洁，后采用中、低效的消毒剂进行消毒。消毒方法和消毒剂选用应符合国家标准。

（2）不同中医敷熨熏浴类技术器具清洁、消毒方法及注意事项：

1）穴位敷贴技术：穴位敷贴使用的胶布、纱布应一人一用一丢弃，一次性使用。

2）中药热熨敷技术：①干热熨法使用的布套或毛巾应一人一用一更换，使用后清洗和消毒。②湿热熨法使用的毛巾、纱布应一人一用一更换，使用后清洗和消毒，若患处皮肤有破损，上述用品应一人一用一丢弃，如重复使用应达到灭菌水平；盛装药液的容器一人一用一清洁一消毒。

3）中药冷敷技术：直接接触皮肤的纱布、毛巾应一人一用一更换，使用后清洗和消毒，若患处皮肤有破损，上述用品应一人一用一丢弃，如复用应达到灭菌水平。

4）中药湿热敷技术：湿敷垫应一人一用一更换，使用后清洗和消毒，可采用湿热消毒，A_0值至少达到600，相当于80 ℃/10 min，90 ℃/1 min，或93 ℃/30 s。盛装药液的容器一人一用一清洁一消毒。

5）中药熏蒸技术：患者每次使用过的熏蒸床以含有效氯500 mg/L消毒液擦拭，与患者直接接触的熏蒸锅定时用0.5%过氧乙酸溶液喷洒消毒，熏蒸室每晚紫外线照射1 h，紫外线灯应按国家相关规范安装和使用，定期进行辐照强度监测。

6）中药泡洗技术：①药浴容器内应套一次性清洁塑料套，盛装药浴液供患者浸泡药浴。②药浴液及内置一次性塑料袋应一人一用一更换，不可重复使用。③药浴容器一人一用一清洁，使用后清洗和消毒。使用后将一次性清洁塑料套连同药浴液一并去除，避免药浴液遗撒容器内。清水冲刷容器，去除残留的液体污渍。药浴容器污染后用含有效氯500 mg/L的消毒液，消毒刷洗药浴容器。④消毒后的药浴容器应清洗后干燥保存。

7）中药淋洗技术：中药淋洗所使用容器的清洁与消毒参照《中药泡洗技术》有关药浴容器的清洁消毒方法。

8）注意事项：在明确病原体污染时，可参考《医疗机构消毒技术规范》（WS/T 367）提供的方法进行消毒。

7.中医刮痧类器具、介质包括哪些？

（1）刮痧类器具有刮痧板（砭石、水牛角、玉石、陶瓷等材质），应圆润、光滑、清洁，不得有粗糙、毛刺等。

（2）刮痧介质：刮痧油、刮痧乳、精油等。

8.中医刮痧类器具清洁、消毒、灭菌有哪些要求及注意事项？

消毒灭菌要求：刮痧类诊疗操作中使用的诊疗器械、器具、介质等应保持清洁，重复使用的刮痧器具应一人一用一清洁一消毒，宜专人专用。遇到污染应及时先清洁，后消毒。消毒方法和消毒剂选用应符合国家标准。

（1）重复使用的刮痧器具，使用后应先用流动水刷洗，必要时使用清洁剂去除油渍等附着物，做到清洁。依据刮痧器具不同的材质，选择适宜的方式进行清洗消毒处理，达到高水平消毒。消毒方法和消毒剂选用要符合国家标准。可采用含有效氯500~1 000 mg/L的消毒液浸泡，大于30 min；也可用热力消毒，应符合A_0值3 000（温度90 ℃/5 min，或93 ℃/2.5 min）。

（2）砭石等圆钝用于按压操作的器具，达到中水平消毒即可，可使用75%的乙醇、碘类消毒剂、氯己定、季铵盐类等擦拭消毒。遇有污染应及时去除污染物，再清洁消毒。刮痧器具如被血液、体液污染时应及时去除污染物，再用含有效氯2 000~5 000 mg/L的消毒液浸泡消毒大于30 min，清水冲洗，干燥保存。有条件的机构可交由消毒供应中心清洗消毒灭菌。

（3）当日诊疗结束后，应将按照上述方法清洁消毒后的刮痧器具，放于清洁容器内干燥保存，容器每周清洁消毒一次，遇有污染随时清洁消毒。

（4）刮痧润滑油应专人专用，保持清洁干净，按照使用说明书使用。

9.中医微创治疗微创器具的使用及处理原则有哪些？

（1）微创器具包括特殊针具如针刀、带刃针、铍针、水针刀、刃针、钩针、长圆针、拨针、松解针、银质针、一次性埋线针等（以下统称微创针具）；以及羊肠线、生物蛋白线等埋线器具。

（2）微创针具以及羊肠线、生物蛋白线等进入皮下组织，或筋膜、肌腱等无菌部位，进行切割、剥离、松解等有创操作，或有异物的植入，均伴有不同程度的出血、损伤，属于感染高风险操作。

（3）微创治疗中使用的医疗器械、微创器具、敷料等医疗用品必须达到灭菌水平。

（4）一次性微创针具，羊肠线、生物蛋白线等应使用符合相关标准要求的产品。应一人一用一废弃；遵照本单位医疗废物管理制度、流程相关规定，按损伤性医疗废物处理，直接弃置于利器盒，集中处置，严禁重复使用。

（5）重复使用的微创针具，应遵照《医疗机构消毒技术规范》（WS/T 367）要求，严格做到一人一用一灭菌，并遵循"清洗—修针—整理—灭菌—无菌保存"程序处理。

10.中医针刺类器具的使用及处理原则有哪些？

（1）针刺器具包括毫针、耳针、三棱针、皮内针（揿钉式、颗粒式）、火针、皮肤针（梅花针、七星针、罗汉针、丛针）、芒针、浮针等。

（2）针具进入皮下无菌组织，属于侵入性操作，应达到灭菌水平。

（3）一次性针具应使用符合相关标准要求的产品，应一人一用一废弃，遵照本单位医疗废物管理制度、流程相关规定，按损伤性医疗废物处理，直接弃置于耐刺、防渗漏的专用利器盒中，集中处置，严禁重复使用。

（4）重复使用的针具，遵照《医疗机构消毒技术规范》（WS/T 367）要求，严格一人一用一灭菌，并应放在防刺的容器内密闭运输，遵照"清洗—修针—整理—灭菌—无菌保存"程序处理。

11.中医针刺类、微创治疗类重复使用针具清洗流程有哪些要求？

（1）超声波清洗器清洗：

1）冲洗：将针具或微创针具放置篮筐内，于流动水下冲洗，初步去除污染物。

2）洗涤：清洗器内注入洗涤用水，根据污染程度使用医用清洁剂（或含酶洗液），水温应<45 ℃，将针具或微创针具篮筐放置清洗器内浸没在水面下。超声清洗时间宜3～5 min，可根据污染情况适当延长清洗时间，不宜超过10 min。

3）漂洗：将针具或微创针具篮筐整体端出用流动水冲洗，滤干水分。

4）超声清洗操作应遵循生产厂家的使用说明或指导手册。

（2）手工清洗

1）冲洗：将针具或微创针具放置篮筐内，于流动水下冲洗，初步去除污染物。

2）洗涤：将针具或微创针具篮筐完全浸没于医用清洁剂中，水温宜为15～30 ℃，浸泡时间和医用清洁剂使用液浓度参考生产厂家使用说明书，浸泡后再用长把毛刷反复刷洗或擦洗针体，达到洗涤目的。

3）漂洗：用流动水冲洗干净，滤干水分。

12.中医针刺类、微创治疗类重复使用针具修针、整理的要求有哪些？

（1）修针：

1）用75%乙醇棉球包裹针具沿针柄至针尖方向单向反复擦拭，去除残存的污渍，将轻微弯曲的针具捋直。

2）严重弯曲变形、针尖有倒钩或毛刺的针具应废弃不再使用，作为损伤性医疗废物直接弃置于利器盒内。

（2）整理：将修针后的针具按照规格大小分类，整齐插入置于硬质容器中的纱布棉垫上、塑封包装或有封口的玻璃针管中，玻璃针管内置棉垫保护针尖。

13.中医针刺类、微创治疗类重复使用针具压力蒸汽灭菌有哪些要求？

（1）将整理包装后的微创针具遵照《医院消毒供应中心　第2部分：清洗消毒及灭菌技术操作规范》（WS 310.2）进行压力蒸汽灭菌后无菌保存备用。

（2）针具盛放容器不得使用普通不锈钢或铝制饭盒替代。有侧孔的不锈钢盒可以作为针具容器，但应外层布巾包装并符合《医院消毒供应中心　第2部分：清洗消毒及灭菌技术操作规范》（WS 310.2）灭菌包装要求。

（3）包装容器及内衬纱布棉垫一用一清洗，衬垫发黄变硬有色斑等及时更换不得再用。

（4）灭菌后的微创针具有效期为：塑封包装180天；封口玻璃管、有侧孔的不锈钢容器外层布巾包装7天；开包使用后4 h内有效；开包后未用完或未开包过期的应重新灭菌后使用。

参考文件

［1］《国家中医药管理局办公室、国家卫生计生委办公厅关于印发中医医疗技术相关性感染预防与控制指南（试行）的通知》（国中医药办医政发〔2017〕22号）.

第十三节　手卫生

1.何谓手卫生?

手卫生是指工作人员在从事职业活动过程中的洗手、卫生手消毒和外科手消毒的总称。

2.何谓洗手? 何谓卫生手消毒? 何谓外科手消毒?

（1）洗手是指工作人员用流动水和洗手液（肥皂）揉搓冲洗双手，去除手部皮肤污垢、碎屑和部分微生物的过程。

（2）卫生手消毒是指工作人员用手消毒剂揉搓双手，以减少手部暂居菌的过程。

（3）外科手消毒是指外科手术前医护人员用流动水和洗手液揉搓冲洗双手、前臂至上臂下 1/3，再用手消毒剂清除或者杀灭手部、前臂至上臂下 1/3 暂居菌和减少常居菌的过程。

3.常居菌与暂居菌的定义区别有哪些?

（1）常居菌是指能从大部分人体皮肤上分离出来的微生物，是皮肤上持久的固有寄居菌，不易被机械摩擦清除。如凝固酶阴性葡萄球菌、棒状杆菌属、丙酸菌属、不动杆菌属等。一般情况下不致病，在一定条件下能引起导管相关感染和手术部位感染等。

（2）暂居菌是指寄居在皮肤表层，常规洗手容易被清除的微生物。直接接触患者或被污染的物体表面时可获得，可通过手传播，与医疗机构感染密切相关。

4.何谓手消毒剂? 何谓速干手消毒剂? 何谓免冲洗手消毒剂?

（1）手消毒剂是指应用于手消毒的化学制剂。

（2）速干手消毒剂是指含有醇类和护肤成分的手消毒剂。

（3）免冲洗手消毒剂是指主要用于外科手部皮肤消毒，使用后不需用水冲洗的手消毒剂。

5.医疗机构手卫生管理与基本要求有哪些？

（1）应明确医疗机构感染防控、医疗管理、护理管理以及后勤保障等部门在手卫生管理工作中的职责，加强对手卫生行为的指导与管理，将手卫生纳入医疗质量考核，提高工作人员手卫生的依从性。

（2）应制定并落实手卫生管理制度，配备有效、便捷、适宜的手卫生设施。

（3）应定期开展手卫生的全员培训，工作人员应掌握手卫生知识和正确的手卫生方法。

（4）手消毒剂应符合国家有关规定和《手消毒剂卫生要求》（GB 27950）的要求，在有效期内使用。

6.手消毒剂的有效期有哪些要求？

（1）产品有效期应不低于12个月。

（2）产品启用后的使用有效期应符合使用说明书的要求。

7.医疗机构洗手与卫生手消毒设施有哪些要求？

（1）应设置与诊疗工作相匹配的流动水洗手和卫生手消毒设施，并方便医务人员使用。

（2）重症监护病房在新建、改建时应配备足够的非手触式洗手设施和速干手消毒剂，洗手设施与床位数比例应不低于1∶2，单间病房应每床1套，应使用一次性包装的皂液；每床应配备速干手消毒剂。

（3）手术部（室）、产房、介入手术室、洁净层流病区、骨髓移植病区、器官移植病区、新生儿病区（室）、母婴同室、血液透析中心（室）、烧伤病区、感染性疾病科、口腔科、CSSD、检验科、内镜中心（室）等感染高风险部门和治疗准备室、治疗室、注射室应配备非手触式水龙头。

（4）有条件的医疗机构在诊疗区域均宜配备非手触式水龙头。

（5）应配备洗手液（肥皂），并符合要求。

（6）应配备干手用品或设施。干手用品宜使用一次性干手纸巾。

（7）工作人员对选用的手消毒剂有良好的接受性。

（8）手消毒剂宜使用一次性包装。

8.医疗机构配备洗手液（肥皂）应符合哪些要求？

（1）盛放洗手液的容器宜为一次性使用。

（2）重复使用的洗手液容器应定期清洁与消毒。

（3）洗手液发生浑浊或变色等变质情况时及时更换，并清洁、消毒容器。

（4）使用的肥皂应保持清洁与干燥。

9.外科手消毒设施有哪些要求？

（1）应配置专用洗手池。洗手池设置在手术间附近，水池大小、高度适宜，能防止冲洗水溅出，池面光滑无死角，易于清洁。洗手池应每日清洁与消毒。

（2）洗手池及水龙头数量应根据手术间的数量合理设置，每 2~4 间手术间宜独立设置 1 个洗手池，每间手术室不宜多于2个洗手水龙头，应同时供应冷、热水，水龙头开关应为可调节冷热水温的非手触式龙头。洁净手术室的洗手池不得和普通手术室共用。

（3）应配备洗手液。盛放洗手液的容器宜为一次性使用；重复使用的洗手液容器应定期清洁与消毒；洗手液发生浑浊或变色等变质情况时及时更换，并清洁、消毒容器。

（4）应配备清洁指甲的用品。

（5）可配备手卫生的揉搓用品。如配备刷手刷，刷手刷的刷毛柔软。刷手刷由医院消毒供应中心（室）统一处理、供应。

（6）手消毒剂的出液器应采用非手触式。手消毒剂宜采用一次性包装。重复使用的消毒剂容器应至少每周清洁与消毒。

（7）冲洗手消毒法应配备干手用品，并符合要求。

（8）应配备计时装置、外科手卫生流程图。

10.冲洗手消毒法应配备的干手用品应符合哪些要求？

（1）手消毒后应使用经灭菌的布巾干手，布巾应一人一用。

（2）重复使用的布巾，用后应清洗、灭菌并按照相应要求储存。

（3）盛装布巾的包装物可为一次性使用，如使用重复使用的容器应每次清洗、灭菌，包装开启后使用不得超过 24 h。

11.工作人员应洗手和（或）使用手消毒剂进行卫生手消毒指征有哪些？

（1）接触患者前。

（2）清洁、无菌操作前，包括进行侵入性操作前。

（3）暴露患者体液风险后，包括接触患者黏膜、破损皮肤或伤口、血液、体液、分泌物、排泄物、伤口敷料等之后。

（4）接触患者后。

（5）接触患者周围环境后，包括接触患者周围的医疗相关器械、用具等物体表面后。

12. 工作人员在哪些情况下应洗手？在哪些情况下宜使用卫生手消毒？

（1）当手部有血液或其他体液等肉眼可见的污染时，可能接触艰难梭菌、肠道病毒等对速干手消毒剂不敏感的病原微生物时，应洗手。

（2）手部没有肉眼可见污染时，宜使用手消毒剂进行卫生手消毒。

13.工作人员在哪些情况时应先洗手，然后进行卫生手消毒？

（1）接触传染病患者的血液、体液和分泌物以及被传染性病原微生物污染的物品后。

（2）直接为传染病患者进行检查、治疗、护理或处理传染病患者污物之后。

14.工作人员的洗手方法是什么？

（1）在流动水下，淋湿双手。

（2）取适量洗手液（肥皂），均匀涂抹至整个手掌、手背、手指和指缝。

（3）认真揉搓双手至少 15 s，注意清洗双手所有皮肤，包括指背、指尖和指缝，揉搓步骤不分先后。

（4）在流动水下彻底冲净双手，擦干，取适量护手液护肤。

（5）擦干宜使用纸巾。

15.工作人员卫生手消毒应遵循哪些方法？

（1）取适量的手消毒剂于掌心，均匀涂抹双手。

（2）卫生手消毒的具体步骤：

1）掌心相对，手指并拢，相互揉搓。

2）手心对手背沿指缝相互揉搓，交换进行。

3）掌心相对，双手交叉指缝相互揉搓。

4）弯曲手指使关节在另一手掌心旋转揉搓，交换进行。

5）右手握住左手拇指旋转揉搓，交换进行。

6）将五个手指尖并拢放在另一手掌心旋转揉搓，交换进行。

（3）揉搓至手部干燥。

16.手消毒剂选择有哪些要求？

卫生手消毒时首选速干手消毒剂，过敏人群可选用其他手消毒剂；针对某些对乙醇不敏感的肠道病毒感染时，应选择其他有效的手消毒剂。

17.戴手套能代替手卫生吗？

戴手套不能代替手卫生，摘手套后应进行手卫生。

18.外科手消毒应遵循的原则是什么？

（1）先洗手，后消毒。

（2）不同患者手术之间、手套破损或手被污染时，应重新进行外科手消毒。

19.外科洗手应遵循的方法与要求有哪些？

（1）洗手之前应先摘除手部饰物，修剪指甲，指甲长度不超过指尖。

（2）取适量的洗手液清洗双手、前臂和上臂下 1/3，并认真揉搓。清洁双手时，可使用清洁指甲用品清洁指甲下的污垢和使用揉搓用品清洁手部皮肤的皱褶处。

（3）流动水下冲洗双手、前臂和上臂下 1/3。

（4）使用干手用品擦干双手、前臂和上臂下 1/3。

20.外科冲洗手消毒应遵循的方法与要求有哪些？

（1）按照外科洗手的方法与要求完成外科洗手。

（2）取适量的手消毒剂涂抹至双手的每个部位、前臂和上臂下 1/3，并认真揉搓 3~5 min。

（3）在流动水下从指尖向手肘单一方向地冲净双手、前臂和上臂下 1/3，用经灭菌的布巾彻底擦干。

（4）冲洗水应符合《生活饮用水卫生标准》（GB 5749）的规定。冲洗水水质达不到要求时，手术人员在戴手套前，应用速干手消毒剂消毒双手。

（5）手消毒剂的取液量、揉搓时间及使用方法遵循产品的使用说明。

21.外科免冲洗手消毒应遵循的方法与要求有哪些？

（1）按照外科洗手的方法与要求完成外科洗手。

（2）取适量的手消毒剂放置在左手掌上。

（3）将右手手指尖浸泡在手消毒剂中（≥5 s）。

（4）将手消毒剂涂抹在右手、前臂直至上臂下 1/3，确保通过环形运动环绕前臂至上臂下 1/3，将手消毒剂完全覆盖皮肤区域，持续揉搓 10～15 s，直至消毒剂干燥。

（5）取适量的手消毒剂放置在右手掌上。

（6）在左手重复上述（3）（4）过程。

（7）取适量的手消毒剂放置在手掌上。

（8）揉搓双手直至手腕，揉搓方法：

1）掌心相对，手指并拢，相互揉搓。

2）手心对手背沿指缝相互揉搓，交换进行。

3）掌心相对，双手交叉指缝相互揉搓。

4）弯曲手指使关节在另一手掌心旋转揉搓，交换进行。

5）右手握住左手拇指旋转揉搓，交换进行。

6）将五个手指尖并拢放在另一手掌心旋转揉搓，交换进行。

7）揉搓至手部干燥。

（9）手消毒剂的取液量、揉搓时间及使用方法遵循产品的使用说明。

22.外科手消毒注意事项有哪些？

（1）不得戴假指甲、装饰指甲，保持指甲和指甲周围组织的清洁。

（2）在外科手消毒过程中应保持双手位于胸前并高于肘部，使水由手部流向肘部。

（3）洗手与消毒可使用海绵、其他揉搓用品或双手相互揉搓。

（4）术后摘除手套后，应用洗手液清洁双手。

（5）用后的清洁指甲用品、揉搓用品如海绵、刷手刷等，放到指定的容器中；揉搓用品、清洁指甲用品应一人一用一灭菌或消毒，或者一次性使用。

23.医疗机构手卫生的监测要求有哪些?

（1）应定期进行工作人员手卫生依从性的监测与反馈，依从性的监测用手卫生依从率表示。

（2）应每季度对手术部（室）、产房、介入手术室、洁净层流病区、骨髓移植病区、器官移植病区、重症监护病房、新生儿病区（室）、母婴同室、血液透析中心（室）、烧伤病区、感染性疾病科、口腔科、内镜中心（室）等部门工作的工作人员进行手卫生消毒效果的监测。当怀疑医疗机构感染暴发与工作人员手卫生有关时，应及时进行监测，并进行相应病原微生物的检测，采样时机为工作中随机采样，采样方法遵循《医院消毒卫生标准》（GB 15982）的要求进行。

24.手卫生依从性的监测方法有哪些要求?

（1）采用直接观察法：在日常医疗护理活动中，不告知观察对象时，随机选择观察对象，观察并记录工作人员手卫生时机及执行的情况，计算手卫生依从率，以评估手卫生的依从性。

（2）观察人员：由受过专门培训的观察员进行观察。

（3）观察时间与范围：根据评价手卫生依从性的需要，选择具有代表性的观察区域和时间段；观察持续时间不宜超过 20 min。

（4）观察内容：观察前设计监测内容及表格，主要内容应符合要求。

（5）计算手卫生依从率，并进行反馈。

25.开展手卫生依从性观察，观察前设计监测及表格主要内容包括哪些?

（1）每次观察记录观察日期和起止时间、观察地点（医院名称、病区名称等）、观察人员。

（2）记录观察的每个手卫生时机，包括被观察人员类别（医师、护士、护理员等）、手卫生指征、是否执行手卫生以及手卫生的方法。

（3）可同时观察其他内容，如手套佩戴情况、手卫生方法的正确性及错误原因。

（4）观察人员最多可同时观察3名工作人员。一次观察一名工作人员不宜超过3个手卫生时机。

26.手卫生依从率如何计算？有哪些优缺点？

（1）手卫生依从率的计算公式：

手卫生依从率=手卫生执行时机数/应执行手卫生时机数×100%

（2）优点：可观察详细信息，如洗手、卫生手消毒、手套的使用、揉搓方法和影响消毒效果的因素。

（3）缺点：工作量大、耗时、需要合格的观察员、存在选择偏倚、霍桑效应和观察者偏倚。

27.工作人员手卫生依从率定义、计算公式及意义是什么？

（1）定义：受调查的工作人员实际实施手卫生次数占同期调查中应实施手卫生次数的比例。

（2）计算公式：

工作人员手卫生依从率=受调查的工作人员实际实施手卫生次数/同期调查中应实施手卫生次数 ×100%

（3）意义：描述工作人员手卫生实际执行依从程度，反映工作人员手卫生执行情况。

28.手卫生消毒效果的监测方法有哪些？

（1）倾注培养法：采样和培养方法遵循《医院消毒卫生标准》（GB 15982）的要求进行。

（2）涂抹培养法：采样方法遵循《医院消毒卫生标准》（GB 15982）的要求；检测时把采样管充分振荡后，分别取不同稀释倍数的洗脱液 0.2 mL接种于两份普通琼脂平板的表面，用灭菌 L 棒涂抹均匀，放置 36 ℃ ± 1 ℃恒温箱培养48 h，计数菌落数。

（3）消毒效果的结果判定：

1）卫生手消毒，检测的细菌菌落总数应≤10 cfu/cm^2。

2）外科手消毒，检测的细菌菌落总数应≤5 cfu/cm^2。

29.医疗机构手卫生管理的基本要求有哪些？

（1）根据《医务人员手卫生规范》（WS/T 313）等标准和规范的要求，制订符合本机构实际的手卫生制度，全面推动手卫生的实施。

（2）指定相关部门负责手卫生的宣传教育、培训、实施、监测和考核等工作；定期开展覆盖全体工作人员的手卫生宣传、教育和培训，并对培训效果进行考核。临床科室是手卫生执行的主体部门，日常实施自查与监督管理。

（3）根据不同部门和专业实施手卫生的需要，为其配备设置规范、数量足够、使用方便的手卫生设备设施，包括但不限于流动水洗手设施、洗手池、洗手液、干手设施、速干手消毒剂，以及手卫生流程图等。重点部门、区域应当配备非手触式水龙头。

（4）建立并实施科学规范的手卫生监测、评估、干预和反馈机制，不断提升工作人员手卫生知识知晓率、手卫生依从性和正确率。

30.手卫生基础性医疗机构感染防控措施的评价内容有哪些？

（1）定期开展手卫生知识与技能的培训，工作人员知晓手卫生知识与方法。

（2）手卫生设施、种类、数量和安置的位置等应符合《医务人员手卫生规范》（WS/T 313）的要求。

（3）对手卫生工作有检查、总结与反馈，能达到持续质量改进。

参考文件

［1］《医务人员手卫生规范》（WS/T 313）.

［2］《国家卫生健康委办公厅关于进一步加强医疗机构感染预防与控制工作的通知》（国卫办医函〔2019〕480号）.

［3］《手消毒剂卫生要求》（GB 27950）.

［4］《医院感染预防与控制评价规范》（WS/T 592）.

［5］《重症监护病房医院感染预防与控制规范》（WS/T 509）.

［6］《河南省医疗机构重点部门医院感染管理质量控制要点（试行）》（豫卫医〔2014〕8号）.

［7］《综合医院建筑设计规范》（GB 51039）.

［8］《医院洁净手术部建筑技术规范》（GB 50333）.

［9］《国家卫生计生委办公厅关于印发麻醉等6个专业质控指标（2015年版）的通知》（国卫办医函〔2015〕252号）.

第十四节　安全注射

1.何谓注射？注射有哪几种？

（1）注射是借助注射器一类的医疗器械将液体（或生物制剂等）注入人体，以达到诊断、治疗、预防疾病的目的。

（2）注射有5种，分别是：

1）皮内注射：将药液注入人体表皮与真皮之间。

2）皮下注射：将药液注入人体皮下组织。

3）肌内注射：将药液注入人体肌肉组织。

4）静脉注射：将药液由静脉注入人体。

5）静脉输液：将药液由静脉连续输入人体。

2.何谓安全注射？

安全注射是指对接受注射者无害，使实施注射操作的医务人员不暴露于可避免的危险，注射后的废弃物不对环境和他人造成危害的注射行为。

3.何谓安全注射装置？

安全注射装置是指用于抽取动静脉血液、其他体液或注射药物的无针或有针的装置，通过内在的设计使其在使用后能屏蔽锐器，降低职业暴露的风险。

4.何谓静脉治疗？

静脉治疗是指将各种药物（包括血液制品）以及血液，通过静脉注入血液循环的治疗方法，包括静脉注射、静脉输液和静脉输血；常用工具包括注射器、输液（血）器、一次性静脉输液钢针、外周静脉留置针、中心静脉导管、经外周静脉置入中心静脉导管、输液港以及输液附加装置等。

5.何谓输液港?

输液港是指完全植入人体内的闭合输液装置,包括尖端位于上腔静脉的导管部分及埋植于皮下的注射座。

6.《医疗机构感染预防与控制基本制度(试行)》中,安全注射的含义是什么?

安全注射是指医疗机构及医务人员在诊疗活动中,为有效防范因注射导致的感染风险所采取的,对接受注射者无害、使实施注射操作的医务人员不暴露于可避免的风险,以及注射后医疗废物不对环境和他人造成危害的临床注射活动。

7.安全注射预防与控制感染的基本措施包括哪些?

(1)医务人员应掌握治疗和用药的指征。

(2)注射应使用一次性灭菌注射装置。

(3)对患血源性传播疾病的患者实施注射时宜使用安全注射装置。

(4)尽可能使用单剂量注射用药。多剂量用药无法避免时,应保证一人一针一管一用,不应使用用过的针头及注射器再次抽取药液。

(5)使用后的注射针头等锐器应及时放入符合规范的锐器盒内。

8.穿刺部位的皮肤消毒方法有哪些要求?

(1)用浸有0.5%~6%碘伏消毒液原液的无菌棉球或其他替代物品局部擦拭2遍,作用时间遵循产品的使用说明。

(2)使用2%碘酊原液直接涂擦皮肤表面2遍以上,作用时间1~3 min,待稍干后再用70%~80%乙醇溶液(体积分数)脱碘。

(3)使用有效含量≥2 g/L氯己定–乙醇(70%,体积分数)溶液局部擦拭2~3遍,作用时间遵循产品的使用说明。

(4)使用70%~80%(体积分数)乙醇溶液擦拭消毒2遍,作用3 min。

(5)使用复方季铵盐消毒剂原液皮肤擦拭消毒,作用时间3~5 min。

(6)其他合法、有效的皮肤消毒产品,按照产品的使用说明书操作。

9.穿刺部位的皮肤消毒消毒范围有什么要求?

(1)肌内、皮下及静脉注射、针灸部位、各种诊疗性穿刺等消毒方法主要是涂擦，以注射或穿刺部位为中心，由内向外缓慢旋转，逐步涂擦，共2次，消毒皮肤面积应≥5 cm×5 cm。

（2）中心静脉导管如短期中心静脉导管（CVC）、经外周静脉置入中心静脉导管（PICC）、植入式血管通路（PORT）的消毒范围直径应>15 cm，至少应大于敷料面积（10 cm×12 cm）。

10.静脉导管敷料的更换有什么要求？

（1）应每日观察穿刺点及周围皮肤的完整性。

（2）无菌透明敷料应至少每7天更换一次，无菌纱布敷料应至少每2天更换一次；若穿刺部位发生渗液、渗血时应及时更换敷料；穿刺部位的敷料发生松动、污染等完整性受损时应立即更换。

11.使用输液（血）器及输液附加装置时，感染防控的注意事项有哪些？

（1）输液附加装置包括三通、延长管、肝素帽、无针接头、过滤器等，应尽可能减少输液附加装置的使用。

（2）输液附加装置宜选用螺旋接口，常规排气后与输液装置紧密连接。

（3）经输液接头（或接口）进行输液及推注药液前，应使用消毒剂多方位擦拭各种接口（或接头）的横切面及外围。

12.输液（血）器及输液附加装置的更换有什么要求？

（1）输液器应每24 h更换1次，如怀疑被污染或完整性受到破坏时，应立即更换。

（2）用于输注全血、成分血或生物制剂的输血器宜4 h更换一次。

（3）输液附加装置应和输液装置一并更换，在不使用时应保持密闭状态，其中任何一部分的完整性受损时都应及时更换。

（4）外周静脉留置针附加的肝素帽或无针接头宜随外周静脉留置针一起更换；PICC、CVC、PORT附加的肝素帽或无针接头应至少每7天更换1次；肝素帽或无针接头内有血液残留、完整性受损或取下后，应立即更换。

13.医务人员配制及使用抗肿瘤药物时的防护要求有哪些？

（1）配制抗肿瘤药物的区域应为相对独立的空间，宜在Ⅱ级或Ⅲ级垂直层流生物安全柜内配制。

（2）使用抗肿瘤药物的环境中可配备溢出包，内含防水隔离衣、一次性口罩、乳胶手套、面罩、护目镜、鞋套、吸水垫及医疗废物专用包装袋等。

（3）配药时操作者应戴双层手套（内层为无菌PVC手套，外层为无菌乳胶手套）、医用外科口罩；宜穿防渗透的医用隔离衣；可佩戴护目镜；配药操作台面应垫以防渗透吸水垫，污染或操作结束时应及时更换。

（4）给药时，操作者宜戴双层手套和医用外科口罩；静脉给药时宜采用全密闭式输注系统。

（5）所有抗肿瘤药物污染物品应丢弃在有毒性药物标识的容器中。

（6）抗肿瘤药物外溢时，按以下步骤进行处理：

1）操作者应穿戴个人防护用品。

2）应立即标明污染范围，粉剂药物外溢应使用湿纱布垫擦拭，水剂药物外溅应使用吸水纱布垫吸附，污染表面应使用清水清洗。

3）如药液不慎溅在皮肤或眼内，应立即用清水反复冲洗。

4）记录外溢药物名称、时间、溢出量、处理过程以及受污染的人员。

14.实现安全注射的措施有哪些？

（1）改善患者和医务人员的行为，降低过度注射，保障注射安全。

（2）提供安全注射装置和容器。如提供安全盒、免疫注射时使用自动销毁式注射器、一次性注射器和针具等。

（3）损伤性医疗废物管理依据《医疗废物管理条例》《医疗卫生机构医疗废物管理办法》等相关规定进行处理。

（4）使用过的针具和注射器应当立即处理，不得重复使用，使用防穿刺和防液体渗漏容器，在容器装至3/4之前将其关闭、密封和处理。

15.实施安全注射的基本要求有哪些？

（1）制订并实施安全注射技术规范和操作流程；明确负责安全注射管理的责任部门和感染防控部门或人员的监督指导责任；加强对医务人员的安全注射相关知识与技能培训；严格实施无菌技术操作。

（2）诊疗活动中使用的一次性使用注射用具应当一人一针一管一用一废弃；使用的可复用注射用具应当一人一针一管一用一清洗灭菌；杜绝注射用具及注射药品的共用、复用等不规范使用。

（3）加强对注射前准备、实施注射操作和注射操作完成后医疗废物处理等的全过程风险管理、监测与控制，强化对注射全过程中各相关操作者行为的监督管理。

（4）提供数量充足、符合规范的个人防护用品和锐（利）器盒；指导、监督医务人员和相关工作人员正确处置使用后的注射器具。

参考文件

［1］《医疗机构内通用医疗服务场所的命名》（WS/T 527）.

［2］《国家卫生健康委办公厅关于进一步加强医疗机构感染预防与控制工作的通知》（国卫办医函〔2019〕480号）.

［3］《静脉治疗护理技术操作规范》（WS/T 433）.

［4］《医疗机构门急诊医院感染管理规范》（WS/T 591）.

［5］《医疗机构消毒技术规范》（WS/T 367）.

第十五节 手术部位感染防控

1.手术部位感染的危险因素主要包括哪些?

手术部位的感染包括切口感染和手术涉及的器官或腔隙的感染,手术部位感染的危险因素包括患者方面和手术方面。

(1)患者方面:年龄、营养状况、免疫功能、健康状况等。

(2)手术方面:术前住院时间、备皮方式及时间、手术部位皮肤消毒、手术室环境、手术器械的灭菌、手术过程的无菌操作、手术技术、手术持续的时间、预防性抗菌药物使用情况等。

2.外科手术切口分哪几类?

根据外科手术切口微生物污染情况,外科手术切口分为清洁切口、清洁-污染切口、污染切口、感染切口。

(1)清洁切口:手术未进入感染炎症区,未进入呼吸道、消化道、泌尿生殖道及口咽部位。

(2)清洁-污染切口:手术进入呼吸道、消化道、泌尿生殖道及口咽部位,但不伴有明显污染。

(3)污染切口:手术进入急性炎症但未化脓区域;开放性创伤手术;胃肠道、尿道、胆道内容物及体液有大量溢出污染;术中有明显污染(如开胸心脏按压)。

(4)感染切口:有失活组织的陈旧创伤手术;已有临床感染或脏器穿孔的手术。

3.何谓切口浅部组织感染? 哪些情形不属于切口浅部组织感染?

(1)切口浅部组织感染是指手术后30天以内发生的仅累及切口皮肤或者皮下组织的感染,并符合下列条件之一:

1)切口浅部组织有化脓性液体。

2）从切口浅部组织的液体或者组织中培养出病原体。

3）具有感染的症状或者体征，包括局部发红、肿胀、发热、疼痛和触痛，外科医师开放的切口浅层组织。

（2）下列情形不属于切口浅部组织感染：

1）针眼处脓点（仅限于缝线通过处的轻微炎症和少许分泌物）。

2）外阴切开术或包皮环切术部位或肛门周围手术部位感染。

3）感染的烧伤创面，及溶痂的Ⅱ、Ⅲ度烧伤创面。

4.何谓切口深部组织感染?

切口深部组织感染是指无植入物者手术后30天以内、有植入物者手术后1年以内发生的累及深部软组织（如筋膜和肌层）的感染，并符合下列条件之一：

（1）从切口深部引流或穿刺出脓液，但脓液不是来自器官/腔隙部分。

（2）切口深部组织自行裂开或者由外科医师开放的切口。同时，患者具有感染的症状或者体征，包括局部发热，肿胀及疼痛。

（3）经直接检查、再次手术探查、病理学或者影像学检查，发现切口深部组织脓肿或者其他感染证据。

同时累及切口浅部组织和深部组织的感染归为切口深部组织感染；经切口引流所致器官/腔隙感染，无须再次手术归为深部组织感染。

5.何谓器官/腔隙感染?

器官/腔隙感染是无植入物者手术后30天以内、有植入物者手术后1年以内发生的累及术中解剖部位（如器官或者腔隙）的感染，并符合下列条件之一：

（1）器官或者腔隙穿刺引流或穿刺出脓液。

（2）从器官或者腔隙的分泌物或组织中培养分离出致病菌。

（3）经直接检查、再次手术、病理学或者影像学检查，发现器官或者腔隙脓肿或者其他器官或者腔隙感染的证据。

6.外科手术部位感染预防工作管理要求有哪些?

（1）医疗机构应当制定并完善外科手术部位感染预防与控制相关规章制度和工作规范，并严格落实。

（2）医疗机构要加强对临床医师、护士、感染防控专业人员的培训，掌握外科手术部位感染预防工作要点。

（3）医疗机构应当开展外科手术部位感染的目标性监测，采取有效措施逐步降低感染率。

（4）严格按照抗菌药物合理使用有关规定，正确、合理使用抗菌药物。

（5）评估患者发生手术部位感染的危险因素，做好各项防控工作。

7.外科手术术前感染防控要点是什么？

（1）尽量缩短患者术前住院时间。择期手术患者应当尽可能待手术部位以外感染治愈后再行手术。

（2）有效控制糖尿病患者的血糖水平。

（3）正确准备手术部位皮肤，彻底清除手术切口部位和周围皮肤的污染。术前备皮应当在手术当日进行，确需去除手术部位毛发时，应当使用不损伤皮肤的方法，避免使用刀片刮除毛发。

（4）消毒前要彻底清除手术切口和周围皮肤的污染，采用卫生健康行政部门批准的合适的消毒剂以适当的方式消毒手术部位皮肤，皮肤消毒范围应当符合手术要求，如需延长切口、做新切口或放置引流时，应当扩大消毒范围。

（5）如需预防用抗菌药物时，手术患者皮肤切开前30~120 min内或麻醉诱导期给予合理种类和合理剂量的抗菌药物。需要做肠道准备的患者，还需术前一天分次、足剂量给予非吸收性口服抗菌药物。

（6）有明显皮肤感染或者患感冒、流感等呼吸道疾病，以及携带或感染多重耐药菌的医务人员，在未治愈前不应当参加手术。

（7）手术人员要严格按照《医务人员手卫生规范》（WS/T 313）进行外科手消毒。

（8）重视术前患者的抵抗力，纠正水电解质的不平衡、贫血、低蛋白血症等。

8.外科手术术中感染预防要点是什么？

（1）保证手术室门关闭，尽量保持手术室正压通气，环境表面清洁，最大限度减少人员数量和流动。

（2）保证使用的手术器械、器具及物品等达到灭菌水平。

（3）手术中医护人员要严格遵循无菌技术原则和手卫生规范。

（4）若手术时间超过3 h，或者手术时间长于所用抗菌药物半衰期的，或者失血量大于1 500 mL的，手术中应当对患者追加合理剂量的抗菌药物。

（5）手术人员尽量轻柔地接触组织，保持有效地止血，最大限度地减少组织损伤，彻底去除手术部位的坏死组织，避免形成无效腔。

（6）术中保持患者体温正常，防止低体温。需要局部降温的特殊手术执行具体专业要求。

（7）冲洗手术部位时，应当使用温度为37℃的无菌生理盐水等液体。

（8）对于需要引流的手术切口，术中应当首选密闭负压引流，并尽量选择远离手术切口、位置合适的部位进行置管引流，确保引流充分。

9.外科手术术后感染预防的要点是什么？

（1）医护人员接触患者手术部位或者更换手术切口敷料前后应当进行手卫生。

（2）为患者更换切口敷料时，要严格遵守无菌技术操作原则及换药流程。

（3）术后保持引流通畅，根据病情尽早为患者拔除引流管。

（4）外科医师、护士要定时观察患者手术部位切口情况，出现分泌物时应当进行微生物培养，结合微生物报告及患者手术情况，对外科手术部位感染及时诊断、治疗和监测。

10.手术部位感染监测的监测方法包括哪些内容？

（1）监测对象是指被选定监测手术的所有择期和急诊手术患者。

（2）监测内容：

1）基本资料：监测月份、住院号、科室、床号、姓名、年龄、调查日期、疾病诊断、切口类型（清洁切口、清洁-污染切口、污染切口）。

2）手术资料：手术日期、手术名称、手术腔镜使用情况、危险因素评分标准，包括手术持续时间、手术切口清洁度分类、美国麻醉协会（ASA）评分、围手术期抗菌药物使用情况、手术医师。

3）手术部位感染资料：感染日期与诊断、病原体。

（3）监测方法：

1）宜采用主动的监测方法；也可专职人员监测与临床医务人员报告相结合；宜住院监测与出院监测相结合。

2）每例监测对象应填写手术部位感染监测登记表。

（4）资料分析。

（5）总结和反馈：结合历史同期资料进行总结分析，提出监测中发现的问题，报告感染防控委员会，并向临床科室反馈监测结果和建议。

11.手术部位感染监测资料分析指标有哪些?

（1）手术部位感染发病率：

手术部位感染发病率=指定时间内某种手术患者的手术部位感染数/指定时间内

某种手术患者数×100%

（2）不同危险指数手术部位感染发病率：

某危险指数手术感染发病率=指定手术该危险指数患者的手术部位感染数/指定

手术某危险指数患者的手术数×100%

（3）外科医师感染发病专率：

1）外科医师感染发病专率：

某外科医师感染发病专率=该医师在该时期的手术部位感染病例数/某医师在某

时期进行的手术病例数×100%

2）不同危险指数等级的外科医师感染发病专率：

某医师不同危险指数感染发病专率=该医师不同危险指数等级患者的手术部位

感染例数/某医师不同危险指数等级患者手

术例数×100%

3）平均危险指数：

平均危险指数=∑（危险指数等级×手术例数）/手术例数总和

4）医师调正感染发病专率：

医师调正感染发病专率=某医师的感染专率/某医师的平均危险指数等级

12.《医疗机构感染预防与控制基本制度（试行）》中手术及其他侵入性操作相关感染防控制度的含义及基本要求是什么?

（1）含义：手术及其他侵入性操作相关感染防控制度是诊疗活动中与外科手术或其他侵入性操作（包括介入诊疗操作、内镜诊疗操作、CT/超声等引导下穿刺诊疗等）相关感染预防与控制活动的规范性要求。

（2）基本要求：

1）建立本机构诊疗活动中所开展手术及其他侵入性诊疗操作的名录。

2）制订并实施所开展各项手术及其他侵入性诊疗操作的感染防控措施，以及防控措施执行依从性监测的规则和流程。

3）根据患者病情和拟施行手术及其他侵入性诊疗操作的种类进行感染风险评估，并依据评估结果采取针对性的感染防控措施。

4）规范手术及其他侵入性诊疗操作的抗菌药物预防性使用。

5）实施手术及其他侵入性诊疗操作相关感染病例目标性监测。

6）开展手术及其他侵入性诊疗操作相关感染防控措施执行依从性监测。

7）根据病例及干预措施执行依从性监测数据进行持续质量改进。

13.手术部位感染防控措施的评价内容有哪些？

（1）医院应制定手术部位感染防控制度和操作流程，并落实。

（2）相关医护人员应熟练掌握无菌技术操作原则及换药流程等手术部位感染防控的有关知识和操作规程。

（3）相关医护人员应评估患者发生手术部位感染的危险因素，实施预防和控制手术部位感染的综合措施，包括落实无菌操作、手术部位皮肤准备、围手术期抗菌药物的使用、血糖控制和术中保温等相关措施。

（4）开展感染高风险科室手术部位感染的目标性监测。

（5）目标性监测资料有定期（至少每季度）分析、总结、反馈及持续质量改进。

（6）有感染防控措施落实情况的检查、分析及反馈，预防与控制有效。

14.何谓Ⅰ类切口手术部位感染率？其计算方法及意义是什么？

（1）定义：Ⅰ类切口手术部位感染是指发生在Ⅰ类（清洁）切口，即手术未进入炎症区，未进入呼吸、消化及泌尿生殖道，以及闭合性创伤手术符合上述条件的手术切口的感染，包括无植入物手术后30天内、有植入物手术后1年内发生的手术部位感染。Ⅰ类切口手术部位感染率，是指发生Ⅰ类切口手术部位感染病例数占同期接受Ⅰ类切口手术患者总数的比例。

（2）计算公式：

$$Ⅰ类切口手术部位感染率=发生Ⅰ类切口手术部位感染病例数/同期接受Ⅰ类切口手术患者总数×100\%$$

（3）意义：描述Ⅰ类切口手术患者发生手术部位感染的频率，反映医院对接受Ⅰ类切口手术患者感染防控情况。

15.何谓Ⅰ类切口手术抗菌药物预防使用率？其计算方法及其意义是什么？

（1）定义：Ⅰ类切口手术抗菌药物预防使用率是指Ⅰ类切口手术预防使用抗菌药物的患者数占同期Ⅰ类切口手术患者总数的比例。

（2）计算公式：

Ⅰ类切口手术抗菌药物预防使用率=Ⅰ类切口手术预防使用抗菌药物的患者数/

同期Ⅰ类切口手术患者总数×100%

（3）意义：反映Ⅰ类切口手术患者抗菌药物预防用药使用及管理情况。

参考文件

［1］《卫生部办公厅关于印发〈外科手术部位感染预防与控制技术指南（试行）〉等三个技术文件的通知》（卫办医政发〔2010〕187号）.

［2］《医院感染监测规范》（WS/T 312）.

［3］《国家卫生健康委办公厅关于进一步加强医疗机构感染预防与控制工作的通知》（国卫办医函〔2019〕480号）.

［4］《医院感染预防与控制评价规范》（WS/T 592）.

［5］《国家卫生计生委办公厅关于印发麻醉等6个专业质控指标（2015年版）的通知》（国卫办医函〔2015〕252号）.

第十六节　呼吸机相关性肺炎感染防控

1.何谓呼吸机?

呼吸机是指能改善呼吸功能、减少呼吸功消耗和节约心脏储备能力的生命支持装置。

2.何谓呼吸机相关性肺炎（VAP）?

呼吸机相关性肺炎（VAP）是指建立人工气道（气管插管或气管切开）并接受机械通气时所发生的肺炎，包括发生肺炎48 h内曾经使用人工气道进行机械通气者。

3.呼吸机相关性肺炎的预防与控制措施包括哪些?

（1）应每天评估呼吸机及气管插管的必要性，尽早脱机或拔管。

（2）若无禁忌证应将患者头胸部抬高30°~45°，并应协助患者翻身拍背及震动排痰。

（3）应使用有消毒作用的口腔含漱液进行口腔护理，每6~8 h一次。

（4）在进行与气道相关的操作时应严格遵守无菌技术操作规程。

（5）宜选择经口气管插管。

（6）应保持气管切开部位的清洁、干燥。

（7）宜使用气囊上方带侧腔的气管插管，及时清除声门下分泌物。

（8）气囊放气或拔出气管插管前应确认气囊上方的分泌物已被清除。

（9）呼吸机管路湿化液应使用无菌水。

（10）呼吸机外壳及面板应每天清洁消毒1~2次。

（11）呼吸机外部管路应一人一用一消毒或灭菌，长期使用者应每周更换，遇污染随时更换；呼吸机内部管路的消毒按照厂家说明书进行。

（12）应每天评估镇静药使用的必要性，尽早停用。

4.何谓呼吸机相关性肺炎发病率? 其计算公式及意义是什么?

（1）定义：呼吸机相关性肺炎发病率是指使用呼吸机住院患者中新发呼吸机相关性肺炎的发病频率。单位：例/千机械通气日。

（2）计算公式：

$$呼吸机相关性肺炎发病率=呼吸机相关性肺炎例次数/同期患者使用呼吸机总天数 \times 1\,000‰$$

（3）意义：反映呼吸机相关性肺炎情况和医疗机构感染防控能力。

5.呼吸机清洗和消毒的基本要求有哪些?

（1）开展呼吸机治疗工作的医疗机构，应当加强使用后呼吸机的清洗、消毒的质量监督检查工作，有效控制呼吸机相关感染的发生。

（2）为保证患者安全，开展机械通气工作的医疗机构应当结合医院的实际情况制定切实可行的呼吸机及管路清洗消毒的管理制度。

（3）从事呼吸机清洗消毒工作的医务人员，应当具备呼吸机清洗消毒方面的知识，接受相关的医疗机构感染防控知识培训，严格遵守有关规章制度。

（4）工作人员清洗消毒呼吸机时，应当穿戴必要的防护用品，包括工作服、口罩、帽子、手套等。

（5）开展呼吸机治疗工作的医疗机构可根据需要配备专用呼吸机清洗消毒机；暂时无清洗消毒机的医院可设置专门区域对呼吸机及管路进行清洗消毒。

（6）根据工作需要，推荐按照以下的要求配备相应的清洗消毒设备：清洗消毒机、清洗消毒槽、干燥设备、通风设施、操作台、适用于清洗呼吸机螺旋管道的刷子等。

6.呼吸机清洗、消毒的原则是什么?

（1）呼吸机外置管路及附件应达到一人一用一消毒或灭菌。

（2）彻底清除管道内的痰痂等污染物。

（3）消毒前应尽可能将连接部分彻底拆卸，拆卸后应立即送清洗、消毒。

（4）推荐在呼吸机吸气端安装过滤器；对于有呼吸道传染可能的情况（如结核、流感等），应在呼气端安装过滤器；吸气端及呼吸端均安装过滤器的呼吸机内置管路一般不需要常规清洗消毒。

（5）手工清洗消毒时，在保证工作人员安全和环境安全的前提下，应遵循先彻底清洁，再消毒或者灭菌的程序。

（6）特殊感染患者使用的呼吸机管路（包括结核分枝杆菌、AIDS病毒、乙型肝炎病毒、MRSA等耐药菌群感染等）应单独进行清洗、消毒。

（7）如临床怀疑使用呼吸机患者的感染与呼吸机管路相关时，应及时更换清洗、消毒处置管路及附件，必要时对呼吸机进行消毒。

（8）呼吸机各部件消毒后，应干燥后才可保存备用，保存时间根据消毒方法而定。

（9）医院使用的消毒剂、消毒器械或者消毒设备，应符合《消毒管理办法》的规定。

（10）消毒处理过程中应避免物品再次污染，用化学消毒剂消毒后的呼吸机管路在使用前应用无菌蒸馏水彻底冲洗干净，彻底干燥后才可保存备用。

7.呼吸机特殊部件的清洗消毒有哪些要求？

（1）呼吸机主机或空气压缩机的空气过滤网：需定期清洗以防灰尘堆积造成细菌繁殖。

（2）呼吸机内部可拆卸的呼气管路：应根据各厂商提供的方法进行清洗消毒。

（3）可拆卸的流量传感器：各种呼吸机的流量传感器应根据厂家的要求进行更换、清洗消毒。

（4）呼吸机吸入端或呼出端的细菌过滤器、供气模块滤网、冷却风扇过滤器、防尘网等部件可根据使用要求或按需进行清洗更换。

8.呼吸机清洗和消毒效果的监测有哪些要求？

（1）用化学浸泡方法进行消毒的医院，消毒剂的浓度必须每日进行监测并做好记录，保证消毒效果。消毒剂使用的时间不得超过产品说明书所规定的期限。

（2）消毒后的呼吸机应当至少每3个月检测一次，并做好检测记录。消毒后的呼吸机合格标准参考值为 ≤ 20 cfu/m^2；如高度怀疑医疗机构感染暴发与呼吸机相关感染时应及时监测（建议采样部位：外表板、外管路、湿化罐、集水杯、流量传感器、吸气和呼气端细菌过滤器、呼吸机内部可拆卸的呼气管路等）。

（3）呼吸机消毒效果监测宜采用以下方法：

1）采样方法：按《消毒技术规范》物体表面采样方法。

2）采样时间：呼吸机使用前。

3）常规采样部位：呼吸机外置回路。

4）监测方法：涂抹法进行活菌计数。

9.使用中的呼吸机感染防控措施有哪些？

（1）呼吸机湿化罐内应加入无菌蒸馏水或注射用水。使用过程中应适时添加保持一定水位，湿化罐中的湿化液24 h彻底更换一次，湿化罐及滤纸应每周更换。

（2）应及时倾倒呼吸机管道内积水，清除集水杯中的冷凝水（有水就清除），冷凝水应按污染物处理；集水杯应垂直向下放置并位于管路最低处，以防止冷凝水倒流至气管插管或呼吸机内。

（3）一般患者在吸气端使用细菌过滤器，特殊感染及传染病患者建议在吸气端和呼气端均使用细菌过滤器。

（4）若患者使用呼吸机时间较短（不超过3天），宜使用一次性温湿交换器（人工鼻）替代加温湿化器。

10.呼吸机相关性肺炎防控措施的评价内容有哪些？

（1）医院应制定呼吸机相关性肺炎预防与控制相关管理制度和操作流程。

（2）相关医护人员应熟练掌握无菌技术、气管插管、气管切开技术以及呼吸机相关性肺炎预防的相关知识和操作规程。

（3）相关医护人员应评估患者发生呼吸机相关性肺炎的危险因素，实施预防和控制呼吸机相关性肺炎的综合措施，包括落实抬高床头、口腔护理、呼吸管路的更换、评估是否可以撤机等相关措施。

（4）开展重症监护病房呼吸机相关性肺炎的目标性监测。

（5）目标监测资料有定期（至少每季度）分析、总结、反馈及持续质量改进。

（6）有感染预防与控制措施落实情况的检查、分析及反馈，预防与控制有效。

参考文件

［1］《呼吸机临床应用》（WS 392）.

［2］《重症监护病房医院感染预防与控制规范》（WS/T 509）.

［3］《国家卫生计生委办公厅关于印发麻醉等6个专业质控指标（2015年版）的通知》（国卫办医函〔2015〕252号）.

［4］《医院感染预防与控制评价规范》（WS/T 592）.

第十七节　导管相关血流感染防控

1.何谓导管相关血流感染?

导管相关血流感染(CRBSI)是指带有血管内导管或者拔除血管内导管48 h内的患者出现菌血症或真菌血症,并伴有发热(>38 ℃)、寒战或低血压等感染表现,除血管导管外没有其他明确的感染源。实验室微生物学检查显示:外周静脉血培养细菌或真菌阳性;或者从导管段和外周血培养出相同种类、相同药敏结果的致病菌。

2.何谓中央导管?

中央导管(CL)是指末端位于或接近于心脏或下列大血管之一的,用于输液、输血、采血、血流动力学监测的血管导管。这些大血管包括:主动脉、肺动脉、上腔静脉、下腔静脉、头臂静脉、颈内静脉、锁骨下静脉、髂外静脉、股静脉。

3.何谓中央导管相关血流感染?

中央导管相关血流感染(CLABSI)是指患者在留置中央导管期间或拔除中央导管48 h内发生的原发性且与其他部位存在的感染无关的血流感染。

4.导管相关血流感染的危险因素主要有哪些?

导管相关血流感染的危险因素主要包括:导管留置的时间、置管部位及其细菌定植情况、无菌操作技术、置管技术、患者免疫功能和健康状态等因素。

5.导管相关血流感染的管理要点有哪些?

(1)医疗机构应当健全规章制度,制定并落实预防与控制导管相关血流感染的工作规范和操作规程,明确相关部门和人员职责。

(2)医务人员应当接受关于血管内导管的正确置管、维护和导管相关血流感染预防与控制措施的培训和教育,熟练掌握相关操作规程。

（3）有条件的医疗机构应当建立静脉置管专业护士队伍，提高对静脉置管患者的专业护理质量。

（4）医务人员应当评估患者发生导管相关血流感染的危险因素，实施预防和控制导管相关血流感染的工作措施。

（5）医疗机构应当逐步开展导管相关血流感染的目标性监测，持续改进，有效降低感染率。

6.导管相关血流感染置管时的预防要点是什么？

（1）严格执行无菌技术操作规程。置管时应当遵守最大限度的无菌屏障要求。置管部位应当铺大无菌单（巾）；置管人员应当戴帽子、口罩、无菌手套，穿无菌手术衣。

（2）严格按照《医务人员手卫生规范》（WS/T 313），认真洗手并戴无菌手套后，尽量避免接触穿刺点皮肤。置管过程中手套污染或破损应当立即更换。

（3）置管使用的医疗器械、器具等医疗用品和各种敷料必须达到灭菌水平。

（4）选择合适的静脉置管穿刺点，成人中心静脉置管时，应当首选锁骨下静脉，尽量避免使用颈静脉和股静脉。

（5）采用卫生健康行政部门批准的皮肤消毒剂消毒穿刺部位皮肤，自穿刺点由内向外以同心圆方式消毒，消毒范围应当符合置管要求。消毒后皮肤穿刺点应当避免再次接触。皮肤消毒待干后，再进行置管操作。

（6）患疖肿、湿疹等皮肤病或患感冒、流感等呼吸道疾病，以及携带或感染多重耐药菌的医务人员，在未治愈前不应当进行置管操作。

7.导管相关血流感染置管后的预防要点是什么？

（1）应当尽量使用无菌透明、透气性好的敷料覆盖穿刺点，对于高热、出汗、穿刺点出血、渗出的患者应当使用无菌纱布覆盖。

（2）应当定期更换置管穿刺点覆盖的敷料。更换间隔时间为：无菌纱布为1次/2天，无菌透明敷料为1～2次/周，如果纱布或敷料出现潮湿、松动、可见污染时应当立即更换。

（3）医务人员接触置管穿刺点或更换敷料时，应当严格执行手卫生规范。

（4）保持导管连接端口的清洁，注射药物前，应当用75%酒精或含碘消毒剂进行消毒，待干后方可注射药物。如有血迹等污染时，应当立即更换。

（5）告知置管患者在沐浴或擦身时，应当注意保护导管，不要把导管淋湿或浸入水中。

（6）在输血、输入血制品、脂肪乳剂后的24 h内或者停止输液后，应当及时更换输液管路。外周及中心静脉置管后，应当用生理盐水或肝素盐水进行常规冲管，预防导管内血栓形成。

（7）严格保证输注液体的无菌。

（8）紧急状态下的置管，若不能保证有效的无菌原则，应当在48 h内尽快拔除导管，更换穿刺部位后重新进行置管，并作相应处理。

（9）怀疑患者发生导管相关感染，或者患者出现静脉炎、导管故障时，应当及时拔除导管。必要时应当进行导管尖端的微生物培养。

（10）医务人员应当每天对保留导管的必要性进行评估，不需要时应当尽早拔除导管。

（11）导管不宜常规更换，特别是不应当为预防感染而定期更换中心静脉导管和动脉导管。

8.中央导管相关血流感染防控的措施包括哪些？

（1）应严格掌握中央导管留置指征，每日评估留置导管的必要性，尽早拔除导管。

（2）操作时应严格遵循无菌技术操作规程，采用最大无菌屏障。

（3）宜使用有效含量≥2 g/L氯己定–乙醇（70%体积分数）溶液局部擦拭2～3遍进行皮肤消毒，作用时间遵循产品的使用说明。

（4）应根据患者病情尽可能使用腔数较少的导管。

（5）置管部位不宜选择股静脉。

（6）应保持穿刺点干燥，密切观察穿刺部位有无感染征象。

（7）如无感染征象时，不宜常规更换导管；不宜定期对穿刺点涂抹送微生物检测。

（8）当怀疑中央导管相关性血流感染时，如无禁忌，应立即拔管，导管尖端送微生物检测，同时送静脉血进行微生物检测。

9.怀疑患者发生中央导管相关血流感染时，对于保留导管患者如何采集血标本以及解释培养结果？

保留导管的患者血培养，至少采集1套静脉外周血培养，同时应尽快采集等量的1套导管血培养。结果解释如下：

（1）如2套血培养得到的菌株其鉴定结果和药敏谱均相同，并且没有其他明确感染源，提示为CRBSI。

（2）如2套血培养均阳性并且分离的菌种相同，导管血阳性报警时间比外周血阳性报警时间提前120 min以上，又没有其他明确感染源，则提示为CRBSI（如导管血阳性报警时间比外周血阳性报警时间提前120 min以内，2套血培养获得鉴定与药敏谱相同的分离株，也可能为CRBSI）。

（3）如仅导管血培养阳性，提示导管有细菌定植或污染。

（4）如仅外周血培养阳性，不能确定为CRBSI。若血培养阳性株为金黄色葡萄球菌或念珠菌属，并且没有其他明确的感染源，则可能为CRBSI。

（5）如2套血培养均为阴性，不考虑CRBSI。

10.怀疑患者发生中央导管相关血流感染时，对于拟拔除导管患者如何采集血标本以及解释培养结果？

拟拔除导管的患者血培养，至少采集1套外周血培养。无菌操作拔除导管，剪切导管尖端5 cm，采用Maki's半定量培养。结果解释如下：

（1）如1套以上血培养和导管尖端培养阳性，并且菌种鉴定与药敏谱相同，提示为CRBSI。

（2）如1套以上血培养阳性且导管尖端培养阴性，若血培养阳性株为金黄色葡萄球菌或念珠菌属，则可能为CRBSI。如需要进行确认，要求进一步采集其他外周血培养，获得阳性且为同一菌种，没有其他明确的感染源，提示为CRBSI。

（3）如血培养阴性，导管尖端培养阳性，提示定植。如外周血培养和导管尖端培养均为阴性，不考虑CRBSI。

11.怀疑患者发生中央导管相关血流感染时，采集血标本时采血量为多少？

成人每瓶采血量8～10 mL，或按照说明书采集；婴幼儿及儿童采血量不应超过患者总血量的1%，具体采血量参考说明书。若采血量充足，注射器采集的血液先注入厌氧瓶，后注入需氧瓶，蝶形针采集的血液反之。若采血量不足，优先注入需氧瓶。

12.何谓血管内导管相关血流感染发病率？其计算公式及意义是什么？

（1）定义：血管内导管相关血流感染发病率是指使用血管内导管住院患者中新发血管内导管相关血流感染的发病频率。单位：例/千导管日。

（2）计算公式：

$$血管内导管相关血流感染发病率=血管内导管相关血流感染例次数/同期患者使用血管内导管留置总天数 \times 1\,000‰$$

（3）意义：反映血管内导管相关血流感染情况和医疗机构感染防控能力。

13.《医疗机构感染预防与控制基本制度（试行）》中侵入性器械相关感染防控制度的含义是什么？

侵入性器械相关感染防控制度是诊疗活动中与使用侵入性诊疗器械相关的感染预防与控制活动的规范性要求。

侵入性诊疗器械相关感染的防控主要包括但不限于血管内导管相关血流感染、导尿管相关尿路感染、呼吸机相关性肺炎和透析相关感染的预防与控制。

14.《医疗机构感染预防与控制基本制度（试行）》中侵入性器械相关感染防控制度的基本要求是什么？

（1）建立本机构诊疗活动中使用的侵入性诊疗器械名录。

（2）制订并实施临床使用各类侵入性诊疗器械相关感染防控的具体措施。

（3）实施临床使用侵入性诊疗器械相关感染病例的目标性监测。

（4）开展临床使用侵入性诊疗器械相关感染防控措施执行依从性监测。

（5）根据病例及干预措施依从性监测数据进行持续质量改进。

15.血管导管相关血流感染防控措施评价内容有哪些？

（1）医院应制定血管导管相关血流感染防控相关制度和操作流程，并落实。

（2）相关医护人员应熟练掌握正确置管、维护和血管导管相关血流感染防控的相关知识和操作规程。

（3）相关医护人员应评估患者发生血管导管相关血流感染的危险因素，实施预防和控制血管导管相关血流感染的综合措施，包括落实无菌操作、手卫生、皮肤护理、血管导管的更换、保留导管必要性评估等相关措施。

（4）开展重症监护病房血管导管相关血流感染的目标性监测。

（5）目标监测资料有定期（至少每季度）分析、总结、反馈及持续质量改进。

（6）感染防控措施落实情况的检查、分析及反馈，预防与控制有效。

参考文件

［1］《卫生部办公厅关于印发〈外科手术部位感染预防与控制技术指南（试行）〉等三个技术文件的通知》（卫办医政发〔2010〕187号）．

［2］《重症监护病房医院感染预防与控制规范》（WS/T 509）．

［3］《临床微生物实验室血培养操作规范》（WS/T 503）．

［4］《国家卫生计生委办公厅关于印发麻醉等6个专业质控指标（2015年版）的通知》（国卫办医函〔2015〕252号）．

［5］《国家卫生健康委办公厅关于进一步加强医疗机构感染预防与控制工作的通知》（国卫办医函〔2019〕480号）．

［6］《医院感染预防与控制评价规范》（WS/T 592）．

第十八节　导尿管相关尿路感染防控

1.何谓导尿管相关尿路感染？

导尿管相关尿路感染主要是指患者留置导尿管后，或者拔除导尿管48 h内发生的泌尿系统感染。

2.导尿管相关尿路感染的危险因素包括哪些？

导尿管相关尿路感染是医疗机构感染中常见的感染类型。导尿管相关尿路感染的危险因素包括患者方面和导尿管置入与维护方面。

（1）患者方面的危险因素主要包括患者年龄、性别、基础疾病、免疫力和其他健康状况等。

（2）导尿管置入与维护方面的危险因素主要包括导尿管留置时间、导尿管置入方法、导尿管护理质量和抗菌药物临床使用等。

3.导尿管相关尿路感染的诊断标准是什么？

（1）临床诊断：患者出现尿频、尿急、尿痛等尿路刺激症状，或者有下腹触痛、肾区叩痛，伴有或不伴有发热，并且尿检白细胞男性≥5个/高倍视野，女性≥10个/高倍视野，插导尿管者应当结合尿培养。

（2）病原学诊断：

在临床诊断的基础上，符合以下条件之一：

1）清洁中段尿或者导尿留取尿液（非留置导尿）培养革兰阳性球菌菌落数≥10^4 cfu/mL，革兰阴性杆菌菌落数≥10^5 cfu/mL。

2）耻骨联合上膀胱穿刺留取尿液培养的细菌菌落数≥10^3 cfu/mL。

3）新鲜尿液标本经离心应用相差显微镜检查，在每30个视野中有半数视野见到细菌。

4）经手术、病理学或者影像学检查，有尿路感染证据的。

患者虽然没有症状，但在1周内有内镜检查或导尿管置入，尿液培养革兰阳性球菌菌落数≥10^4 cfu/mL，革兰阴性杆菌菌落数≥10^5 cfu/mL，应当诊断为无症状性菌尿症。

4.导尿管相关尿路感染置管前的感染防控要点有哪些？

（1）严格掌握留置导尿管的适应证，避免不必要的留置导尿。

（2）仔细检查无菌导尿包，如导尿包过期、外包装破损、潮湿，不应当使用。

（3）根据患者年龄、性别、尿道等情况选择合适大小、材质等的导尿管，最大限度降低尿道损伤和尿路感染。

（4）对留置导尿管的患者，应当采用密闭式引流装置。

（5）告知患者留置导尿管的目的，配合要点和置管后的注意事项。

5.导尿管相关尿路感染置管时的感染防控要点是什么？

（1）医务人员要严格按照《医务人员手卫生规范》（WS/T 313），认真洗手后，戴无菌手套实施导尿术。

（2）严格遵循无菌操作技术原则留置导尿管，动作要轻柔，避免损伤尿道黏膜。

（3）正确铺无菌巾，避免污染尿道外口，保持最大的无菌屏障。

（4）充分消毒尿道口，防止污染。要使用合适的消毒剂棉球消毒尿道外口及其周围皮肤黏膜，棉球不能重复使用。男性应先洗净包皮及冠状沟，然后自尿道外口、龟头向外旋转擦拭消毒。女性应先按照由上至下，由内向外的原则清洗外阴，然后清洗并消毒尿道外口、前庭、两侧大小阴唇，最后会阴、肛门。

（5）导尿管插入深度适宜，插入后，向水囊注入10～15 mL无菌水，轻拉尿管以确认尿管固定稳妥，不会脱出。

（6）置管过程中，指导患者放松，协调配合，避免污染，如尿管被污染应当重新更换尿管。

6.导尿管相关尿路感染置管后的感染防控要点是什么？

（1）妥善固定尿管，避免打折、弯曲，保证集尿袋高度低于膀胱水平，避免接触地面，防止逆行感染。

（2）保持尿液引流装置密闭、通畅和完整，活动或搬运时夹闭引流管，防止尿液逆流。

（3）应当使用个人专用的收集容器及时清空集尿袋中尿液。清空集尿袋中尿液时，要遵循无菌操作原则，避免集尿袋的出口触碰到收集容器。

（4）留取小量尿标本进行微生物病原学检测时，应当消毒导尿管后，使用无菌注射器抽取标本送检。留取大量尿标本时（此法不能用于普通细菌和真菌学检查），可以从集尿袋中采集，避免打开导尿管和集尿袋的接口。

（5）不应当常规使用含消毒剂或抗菌药物的溶液进行膀胱冲洗或灌注以预防尿路感染。

（6）应当保持尿道口清洁，大便失禁的患者清洁后还应当进行消毒。留置导尿管期间，应当每日清洁或冲洗尿道外口。

（7）患者沐浴或擦身时应当注意对导管的保护，不应当把导管浸入水中。

（8）长期留置导尿管患者，不宜频繁更换导尿管。若导尿管阻塞或不慎脱出，以及留置导尿装置的无菌性和密闭性被破坏时，应当立即更换导尿管。

（9）患者出现尿路感染时，应当及时更换导尿管，并留取尿液进行微生物病原学检测。

（10）每天评估留置导尿管的必要性，不需要时尽早拔除导尿管，尽可能缩短留置导尿管时间。

（11）对长期留置导尿管的患者，拔除导尿管时，应当训练膀胱功能。

（12）医护人员在维护导尿管时，要严格执行手卫生。

7.导尿管相关尿路感染防控措施包括哪些?

（1）应严格掌握留置导尿指征，每日评估留置导尿管的必要性，尽早拔除导尿管。

（2）操作时应严格遵守无菌技术操作规程。

（3）置管时间大于3天者，宜持续夹闭，定时开放。

（4）应保持尿液引流系统的密闭性，不应常规进行膀胱冲洗。

（5）应做到导尿管的日常维护，防止滑脱，保持尿道外口及会阴部清洁。

（6）应保持集尿袋低于膀胱水平，防止反流。

（7）长期留置导尿管宜定期更换，普通导尿管7～10天更换，特殊类型导尿管按说明书更换。

（8）更换导尿管时应将集尿袋同时更换。

（9）采集尿标本做微生物检测时应在导尿管侧面以无菌操作方法针刺抽取尿液，采集其他目的的尿标本时应从集尿袋开口采集。

8.留置导尿管的患者，应如何留取尿标本？

（1）留取小量尿标本进行微生物病原学检测时：

1）夹住导尿管10~20 min后，用75%酒精消毒导管采集部位。

2）用注射器无菌采集5~10 mL尿液。

3）将尿液转入带螺帽无菌容器或硼酸转运管。

（2）留取大量尿标本时（此法不能用于普通细菌和真菌学检查），可以从集尿袋中采集，避免打开导尿管和集尿袋的接口。

9.何谓导尿管相关泌尿系统感染发病率？其计算公式及意义是什么？

（1）定义：导尿管相关泌尿系统感染发病率是指使用导尿管住院患者中新发导尿管相关泌尿系统感染的发病频率。单位：例/千导尿管日。

（2）计算公式：

$$导尿管相关泌尿系统感染发病率=导尿管相关泌尿系统感染例次数/同期患者使用导尿管总天数 \times 1\,000‰$$

（3）意义：反映导尿管相关泌尿系统感染情况和医疗机构感染防控能力。

10.导尿管相关尿路感染防控措施的评价内容有哪些？

（1）医疗机构应制定导尿管相关尿路感染防控制度和操作流程，并落实。

（2）相关医护人员应熟练掌握无菌技术、导尿操作、留置导尿管的维护以及导尿管相关尿路感染预防的相关知识和操作规程。

（3）相关医护人员应评估患者发生导尿管相关尿路感染的危险因素，实施预防和控制导尿管相关尿路感染的综合措施，包括落实无菌操作、手卫生、导尿管更换、留置尿管必要性评估等相关措施。

（4）开展重症监护病房导尿管相关尿路感染的目标性监测。

（5）目标监测资料有定期（至少每季度）分析、总结、反馈及持续质量改进。

（6）有感染预防与控制措施落实情况的检查、分析及反馈，预防与控制有效。

参考文件

［1］《卫生部办公厅关于印发〈外科手术部位感染预防与控制技术指南（试行）〉等三
　　　个技术文件的通知》（卫办医政发〔2010〕187号）.

［2］《重症监护病房医院感染预防与控制规范》（WS/T 509）.

［3］《临床微生物学检验标本的采集和转运》（WS/T 640）.

［4］《医院感染预防与控制评价规范》（WS/T 592）.

［5］《国家卫生计生委办公厅关于印发麻醉等6个专业质控指标（2015年版）的通知》
　　　（国卫办医函〔2015〕252号）.

第十九节　职业安全防护与职业暴露处理

1.何谓血源性病原体?

血源性病原体是指存在于血液和某些体液中能引起人体疾病的病原微生物,例如乙型肝炎病毒(HBV)、丙型肝炎病毒(HCV)和艾滋病病毒(HIV)等。

2.何谓职业接触?

职业接触是指劳动者在从事职业活动中,通过眼、口、鼻及其他黏膜、破损皮肤或非胃肠道接触含血源性病原体的血液或其他潜在传染性物质的状态。

3.何谓非胃肠道接触?

非胃肠道接触是指劳动者在职业活动中,通过针刺、咬伤、擦伤和割伤等途径穿透皮肤或黏膜屏障接触血源性病原体的状态。

4.何谓污染?

污染是指作业环境、物体内或其表面存在含血源性病原体的血液或者其他潜在传染性物质的状态。

5.何谓被污染的衣物?

被污染的衣物是指被含血源性病原体的血液或其他潜在传染性物质污染,或者可能包裹有污染锐器的衣物。

6.何谓无针系统?

无针系统是指在下列医疗卫生工作中不使用针具的设施:

(1)建立动脉或静脉通路收集血液。

(2)向体内输入药物或液体。

(3)其他通过污染锐器损伤皮肤而导致的潜在职业接触。

7.何谓有保护装置的锐器?

有保护装置的锐器是指装有减少职业接触事故的内置安全构件的锐器,用于抽取体液、刺入静脉和动脉或输入药品或液体等。

8.何谓被污染的锐器?

被污染的锐器是指被污染的、能刺破皮肤的物品。包括注射针、穿刺针和缝合针等针具、各类医用或检测用锐器、载玻片、破损玻璃试管、安瓿、固定义齿并暴露在外的金属丝及实验室检测器材等。

9.何谓源患者?

源患者是指医疗卫生机构的就医者、尸体,以及被公安和司法机关羁押或劳教及戒毒的人员等,其血液或其他潜在传染性物质可能导致发生血源性病原体职业接触的劳动者。

10.何谓接触后预防?

接触后预防是指在接触可能感染血源性病原体的血液或其他体液之后,应立即采取的一整套预防控制措施,包括应急处理、对接触源的评价、对接触者的评价和接触后预防措施、咨询与随访等。

11.何谓其他潜在传染性物质?

其他潜在传染性物质包括体液、任何从人体(活体或尸体)上取下的未经固定处理的细胞、组织或器官、含艾滋病病毒(HIV)的细胞或组织培养液或器官培养液、含乙型肝炎病毒(HBV)或HIV的培养基或培养液、感染了HBV或HIV的实验动物的血液或器官或组织等。

其中体液是指精液、脑脊液、阴道分泌物、滑囊液、胎盘液、胸腔液、心包液、腹腔液、羊水、口腔科操作时的唾液、其他被污染的体液或不能与体液区分的液体等。

12.何谓职业病?

职业病是指企业、事业单位和个体经济组织等用人单位的劳动者在职业活动中,因接触粉尘、放射性物质和其他有毒、有害因素而引起的疾病。

13.何谓职业病危害？其包括哪些危害因素？

职业病危害是指对从事职业活动的劳动者可能导致职业病的各种危害。

职业病危害因素包括职业活动中存在的各种有害的化学、物理、生物因素以及在作业过程中产生的其他职业有害因素。

14.何谓艾滋病病毒职业暴露？

艾滋病病毒职业暴露是指医务人员从事诊疗、护理等工作过程中意外被艾滋病病毒感染者或者艾滋病患者的血液、体液污染了皮肤或者黏膜，或者被含有艾滋病病毒的血液、体液污染了的针头及其他锐器刺破皮肤，有可能被艾滋病病毒感染的情况。

15.何谓艾滋病病毒职业暴露感染者？

艾滋病病毒职业暴露感染者是指暴露源阳性，有"艾滋病病毒职业暴露个案登记表"，在暴露24 h内检测艾滋病病毒抗体为阴性，随访期内艾滋病病毒抗体阳转的暴露者。对于暴露者在暴露前、后6个月内发生过易感染艾滋病病毒的行为，或者有线索显示暴露者感染的病毒不是来自本次职业暴露的，应当根据需要进行分子流行病学检测，并根据检测结果判定暴露感染者感染的病毒是否来自本次职业暴露。

16.何谓HIV感染暴露源？

HIV感染暴露源为艾滋病病毒阳性者的血液、体液，被含有艾滋病病毒阳性者血液、体液污染的医疗器械、医疗废物及其他器具，以及含艾滋病病毒的生物样本或废弃物等。

17.用人单位应遵循的职业卫生防护原则有哪些？

（1）血源性病原体的职业接触存在于工作场所，用人单位应开展血源性病原体职业接触的预防控制活动，以保障劳动者享有职业病防治法所规定的职业卫生权利，并接受政府、劳动者和工会组织的监督。

（2）禁止以就业为目的的职业健康筛查。对劳动者血源性病原体的检测应当按照自愿的原则进行，对劳动者的个人健康信息，包括血源性病原体感染状况，应遵循保密原则。检测结果不应作为是否聘用劳动者的依据。

（3）应对感染或疑似感染血源性病原体疾病的劳动者予以关怀、治疗和支持，不应歧视或羞辱。对于患有血源性病原体相关疾病的劳动者，只要医学上认可能胜任工作并不妨碍他人的，用人单位应尽量安排其在合适的工作岗位上任职。

（4）对职业接触血源性病原体而感染乙型病毒性肝炎、丙型病毒性肝炎或艾滋病病毒的劳动者，应依法享受工伤待遇。

18.医疗机构在血源性病原体职业接触工作中的卫生防护职责主要内容是什么？

（1）应按照职业病防治法的要求建立职业卫生管理体系，体系框架和运行模式参见《血源性病原体职业接触防护导则》（GBZ/T 213）附录B。

（2）应按照血源性病原体职业接触风险控制的优先等级制定书面接触控制计划，以消除或者减少劳动者对血源性病原体的职业接触，血源性传染病控制的优先等级参见《血源性病原体职业接触防护导则》（GBZ/T 213）附录C。

（3）应对工作场所的职业危害进行识别、评价和控制。保障注射安全的具体措施参见《血源性病原体职业接触防护导则》（GBZ/T 213）附录D。降低手术职业接触的风险参见《血源性病原体职业接触防护导则》（GBZ/T 213）附录E。制定职业卫生安全操作规程，为劳动者提供符合职业安全卫生要求的工作场所。

（4）应对劳动者进行职业意外接触后的评估、预防和随访；对劳动者开展职业卫生培训和职业危害告知；为劳动者交纳社会保险。

（5）做好职业接触的记录和报告及档案的保存和转移。

19.医疗机构职业接触风险控制计划包含哪些要素？

（1）对血源性病原体的职业接触进行识别。

（2）制定血源性病原体职业接触风险控制的实施方案和进度表，包括具体执行方法，HIV和HBV研究实验室及病原制备场所等的控制措施，乙型肝炎疫苗接种及职业接触后预防措施，对劳动者的职业卫生培训和职业危害告知及职业接触事故的记录、存档和报告。

20.医疗机构内可能发生血源性病原体职业接触的主要工作场所包括哪些？

（1）医疗机构（重点是手术室、妇产科病房、重症监护病房、普通病房的外科操作、血液透析室、口腔科、骨科和消毒供应中心等）。

（2）血源性病原体临床实验室。

（3）对医疗废物进行收集、运输和处理的单位。

21.医疗机构内可能接触血源性病原体的主要人群有哪些?

（1）医疗机构工作人员，包括医师、护士、药师、医技人员以及在医疗机构工作的其他人员。

（2）微生物实验室和科研机构工作人员，包括实验人员、采血人员、技师和合同工等。

22.医疗机构工作人员职业接触途径有哪些?

在从事职业活动时，通过眼、口、鼻及其他黏膜、破损皮肤或胃肠道外途径（针刺、咬伤、擦伤和割伤等途径穿透皮肤或黏膜屏障）接触血液或其他潜在传染性物质。

23.手术中减少眼和其他面部接触的措施有哪些?

（1）使用护目镜保护眼黏膜免受污染。护目镜可以防止溅洒伤害（包括侧面溅洒）而不造成视力损失和不适。如果手术过程中存在血液溅洒的风险，包括气溶胶或其他潜在的传染性物质时，应当考虑使用面罩。也可选用同时保护眼和面部的个人防护用品。

（2）应当准备洗眼站，以备发生事故时使用，在洗眼之前应取下隐形眼镜。

24.如何做好医疗机构内血源性病原体职业危害的风险评估?

根据职业危害识别进行风险评估，以确定相关职业人群接触血源性病原体的风险水平与性质，同时制定必要措施消除危害或降低风险。

风险评估包括:

（1）血源性病原体在工作场所的传播途径。

（2）接触血源性病原体的类型、频率和数量，各种传播途径和最可能的传播途径，对同时接触多种血源性病原体的情况进行分析。

（3）接触与重复接触的影响因素，包括工作场所的布局，职业安全卫生操作规程，工作场所的清洁与整理，个人防护用品与防护设施的适用性、数量及其运行和使用状况。

（4）用人单位、职业卫生管理人员和医护人员有关血源性病原体知识及职业卫生安全操作规程的掌握和职业卫生培训情况。

（5）所使用的各类医疗卫生设备是否增加或减小了职业接触风险。

（6）现行的职业接触风险控制措施的运行情况以及是否需要采取新的预防控制措施。

25.血源性病原体职业危害预防的最有效措施是什么？

血源性病原体职业危害预防的最有效措施是尽量完全消除工作场所的危害，如尽量少用锐器或针具，取消所有不必要的注射，消除毛巾挂钩等不必要的锐器，以及采用无针系统进行静脉注射。

26.血源性病原体职业接触风险控制应遵循的原则是什么？

血源性病原体职业接触风险的控制遵循职业病防治的优先等级原则，首先是消除风险，其次是工程控制、管理措施和行为控制，再次是个人防护和接触后预防措施。

27.血源性病原体职业接触风险控制方法有哪些？控制措施效能如何？

（1）血源性传染病风险控制方法包括采用消除危害、工程控制、管理控制、操作规程控制、个人防护用品（PPE）。

（2）控制措施效能：

1）消除危害：研究表明，使用无针系统静脉注射能将针刺伤害降低78.7%。

2）工程控制：使用锐器容器可将伤害减少2/3。调查表明，安全针装置可将伤害减少23%~100%，平均能减少71%。

3）管理控制：安全意识薄弱和减员将会增加近50%的针刺伤害。

4）操作规程控制：消除针具的重复使用可将针刺伤害减少2/3。

5）PPE：PPE可以预防血液溅洒时的意外职业接触，但是不能预防针刺伤害。外科手术时使用双层手套可将内层手套被刺穿的可能性降低60%~70%。

28.采取工程控制血源性病原体职业接触风险的措施包括哪些？

采取工程控制措施将工作场所的血源性病原体隔离或移开，包括机械、设施和设备，并应定期检查、维修和更换。

（1）所有损伤性废物应及时弃置于防穿刺、防渗漏、有警示标识的专用容器，即"利器盒"中。

（2）采用新技术，如使用有安全保护装置的锐器。

（3）改善人机工效条件，如改善照明，保持工作场所整洁和工作台布置良好。

（4）为劳动者提供便利的洗手和（或）消毒设施，或免水洗的手消毒剂及眼睛冲洗设施，确保劳动者在每次接触血液或其他潜在传染性物质后能立即用洗手液（皂）和流动水清洗手和其他部位的皮肤或黏膜。

（5）配备必要的消毒灭菌设施，如高压锅等，并应定期维修和更换。

29.血源性病原体职业接触风险管理措施和职业卫生安全操作规程包括哪几项内容？

血源性病原体职业接触风险管理措施和职业卫生安全操作规程包括采取标准预防加强对医疗机构的管理、清洁卫生、衣物清洗、安全注射、采取措施降低手术职业接触的风险，以及医疗废物管理，并制定微生物标准操作规程、职业安全卫生一般操作规程等。

30.国家何时将医务人员感染艾滋病纳入职业性传染病？

《职业病分类和目录》（国卫疾控发〔2013〕48号）将"艾滋病（限于医疗卫生人员及人民警察）"纳入"职业性传染病"类别。

31.医务人员职业暴露防护措施有哪些？

（1）医务人员进行有可能接触患者血液、体液的诊疗和护理操作时必须戴手套，操作完毕，脱去手套后立即洗手，必要时进行手消毒。

（2）在诊疗、护理操作过程中，有可能发生血液、体液飞溅到医务人员的面部时，医务人员应当戴手套、具有防渗透性能的口罩、防护眼镜；有可能发生血液、体液大面积飞溅或者有可能污染医务人员的身体时，还应当穿戴具有防渗透性能的隔离衣或者围裙。

（3）医务人员手部皮肤发生破损，在进行有可能接触患者血液、体液的诊疗和护理操作时必须戴双层手套。

（4）医务人员在进行侵袭性诊疗、护理操作过程中，要保证充足的光线，并特别注意防止被针头、缝合针、刀片等锐器刺伤或者划伤。

（5）使用后的锐器应当直接放入耐刺、防渗漏的利器盒，或者利用针头处理设备进行安全处置，也可以使用具有安全性能的注射器、输液器等医用锐器，以防刺伤。

（6）禁止将使用后的一次性针头重新套上针头套。禁止用手直接接触使用后的针头、刀片等锐器。

32.医疗机构工作人员职业活动中导致感染或可能感染HIV的情况有哪些?

（1）被含有艾滋病病毒血液、体液污染的医疗器械及其他器具刺伤皮肤。

（2）被艾滋病病毒感染者或患者的血液、体液污染了皮肤或者黏膜。

（3）被携带艾滋病病毒的生物样本、废弃物污染了皮肤或者黏膜。

（4）其他因职业活动发生或可能感染艾滋病的情况。

33.《医疗机构感染预防与控制基本制度（试行）》中医务人员感染性病原体职业暴露预防、处置及上报制度的含义及基本要求是什么?

（1）含义：医务人员感染性病原体职业暴露预防、处置及上报制度是医疗机构感染性病原体职业暴露预防、处置和上报等活动的规范性要求。

感染性病原体职业暴露按传播途径分类，主要包括血源性暴露、呼吸道暴露、消化道暴露和接触暴露等。

（2）基本要求：

1）建立适用于本机构的感染性病原体职业暴露预防、处置及上报规范和流程，主要内容包括但不限于：明确管理主体及其职责；制订并执行适用的预防、处置和报告流程；实施监督考核等。

2）根据防控实践的需要，为医务人员提供数量充足、符合规范要求的用于防范感染性病原体职业暴露风险的设备设施、个人防护用品，以及其他支持、保障措施。

3）对医务人员开展有关预防感染性病原体职业暴露的培训教育，感染性病原体职业暴露高风险部门应当定期进行相关应急演练。

4）建立医务人员感染性病原体职业暴露报告管理体系与流程。

5）对发生感染性病原体职业暴露的医务人员进行暴露后评估、处置和随访，严格按照相关防护要求采取检测、预防用药等应对处置措施。

6）建立并执行预防感染性病原体职业暴露相关医务人员疫苗接种管理制度。

34.医务人员职业暴露和感染的预防与控制评价内容有哪些?

（1）有医务人员职业暴露与感染的预防与控制的规章制度，并落实。

（2）医务人员在诊疗工作中采取标准预防的原则和相应的措施。

（3）有根据医务人员在工作时的感染风险程度采取分级防护的规定，防护措施适宜。

（4）医务人员使用的防护用品符合国家有关标准，配置完整、充足，便于医务人员获取和使用。

（5）有医务人员发生医院感染的监测、报告制度与处理程序。

（6）医务人员知晓本部门、本岗位职业暴露和防护的知识与技能。

（7）有职业暴露的应急预案，处置流程明确。

（8）有职业暴露的完整登记、处置、随访等资料，并根据案例或阶段分析改进职业防护工作。

35.HBV接触后预防措施有哪些？

HBV接触后预防措施与接种疫苗状态紧密相关。

（1）未接种疫苗者，应采取注射乙肝免疫球蛋白和接种乙肝疫苗的措施。

（2）以前接种过疫苗，已知有保护性抗体者，无须处理。

（3）以前接种过疫苗，已知没有保护性抗体者，应采取注射乙肝免疫球蛋白和接种乙肝疫苗的措施。

（4）如乙肝病毒感染状况不明确者，应采取注射乙肝免疫球蛋白和接种乙肝疫苗的措施，同时进行乙肝病毒血清检测，根据结果确认是否接种第2、3针乙肝疫苗。

36.HBV疫苗接种后如何追踪检测？

（1）在最后一剂疫苗接种1~2个月后进行抗病毒抗体追踪检测。

（2）如果3~4个月前注射过乙肝免疫球蛋白，则抗原抗体反应不能确定为接种疫苗后产生的免疫反应。

37.医务人员发生艾滋病病毒职业暴露后，局部处理措施有哪些？

（1）用肥皂液和流动水清洗污染的皮肤，用生理盐水冲洗黏膜。

（2）如有伤口，应当在伤口旁端轻轻挤压，尽可能挤出损伤处的血液，再用肥皂液和流动水进行冲洗；禁止进行伤口的局部挤压。

（3）受伤部位的伤口冲洗后，应当用消毒液，如75%酒精或者0.5%碘伏进行消毒，并包扎伤口；被暴露的黏膜，应当反复用生理盐水冲洗干净。

38.医务人员发生艾滋病病毒职业暴露后，应当如何对其暴露的级别进行评估和确定？

艾滋病病毒职业暴露级别分为三级。

（1）发生以下情形时，确定为一级暴露：

1）暴露源为体液、血液或者含有体液、血液的医疗器械、物品。

2）暴露类型为暴露源沾染了有损伤的皮肤或者黏膜，暴露量小且暴露时间较短。

（2）发生以下情形时，确定为二级暴露：

1）暴露源为体液、血液或者含有体液、血液的医疗器械、物品。

2）暴露类型为暴露源沾染了有损伤的皮肤或者黏膜，暴露量大且暴露时间较长；或者暴露类型为暴露源刺伤或者割伤皮肤，但损伤程度较轻，为表皮擦伤或者针刺伤。

（3）发生以下下情形时，确定为三级暴露：

1）暴露源为体液、血液或者含有体液、血液的医疗器械、物品。

2）暴露类型为暴露源刺伤或者割伤皮肤，但损伤程度较重，为深部伤口或者割伤物有明显可见的血液。

39.如何区分HIV暴露源的病毒载量水平？

HIV暴露源的病毒载量水平分为轻度、重度和暴露源不明三种类型：

（1）经检验，暴露源为HIV阳性，但滴度低、HIV感染者无临床症状、CD4计数正常者，为轻度类型。

（2）经检验，暴露源为HIV阳性，但滴度高、HIV感染者有临床症状、CD4计数低者，为重度类型。

（3）不能确定暴露源是否为HIV阳性者，为暴露源不明型。

40.根据HIV暴露级别和暴露源病毒载量水平对发生HIV职业暴露的医务人员如何实施预防性用药？

（1）预防性用药方案分为基本用药程序和强化用药程序。

（2）基本用药程序为两种逆转录酶制剂，使用常规治疗剂量，连续使用28天。强化用药程序是在基本用药程序的基础上，同时增加一种蛋白酶抑制剂，使用常规治疗剂量，连续使用28天。

（3）预防性用药应当在发生HIV职业暴露后尽早开始，最好在4 h内实施，最迟不得超过24 h；即使超过24 h，也应当实施预防性用药。

（4）发生一级暴露且暴露源的病毒载量水平为轻度时，可以不使用预防性用药；发生一级暴露且暴露源的病毒载量水平为重度或者发生二级暴露且暴露源的病毒载量水平为轻度时，使用基本用药程序。

（5）发生二级暴露且暴露源的病毒载量水平为重度或者发生三级暴露且暴露源的病毒载量水平为轻度或者重度时，使用强化用药程序。

（6）暴露源的病毒载量水平不明时，可以使用基本用药程序。

41.发生HIV职业暴露后，应当给予随访和咨询的内容有哪些？

在暴露后的第4周、第8周、第12周及第6个月时对HIV抗体进行检测，对服用药物的毒性进行监控和处理，观察和记录艾滋病病毒感染的早期症状等。

42.对HIV职业暴露情况需进行登记，登记的内容有哪些？

HIV职业暴露发生的时间、地点及经过；暴露方式；暴露的具体部位及损伤程度；暴露源种类和含有艾滋病病毒的情况；处理方法及处理经过，是否实施预防性用药、首次用药时间、药物毒副作用及用药的依从性情况；定期检测及随访情况。

43.HIV职业暴露处置机构、调查机构分别由哪些卫生健康行政部门确定？各自职责是什么？

（1）处置机构由地方各级卫生健康行政主管部门根据职业暴露处置工作需要，指定辖区内具备条件的医疗卫生机构确定。职责包括承担职业暴露的现场处置、处置指导、暴露后感染危险性评估咨询、预防性治疗、实验室检测、收集、保存接触暴露源的相关信息、信息登记报告以及随访检测等工作。

（2）调查机构由省级卫生健康行政主管部门指定1~2所本省（自治区、直辖市）的医疗卫生机构并向社会公布名单。职责包括承担职业暴露随访期内HIV抗体发生阳转者的材料审核、调查工作。

（3）同一家医疗卫生机构原则上不得同时为处置机构和调查机构。

44.医疗机构工作人员在职业活动中发生艾滋病病毒职业暴露后如何实施紧急处理和上报？

医疗机构工作人员职业活动中发生艾滋病病毒职业暴露后应当及时进行局部紧急处理，并在1 h内报告用人单位。医疗机构应当在暴露发生后2 h内向辖区内的处置机构报告，并提供相关材料，配合处置工作。

45.HIV处置机构接到报告后如何规范进行相关工作？

（1）在接到医疗机构医务人员职业暴露报告后，应当立即组织人员开展感染危险性评估、咨询、预防性治疗和实验室检测工作，收集、保存接触暴露源的相关信息，填写"艾滋病病毒职业暴露个案登记表"和"艾滋病病毒职业暴露事件汇总表"，并将"艾滋病病毒职业暴露事件汇总表"上传至艾滋病综合防治信息系统。

（2）应当按照要求在随访期内开展随访检测，及时更新相关信息。

（3）对暴露情况进行感染危险性评估时，应当首先了解暴露源是否携带艾滋病病毒。对于不清楚感染状况的暴露源，应当在暴露当日采集其样本进行检测。

46.HIV处置机构如何正确采集医疗机构工作人员发生HIV职业暴露感染风险的标本？

（1）对存在HIV职业暴露感染风险的暴露者，应当在发生暴露24 h内采集其血样，按照《全国艾滋病检测技术规范》的要求检测HIV抗体，若抗体初筛检测阴性，需要在随访期内进行动态抗体检测；若抗体初筛检测阳性，进行抗体确证检测，若抗体确证为阳性，视为暴露前感染，将感染者转介到相关医疗卫生机构按规定进行随访干预和抗病毒治疗。

（2）应当妥善保存暴露源样品、暴露者的暴露当日血液样品和随访期内阳转血液样品，必要时应当送调查机构保存备查。样品现场采集时应当至少有2名见证人，每份血液样品含全血1支、血浆2支（每支1 mL以上）。暴露源为病毒培养物标本的，每份标本应当有2支（每支1 mL以上）。样品送检单信息应当与"艾滋病病毒职业暴露个案登记表"相关联。

47.HIV处置机构对于暴露者在随访期内HIV抗体发生阳转的，应当及时报告调查机构，并会同用人单位提交哪些材料？

（1）处置机构应提供暴露者完整的"艾滋病病毒职业暴露个案登记表"、接触过暴露源的相关信息、暴露源携带艾滋病病毒的证明材料及在随访期内的艾滋病病毒抗体检测报告。

（2）医疗机构应提供暴露者与该医疗机构存在劳动或人事关系等相关证明材料，并写明工种、工作岗位。

48.HIV调查机构如何组织材料审核并通知医疗机构及暴露者？

（1）组织临床、检验、流行病学等相关领域专家对收到的材料进行审核，必要时可以到处置机构进行核实。

（2）出具的调查结论应当书面告知当事人和用人单位，并作为职业病诊断的重要依据。

（3）参与职业暴露处置调查的人员应当依法保护暴露者的个人隐私。

49.何谓HIV感染职业暴露随访期？

随访期是指发生职业暴露之后的6个月。处置机构应当分别在暴露24 h内及之后的第4周、8周、12周和第6个月对暴露者进行抽血复查。对于暴露者存在基础疾患或免疫功能低下，产生抗体延迟等特殊情况的，随访期可延长至1年。

50.医疗卫生机构未依照《艾滋病防治条例》规定履行职责，涉及哪些感染防控工作情形的，由县级以上人民政府卫生健康行政主管部门责令限期改正，通报批评，给予警告；造成艾滋病传播、流行或者其他严重后果的，对负有责任的主管人员和其他直接责任人员依法给予降级、撤职、开除的处分，并可以依法吊销有关机构或者责任人员的执业许可证件；构成犯罪的，依法追究刑事责任？

（1）未履行艾滋病监测职责的。

（2）未按照规定免费提供咨询和初筛检测的。

（3）对临时应急采集的血液未进行艾滋病检测，对临床用血艾滋病检测结果未进行核查，或者将艾滋病检测阳性的血液用于临床的。

（4）未遵守标准防护原则，或者未执行操作规程和消毒管理制度，发生艾滋病医院感染或者医源性感染的。

（5）未采取有效的卫生防护措施和医疗保健措施的。

（6）推诿、拒绝治疗艾滋病病毒感染者或者艾滋病患者的其他疾病，或者对艾滋病病毒感染者、艾滋病患者未提供咨询、诊断和治疗服务的。

（7）未对艾滋病病毒感染者或者艾滋病患者进行医学随访的。

（8）未按照规定对感染艾滋病病毒的孕产妇及其婴儿提供预防艾滋病母婴传播技术指导的。

参考文件

［1］《血源性病原体职业接触防护导则》（GBZ/T 213）.

［2］《中华人民共和国职业病防治法》（2018年修正版）.

［3］《关于印发〈职业病危害因素分类目录〉的通知》（国卫疾控发〔2015〕92号）.

［4］《卫生部关于印发〈医务人员艾滋病病毒职业暴露防护工作指导原则（试行）〉的
通知》（卫医发〔2004〕108号）.

［5］《国家卫计委办公厅关于印发职业暴露艾滋病病毒处理程序规定》（国卫办疾控发
〔2015〕38号）.

［6］《国家卫生健康委办公厅关于进一步加强医疗机构感染预防与控制工作的通知》
（国卫办医函〔2019〕480号）.

［7］《国家卫生计生委等4部门关于印发〈职业病分类和目录的通知〉》（国卫疾控发
〔2013〕48号）.

［8］《医院感染预防与控制评价规范》（WS/T 592）.

［9］《艾滋病防治条例》（国务院令第457号）.

第四章
清洁消毒与隔离技术

第一节　环境清洁与消毒

1.何谓终末消毒？

终末消毒是指感染源离开疫源地后进行的彻底消毒。

2.何谓环境表面？何谓环境表面清洁？

（1）环境表面是指医疗机构建筑物内部表面和医疗器械设备表面，前者如墙面、地面、玻璃窗、门、卫生间台面等，后者如监护仪、呼吸机、透析机、新生儿暖箱的表面等。

（2）环境表面清洁是指消除环境表面污物的过程。

3.何谓清洁工具？

清洁工具是用于清洁和消毒的工具，如擦拭布巾、地巾和地巾杆、盛水容器、手套（乳胶或塑胶）、洁具车等。

4.何谓清洁单元？

邻近某一患者的相关高频接触表面为一个清洁单元，如该患者使用的病床、床边桌、监护仪、呼吸机、微（量）泵等视为一个清洁单元。

5.何谓高频接触表面？

高频接触表面是指患者和医务人员手频繁接触的环境表面，如床栏、床边桌、呼叫按钮、监护仪、微（量）泵、床帘、门把手、计算机等。

6.何谓污点清洁与消毒？

污点清洁与消毒是指对被患者的少量体液、血液、排泄物、分泌物等感染性物质小范围污染的环境表面进行的清洁与消毒处理。

7.何谓隔断防护？

隔断防护是指医疗机构内部改建、修缮、装修等工程实施过程中，采用塑料、装饰板等建筑材料作为围挡，以完全封闭施工区域，防止施工区域内的尘埃、微生物等污染非施工区域内环境表面的措施。

8.医疗机构风险区域划分几级？

根据医疗机构内的风险高低程度，将所有部门与科室分别划分为高、中、低三个风险级别区域。

（1）低度风险区域是指基本没有患者或患者只作短暂停留的区域。如行政管理部门、图书馆、会议室、病案室等。

（2）中度风险区域是指有普通患者居住，患者体液、血液、排泄物、分泌物对环境表面存在潜在污染可能性的区域。如普通住院病房、门诊科室、功能检查室等。

（3）高度风险区域是指有感染或定植患者居住的区域以及对高度易感患者采取保护性隔离措施的区域，如感染性疾病科、手术室、产房、重症监护病区、移植病房、烧伤病房、早产儿室等。

9.医疗机构环境清洁与消毒的管理要求有哪些？

（1）医疗机构应建立健全环境清洁工作的组织管理体系和规章制度，明确各部门和人员的职责。

（2）医疗机构应参与环境清洁质量监督，并对环境清洁服务机构的人员开展业务指导。医疗机构指定的管理部门负责对环境清洁服务机构的监管，并协调本单位日常清洁与突发应急事件的消毒。

（3）医务人员应负责使用中诊疗设备与仪器的日常清洁与消毒工作；应指导环境清洁人员对诊疗设备与仪器等进行清洁与消毒。

（4）医疗机构开展内部建筑修缮与装饰时，应建立有感染防控人员参与的综合小组，对施工相关区域环境污染风险进行评估，提出有效、可行的干预措施，指导施工单位做好施工区域的隔断防护，并监督措施落实的全过程。

（5）医疗机构应对清洁与消毒质量进行审核，并将结果及时反馈给相关部门与人员，促进清洁与消毒质量的持续改进。

（6）承担医疗机构环境清洁服务的机构或部门，应符合相关要求。

10.医疗机构环境清洁卫生质量审核标准有哪些？

医疗机构环境卫生质量审核标准如表4-1-1所示。

表4-1-1 医疗机构环境清洁卫生质量审核标准

风险等级	清洁卫生管理等级	审核标准				
		目测法	化学法			微生物法
			荧光标记法	荧光粉迹法	ATP法	
低度风险区域	清洁级	整洁卫生、无尘、无碎屑、无异味等	无要求	无要求	无要求	无要求
中度风险区域	卫生级	整洁卫生、无污垢、无污迹、无异味等	质量抽查使用，无荧光痕迹	质量抽查使用，无荧光粉扩散	质量抽查使用，合格标准按产品说明书规定	细菌菌落总数≤10 cfu/cm²，或自然菌减少1个对数值以上
高度风险区域	消毒级	整洁卫生、无污垢、无污迹、无异味等	定期质量抽查使用，无荧光痕迹	定期质量抽查使用，无荧光粉扩散	定期质量抽查使用，合格标准按产品说明书规定	参考《医院消毒卫生标准》（GB 15982）按不同环境类别评判

11.承担医疗机构环境清洁服务的机构或部门，应符合哪些要求？

（1）建立完善的环境清洁质量管理体系，在环境清洁服务的合同中充分体现环境清洁对医疗机构感染防控的重要性。

（2）基于医疗机构的诊疗服务特点和环境污染的风险等级，建立健全质量管理文件、程序性文件和作业指导书。开展清洁与消毒质量审核，并将结果及时报告至院方。

（3）应对所有环境清洁服务人员开展上岗培训和定期培训。培训内容应包括医院感染预防的基本知识与基本技能。

12.环境清洁和消毒的原则要求有哪些？

（1）应遵循先清洁再消毒的原则，采取湿式卫生的清洁方式。

（2）根据风险等级和清洁等级要求制定标准化操作规程，内容应包括清洁与消毒的工作流程、作业时间和频率、使用的清洁剂与消毒剂名称、配制浓度、作用时间以及更换频率等。

（3）应根据环境表面和污染程度选择适宜的清洁剂。

（4）有明确病原体污染的环境表面，应根据病原体抗力选择有效的消毒剂，消毒剂的选择参考《医疗机构消毒技术规范》（WS/T 367）执行。消毒产品的使用按照其使用说明书执行。

（5）无明显污染时可采用消毒湿巾进行清洁与消毒。

（6）清洁病房或诊疗区域时，应有序进行，由上而下，由里到外，由轻度污染到重度污染；有多名患者共同居住的病房，应遵循清洁单元化操作。

（7）实施清洁与消毒时应做好个人防护，不同区域环境清洁人员个人防护应符合《医疗机构环境表面清洁与消毒管理规范》（WS/T 512）附录B的规定。工作结束时应做好手卫生与人员卫生处理，手卫生应执行《医务人员手卫生规范》（WS/T 313）的要求。

（8）对高频接触、易污染、难清洁与消毒的表面，可采取屏障保护措施，用于屏障保护的覆盖物（如塑料薄膜、铝箔等）实行一用一更换。

（9）清洁工具应分区使用，实行颜色标记。

（10）宜使用微细纤维材料的擦拭布巾和地巾。

（11）对精密仪器设备表面进行清洁与消毒时，应参考仪器设备说明书，关注清洁剂与消毒剂的兼容性，选择适合的清洁与消毒产品。

（12）在诊疗过程中发生患者体液、血液等污染时，应随时进行污点清洁与消毒。

（13）环境表面不宜采用高水平消毒剂进行日常消毒。使用中的新生儿床和暖箱内表面，日常清洁应以清水为主，不应使用任何消毒剂。

（14）不应将使用后或污染的擦拭布巾或地巾重复浸泡至清洁用水、使用中清洁剂和消毒剂内。

13.如何做好环境清洁消毒时的个人防护？如何正确选择防护用品？

实施清洁与消毒时应做好个人防护，不同区域环境清洁人员个人防护应符合表4-1-2的规定。

表4-1-2 环境清洁人员个人防护用品选择

风险等级	工作服	手套	专用鞋/鞋套	口罩	隔离衣/防水围裙	护目镜/面罩	帽子
低度风险区域	+	±	±	—	—	—	—
中度风险区域	+	+	+	+	±	—	—
高度风险区域	+	+/±	++/+	+	±	±

注：1."++"表示应使用医用防护口罩，"+"表示应使用，"±"表示可使用或按该区域的个人防护要求使用，"—"表示可以不使用。

2.处理患者体液、血液、排泄物、分泌物等污染物、医疗废物和消毒液配制时，应佩戴上述所有个人防护物品。

14.常用消毒剂对环境表面微生物杀灭效果如何？

各类消毒剂对环境表面微生物的杀灭效果有所差别，其各自针对微生物的作用效果见表4-1-3。

表4-1-3 环境表面常用消毒剂杀灭微生物效果

消毒剂	消毒水平	细菌			真菌	病毒	
		繁殖体	结核杆菌	芽孢		亲脂类（有包膜）	亲水类（无包膜）
含氯消毒剂	高水平	+	+	+	+	+	+
二氧化氯	高水平	+	+	+	+	+	+
过氧乙酸	高水平	+	+	+	+	+	+
过氧化氢	高水平	+	+	+	+	+	+
碘类	中水平	+	+		+	+	+
醇类	中水平	+	+	—	+	+	—
季铵盐类[a]	低水平	+			+	+	

注：1."+"表示正确使用时，正常浓度的化学消毒剂可以达到杀灭微生物的效果。

2."–"表示较弱的杀灭作用或没有杀灭效果。

3.[a]部分双长链季铵盐类为中效消毒剂。

15.环境表面常用消毒方法及注意事项是什么？

使用消毒剂进行环境清洁和消毒时，对消毒剂的使用浓度（有效成分）、作用时间、使用方法、适用范围及注意事项见表4-1-4。

表4-1-4 环境表面常用消毒方法

消毒产品	使用浓度（有效成分）	作用时间	使用方法	适用范围	注意事项
含氯消毒剂	400~700 mg/L	>10 min	擦拭、拖地	细菌繁殖体、结核杆菌、真菌、亲脂类病毒	对人体有刺激作用，对金属有腐蚀作用；对织物、皮草类有漂白作用；有机物污染对其杀菌效果影响很大
	2 000~5 000 mg/L	>30 min	擦拭、拖地	所有细菌（含芽孢）、真菌、病毒	
二氧化氯	100~250 mg/L	30 min	擦拭、拖地	细菌繁殖体、结核杆菌、真菌、亲脂类病毒	对金属有腐蚀作用；有机物污染对其杀菌效果影响很大
	500~1 000 mg/L	30 min	擦拭、拖地	所有细菌（含芽孢）、真菌、病毒	
过氧乙酸	1 000~2 000 mg/L	30 min	擦拭	所有细菌（含芽孢）、真菌、病毒	对人体有刺激作用；对金属有腐蚀作用；对织物、皮草类有漂白作用
过氧化氢	3%	30 min	擦拭	所有细菌（含芽孢）、真菌、病毒	对人体有刺激作用；对金属有腐蚀作用；对织物、皮革类有漂白作用
碘伏	0.2%~0.5%	5 min	擦拭	除芽孢外的细菌、真菌、病毒	主要用于采样瓶和部分医疗器械表面消毒；对二价金属制品有腐蚀性；不能用于硅胶导尿管消毒
醇类	70%~80%	3 min	擦拭	细菌繁殖体、结核杆菌、真菌、亲脂类病毒	易挥发、易燃，不宜大面积使用
季铵盐类	1 000~2 000 mg/L	15~30 min	擦拭、拖地	细菌繁殖体、真菌、亲脂类病毒	不宜与阴离子表面活性剂如肥皂、洗衣粉等合用
自动化过氧化氢喷雾消毒器	按产品说明书使用	按产品说明书使用	喷雾	环境表面耐药菌等病原微生物的污染	有人情况下不得使用

续表

消毒产品	使用浓度（有效成分）	作用时间	使用方法	适用范围	注意事项
紫外线辐照	按产品说明书使用	按产品说明书使用	照射	环境表面耐药菌等病原微生物的污染	有人情况下不得使用
消毒湿巾	按产品说明书使用	按产品说明书使用	擦拭	依照病原微生物特点选择消毒剂，按产品说明使用	日常消毒；湿巾污染或擦拭时无水迹应丢弃

16.呼吸道传染病患者出院或死亡后病室可选择哪种空气净化方法？

（1）紫外线灯照射消毒。

（2）化学消毒。

（3）使用获得国家卫生健康委员会消毒产品卫生许可批件的空气净化设备，操作方法、注意事项等应遵循产品的使用说明。

17.新生儿蓝光箱、暖箱终末消毒的要求有哪些？

（1）蓝光箱和暖箱应当每日清洁并更换湿化液，一人用后一消毒。同一患儿长期连续使用暖箱和蓝光箱时，应当每周消毒一次，用后终末消毒。

（2）消毒方法应采用合法、有效的消毒剂如复合季铵盐消毒液、含氯消毒剂擦拭消毒，消毒剂或消毒器使用方法与注意事项等应遵循产品的使用说明。

18.何谓清洁工具的复用处理？ 医疗机构清洁工具复用处理要求包括哪些？

（1）清洁工具的复用处理：是指对使用过或污染后的复用清洁工具进行清洗与消毒的处理过程。

（2）清洁工具复用处理要求包括：

1）宜按病区或科室的规模设立清洁工具复用处理的房间，房间应具备相应的处理设施和储存条件，并保持环境干燥、通风换气。

2）清洁工具的数量、复用处理设施应满足病区或科室规模的需要。

3）清洁工具使用后应及时清洁与消毒，干燥保存，其复用处理方式包括手工清洗和机械清洗。清洁工具的手工清洗与消毒应执行《医疗机构消毒技术规范》（WS/T 367）的要求。有条件的医疗机构宜采用机械清洗、热力消毒、机械干燥、装箱备用的处理流程。热力消毒要求A_0值达到600及以上，相当于80 ℃持续时间10 min，90 ℃持续时间1 min，或93 ℃持续时间30 s。

4）当需要对清洁工具复用处理质量进行考核时，可参照《医院消毒卫生标准》（GB 15982）执行。

19.清洁工具如何进行手工、自动清洗与消毒？注意事项是什么？

（1）手工清洗与消毒：

1）擦拭布巾：清洗干净，在含有效氯250 mg/L的消毒液（或其他有效消毒液）中浸泡30 min，冲净消毒液，干燥备用。

2）地巾：清洗干净，在含有效氯500 mg/L消毒液中浸泡30 min，冲净消毒液，干燥备用。

（2）自动清洗与消毒：

使用后的布巾、地巾等物品放入清洗机内，按照清洗器产品的使用说明进行清洗与消毒，一般程序包括水洗、洗涤剂洗、清洗、消毒、烘干，取出备用。

（3）注意事项：布巾、地巾应分区使用。

20.不同等级的风险区域的环境日常清洁与消毒管理有哪些？

不同等级的风险区域的环境日常清洁与消毒管理如表4-1-5所示。

表4-1-5　不同等级的风险区域的环境日常清洁与消毒

风险等级	环境清洁等级分类	方式	频率（次/天）	标准
低度风险区域	清洁级	湿式卫生	1~2	要求达到区域内环境干净、干燥、无尘、无污垢、无碎屑、无异味等
中度风险区域	卫生级	湿式卫生，可采用清洁剂辅助清洁	2	要求达到区域内环境表面菌落总数≤10 cfu/cm^2，或自然菌减少1个对数值以上
高度风险区域	消毒级	湿式卫生，可采用清洁剂辅助清洁	≥2	要求达到区域内环境表面菌落总数符合《医院消毒卫生标准》（GB 15982）要求
		高频接触的环境表面，实施中、低水平消毒	≥2	

注：1.各类风险区域的环境表面一旦发生患者体液、血液、排泄物、分泌物等污染时应立即实施污点清洁与消毒。

　　2.凡开展侵入性操作、吸痰等高度危险诊疗活动结束后，应立即实施环境清洁与消毒。

　　3.在明确病原体污染时，可参考《医疗机构消毒技术规范》（WS/T 367）提供的方法进行消毒。

21.医疗机构如何做好环境表面的强化清洁与消毒工作?

（1）下列情况应强化清洁与消毒：

1）发生感染暴发时，如不动杆菌属、艰难梭菌、诺如病毒等感染暴发。

2）环境表面检出多重耐药菌，如耐甲氧西林金黄色葡萄球菌（MRSA）、产超广谱β-内酰胺酶（ESBLs）细菌以及耐碳青霉烯类肠杆菌科细菌（CRE）等耐药菌。

（2）应落实接触传播、飞沫传播和空气传播的隔离措施，具体参照《医院隔离技术规范》（WS/T 311）执行。

（3）应增加清洁与消毒频率，并根据病原体类型选择消毒剂，消毒剂的选择和消毒方法见表4-1-3、表4-1-4。

（4）对感染朊病毒、气性坏疽、不明原因病原体的患者周围环境的清洁与消毒措施应参照《医疗机构消毒技术规范》（WS/T 367）执行。

（5）应开展环境清洁与消毒质量评估工作，并关注引发感染暴发的病原体在环境表面的污染情况。

22.《医疗机构感染预防与控制基本制度（试行）》中环境清洁消毒的含义及基本要求是什么?

（1）含义：环境清洁消毒是指医疗机构及其工作人员对诊疗区域的空气、环境和物体（包括诊疗器械、医疗设备、床单元等）表面，以及地面等实施清洁消毒或新风管理，以防控与环境相关感染的发生和传播。

（2）基本要求：

1）确定实施环境物表清洁消毒的主体部门及监管部门，明确各部门及相关岗位人员的职责。

2）确定不同风险区域环境物表清洁消毒的基本规范、标准操作流程和监督检查的规定，并开展相关培训。

3）规范开展针对诊疗环境物表清洁消毒过程及效果的监测。

4）制订并严格执行感染暴发（疑似暴发）后的环境清洁消毒规定与床单元终末处置流程。

5）明确对空调通风系统、空气净化系统与医疗用水实施清洁消毒、新风管理和进行监管的主体部门及其职责，制订并执行操作规程及监测程序。

23.清洁、消毒与灭菌防控措施基本要求的评价内容有哪些?

（1）有医院清洁、消毒制度，并落实。

（2）环境、物体表面无尘、无污渍。

（3）医务人员知晓本岗位的清洁、消毒知识与技能。

（4）医院的清洁、消毒工作符合《医疗机构消毒技术规范》（WS/T 367）的要求。

（5）对重点部门清洁、消毒和（或）灭菌工作有定期的检查、总结分析与反馈，提出改进措施。

24.医疗机构各类诊疗物品表面清洁方法?

治疗车、诊疗工作台、仪器设备台面、床头柜、新生儿暖箱等物体表面使用清洁布巾或消毒布巾擦拭。擦拭不同患者单元的物品之间应更换布巾。各种擦拭布巾及保洁手套应分区域使用，用后统一清洗消毒，干燥备用。

25.医疗机构患者床单元的清洁与消毒要求有哪些?

（1）应保持床单元的清洁。

（2）应对床单元（含床栏、床头柜等）的表面进行定期清洁和（或）消毒，遇污染应及时清洁与消毒；患者出院时应进行终末消毒。消毒方法应采用合法、有效的消毒剂如复合季铵盐消毒液、含氯消毒剂擦拭消毒，或采用合法、有效的床单元消毒器进行清洗和（或）消毒，消毒剂或消毒器使用方法与注意事项等应遵循产品的使用说明。

（3）直接接触患者的床上用品如床单、被套、枕套等，应一人一更换；患者住院时间长时，应每周更换；遇污染应及时更换。更换后的用品应及时清洗与消毒。消毒方法应合法、有效。

（4）间接接触患者的被芯、枕芯、褥子、病床隔帘、床垫等，应定期清洗与消毒；遇污染应及时更换、清洗与消毒。甲类及按甲类管理的乙类传染病患者、不明原因病原体感染患者等使用后的上述物品应进行终末消毒，消毒方法应合法、有效，其使用方法与注意事项等遵循产品的使用说明，或按医疗废物处置。

26.突发不明原因传染病的病原体污染的环境及物体表面如何清洁消毒?

突发不明原因的传染病病原体污染的诊疗器械、器具与物品的处理应符合国家届时发布的规定要求。没有要求时，其消毒的原则为：在传播途径不明时，应按照多种传播途径，确定消毒的范围和物品；按病原体所属微生物类别中抵抗力最强的微生物，确定消毒的剂量（可按杀芽孢的剂量确定）；医务人员应做好职业防护。

参考文件

［1］《医疗机构消毒技术规范》（WS/T 367）.

［2］《医疗机构环境表面清洁与消毒管理规范》（WS/T 512）.

［3］《重症监护病房医院感染预防与控制规范》（WS/T 509）.

［4］《卫生部关于印发〈新生儿病室建设与管理指南（试行）〉的通知》(卫医政发〔2009〕123号）.

［5］《医院感染预防与控制评价规范》（WS/T 592）.

［6］《国家卫生健康委办公厅关于进一步加强医疗机构感染预防与控制工作的通知》（国卫办医函〔2019〕480号）.

［7］《医院空气净化管理规范》（WS/T 368）.

第二节　消毒方法选择与消毒剂的使用

1.何谓清洁？何谓清洁剂？

（1）清洁是指去除物体表面有机物、无机物和可见污染物的过程。

（2）清洁剂是指洗涤过程中帮助去除被处理物品上有机物、无机物和微生物的制剂。

2.何谓清洗？

清洗是去除诊疗器械、器具和物品上污物的全过程，流程包括冲洗、洗涤、漂洗和终末漂洗。

3.何谓消毒？何谓消毒剂？

（1）消毒是指清除或杀灭传播媒介上病原微生物，使其达到无害化的处理。

（2）消毒剂是指能杀灭传播媒介上的微生物并达到消毒要求的制剂。

4.何谓高效消毒剂、中效消毒剂、低效消毒剂？

（1）高效消毒剂：能杀灭一切细菌繁殖体（包括分枝杆菌）、病毒、真菌及其孢子等，对细菌芽孢也有一定杀灭作用的消毒制剂。

（2）中效消毒剂：能杀灭分枝杆菌、真菌、病毒及细菌繁殖体等微生物的消毒制剂。

（3）低效消毒剂：能杀灭细菌繁殖体和亲脂病毒的消毒制剂。

5.何谓灭菌？何谓灭菌剂？

（1）灭菌是指杀灭或清除医疗器械、器具和物品上一切微生物的处理。灭菌的无菌保证水平应达到10^{-6}。

（2）灭菌剂是指能杀灭一切微生物（包括细菌芽孢），并达到灭菌要求的制剂。

6.何谓无菌保证水平（SAL）？

无菌保证水平（SAL）是指灭菌处理后单位产品上存在活微生物的概率。SAL通示为10^{-n}。医学灭菌一般设定SAL为10^{-6}。即经灭菌处理后在一百万件物品中最多只允许一件物品存在活微生物。

7.何谓灭菌水平？

灭菌水平是指杀灭一切微生物包括细菌芽孢，达到无菌保证水平。达到灭菌水平常用的方法包括热力灭菌、辐射灭菌等物理灭菌方法，以及采用环氧乙烷、过氧化氢、甲醛、戊二醛、过氧乙酸等化学灭菌剂在规定条件下，以合适的浓度和有效的作用时间进行灭菌的方法。

8.何谓高度危险性物品、中度危险性物品、低度危险性物品？

（1）高度危险性物品：进入人体无菌组织、器官、脉管系统，或有无菌体液从中流过的物品或接触破损皮肤、破损黏膜的物品，一旦被微生物污染，具有极高感染风险，如手术器械、穿刺针、腹腔镜、活检钳、心脏导管、植入物等。

（2）中度危险性物品：与完整黏膜相接触，而不进入人体无菌组织、器官和血流，也不接触破损皮肤、破损黏膜的物品，如胃肠道内镜、气管镜、喉镜、肛表、口表、呼吸机管道、麻醉机管道、压舌板、肛门直肠压力测量导管等。

（3）低度危险性物品：与完整皮肤接触而不与黏膜接触的器材，如听诊器、血压计袖带等；病床围栏、床面以及床头柜、被褥；墙面、地面；痰盂（杯）和便器等。

9.何谓高水平消毒、中水平消毒、低水平消毒？

（1）高水平消毒：杀灭一切细菌繁殖体包括分枝杆菌、病毒、真菌及其孢子和绝大多数细菌芽孢。达到高水平消毒常用的方法包括采用含氯制剂、二氧化氯、邻苯二甲醛、过氧乙酸、过氧化氢、臭氧、碘酊等以及能达到灭菌效果的化学消毒剂在规定的条件下，以合适的浓度和有效的作用时间进行消毒的方法。

（2）中水平消毒：杀灭除细菌芽孢以外的各种病原微生物包括分枝杆菌。达到中水平消毒常用的方法包括采用碘类消毒剂（碘伏、氯己定–碘等）、醇类和氯己定的复方、醇类和季铵盐类化合物的复方、酚类等消毒剂，在规定条件下，以合适的浓度和有效的作用时间进行消毒的方法。

（3）低水平消毒：能杀灭细菌繁殖体（分枝杆菌除外）和亲脂病毒的化学消毒方法以及通风换气、冲洗等机械除菌法如采用季铵盐类消毒剂（苯扎溴铵等）、双胍类消毒剂（氯己定）等，在规定的条件下，以合适的浓度和有效的作用时间进行消毒的方法。

10.何谓有效氯？

有效氯是指与含氯消毒剂氧化能力相当的氯量，其含量用mg/L（或g/100 mL）浓度表示。

11.何谓生物指示物？

生物指示物是指含有活微生物，对特定灭菌过程提供特定的抗力的测试系统。

12.何谓中和剂？

中和剂是指在微生物杀灭试验中，用以消除试验微生物与消毒剂的混悬液中和微生物表面上残留的消毒剂，使其失去对微生物抑制和杀灭作用的试剂。

13.何谓暴露时间？何谓存活时间？何谓杀灭时间？

（1）暴露时间是指消毒或灭菌物品接触消毒或灭菌因子的作用时间。

（2）存活时间是指在进行生物指示物抗力鉴定时，受试指示物样本经杀菌因子作用不同时间，全部样本培养均有菌生长的最长作用时间（min）。

（3）杀灭时间是指在进行生物指示物抗力鉴定时，受试指示物样本经杀菌因子作用不同时间，全部样本培养均无菌生长的最短作用时间（min）。

14.何谓消毒产品？

消毒产品包括消毒剂、消毒器械（含生物指示物、化学指示物和灭菌物品包装物）、卫生用品和一次性使用医疗用品。

15.消毒、灭菌基本原则中的基本要求有哪些？

（1）重复使用的诊疗器械、器具和物品，使用后应行清洁，再进行消毒灭菌。

（2）被朊病毒、气性坏疽及突发不明原因的传染病原体污染的诊疗器械、器具和物品，应执行《医疗机构消毒技术规范》（WS/T 367）第11节的规定。

（3）耐热、耐湿的手术器械，应首选压力蒸汽灭菌，不应采用化学消毒剂浸泡灭菌。

（4）环境与物体表面，一般情况下先清洁，再消毒；当受到患者的血液、体液等污染时，先去除污染物，再清洁与消毒。

（5）医疗机构消毒工作中使用的消毒产品应经卫生健康行政部门批准或符合相应标准技术规范，并应遵循批准使用的范围、方法和注意事项。

16.消毒、灭菌方法的选择原则有哪些？

（1）根据物品污染后导致感染的风险高低选择相应的消毒或灭菌方法：

1）高度危险性物品，应采用灭菌方法处理。

2）中度危险性物品，应采用达到中水平消毒以上效果的消毒方法。

3）低度危险性物品，宜采用低水平消毒方法，或做清洁处理；遇有病原微生物污染时，针对所污染病原微生物的种类选择有效的消毒方法。

（2）根据物品上污染微生物的种类、数量选择消毒或灭菌方法：

1）对受到致病菌芽孢、真菌孢子、分枝杆菌和经血传播病原体（乙型肝炎病毒、丙型肝炎病毒、艾滋病病毒等）污染的物品，应采用高水平消毒或灭菌。

2）对受到真菌、亲水病毒、螺旋体、支原体、衣原体等病原微生物污染的物品，应采用中水平以上的消毒方法。

3）对受到一般细菌和亲脂病毒等污染的物品，应采用达到中水平或低水平的消毒方法。

4）杀灭被有机物保护的微生物时，应加大消毒药剂的使用剂量和（或）延长消毒时间。

5）消毒物品上微生物污染特别严重时，应加大消毒药剂的使用剂量和（或）延长消毒时间。

（3）根据消毒物品的性质选择消毒或灭菌方法：

1）耐热、耐湿的诊疗器械、器具和物品，应首选压力蒸汽灭菌；耐热的油剂类和干粉类等应采用干热灭菌。

2）不耐热、不耐湿的物品，宜采用低温灭菌方法如环氧乙烷灭菌、过氧化氢低温等离子体灭菌或低温甲醛蒸汽灭菌等。

3）物体表面消毒，宜考虑表面性质，光滑表面宜选择合适的消毒剂擦拭或紫外线消毒器近距离照射；多孔材料表面宜采用浸泡或喷雾消毒法。

17.医疗机构工作人员不同消毒、灭菌方法的防护措施有哪些?

（1）热力消毒、灭菌：操作人员接触高温物品和设备时应使用防烫的棉手套、着长袖工装；排除压力蒸汽灭菌器蒸汽泄漏故障时应进行防护，防止皮肤的灼伤。

（2）紫外线消毒：应避免对人体的直接照射，必要时戴防护镜和穿防护服进行保护。

（3）气体化学消毒、灭菌：应预防有毒有害消毒气体对人体的危害，使用环境应通风良好。对环氧乙烷灭菌应严防发生燃烧和爆炸。环氧乙烷、甲醛气体灭菌和臭氧消毒的工作场所，应定期检测空气中的浓度，并达到国家规定的要求。

（4）液体化学消毒、灭菌：应防止过敏及对皮肤、黏膜的损伤。

18.中度危险性物品如何选择适宜的消毒方法及注意事项?

（1）中度危险性物品如口腔护理用具等耐热、耐湿物品，应首选压力蒸汽灭菌，不耐热的物品如体温计（肛表或口表）、氧气面罩、麻醉面罩应采用高水平消毒或中水平消毒。

（2）通过管道间接与浅表体腔黏膜接触的器具如氧气湿化瓶、胃肠减压器、吸引器、引流瓶等的消毒方法如下：

1）耐高温、耐湿的管道与引流瓶应首选湿热消毒。

2）不耐高温的部分可采用中效或高效消毒剂如含氯消毒剂等以上的消毒剂浸泡消毒。

3）呼吸机和麻醉机的螺纹管及配件宜采用清洗消毒机进行清洗与消毒；也可采用高效消毒剂如含氯消毒剂等以上的消毒剂浸泡消毒。

（3）注意事项包括：

1）待消毒物品在消毒灭菌前应充分清洗干净。

2）管道中有血迹等有机物污染时，应采用超声波和医用清洗剂浸泡清洗。清洗后的物品应及时进行消毒。

3）使用中的消毒剂应监测其浓度，在有效期内使用。

19.低度危险性诊疗用品主要包括哪些? 如何选择适宜的清洁与消毒方法?

（1）低度危险性诊疗用品主要包括：血压计袖带、听诊器等。

（2）应保持诊疗用品清洁。遇污染时应及时先清洁，后采用中、低效的消毒剂进行消毒；遇病原微生物污染时，针对所污染病原微生物的种类选择有效的消毒方法。

20.感染高风险的部门其地面、物体表面消毒方法及注意事项有哪些？

（1）地面、物体表面消毒方法：感染高风险的部门如手术部（室）、产房、介入手术室、洁净病房、骨髓移植病房、器官移植病房、重症监护病房、新生儿病室、血液透析室（中心）、烧伤病房、感染性疾病科、口腔科、检验科、急诊等病房与部门的地面与物体表面，应保持清洁、干燥，每天进行消毒，遇明显污染随时去污、清洁与消毒。地面消毒采用含有效氯400～700 mg/L的含氯消毒液擦拭，作用30 min。物体表面消毒方法同地面或采用1 000～2 000 mg/L季铵盐类消毒液擦拭。

（2）注意事项：地面和物体表面应保持清洁，当遇到明显污染时，应及时进行消毒处理，所用消毒剂应符合国家相关要求。

21.被朊病毒病原体污染的物品和环境消毒方法有哪些？

（1）感染朊病毒患者或疑似感染朊病毒患者宜选用一次性使用诊疗器械、器具和物品，使用后应进行双层密闭封装焚烧处理。

（2）可重复使用的被感染朊病毒患者或疑似感染朊病毒患者的高度危险组织（大脑、硬脑膜、垂体、眼、脊髓等组织）污染的中度和高度危险性物品，可选以下方法之一进行消毒灭菌，且灭菌的严格程度逐步递增：

1）将使用后的物品浸泡于1 mol/L氢氧化钠溶液内作用60 min，然后按《医院消毒供应中心　第2部分：清洗消毒及灭菌技术操作规范》（WS 310.2）中的方法进行清洗、消毒与灭菌，压力蒸汽灭菌应采用134～138 ℃，18 min；或132 ℃，30 min；或121 ℃，60 min。

2）将使用后的物品采用清洗消毒机（宜选用具有杀朊病毒活性的清洗剂）或其他安全的方法去除可见污染物，然后浸泡于1 mol/L氢氧化钠溶液内作用60 min，并置于压力蒸汽器内121 ℃灭菌30 min；然后清洗，并按照一般程序灭菌。

3）将使用后的物品浸泡于1 mol/L氢氧化钠溶液内作用60 min，去除可见污染物，清水漂洗，置于开口盘内，下排气压力蒸汽灭菌器内121 ℃灭菌60 min或预排气压力蒸汽灭菌器134 ℃灭菌60 min，然后清洗，并按照一般程序灭菌。

（3）被感染朊病毒患者或疑似感染朊病毒患者高度危险组织污染的低度危险物品和一般物体表面应用清洁剂清洗，根据待消毒物品的材质采用10 000 mg/L的含氯消毒剂或1 mol/L氢氧化钠溶液擦拭或浸泡消毒，至少作用15 min，并确保所有污染表面均接触到消毒剂。

（4）被朊病毒患者或疑似感染朊病毒患者高度危险组织污染的环境表面应用清洁剂清洗，采用含有效氯10 000 mg/L的消毒液消毒，至少作用15 min。为防止环境和一般物体表面污染，宜采用一次性塑料薄膜覆盖操作台，操作完成后按特殊医疗废物焚烧处理。

（5）被感染朊病毒患者或疑似感染朊病毒患者低度危险组织（脑脊液、肾、肝、脾、肺、淋巴结、胎盘等组织）污染的中度和高度危险物品，可参照上述措施处理。

（6）被感染或疑似感染朊病毒患者低度危险组织污染的低度危险物品、一般物体表面和环境表面可只采取相应常规消毒方法处理。

（7）被感染朊病毒患者或疑似感染朊病毒患者其他无危险组织污染的中度和高度危险物品，采取以下措施处理：

1）清洗并按常规高水平消毒和灭菌程序处理。

2）除接触中枢神经系统的神经外科内镜外，其他内镜按照国家有关内镜清洗消毒技术规范处理。

3）采用标准消毒方法处理低度危险性物品和环境表面，可采用500～1 000 mg/L的含氯消毒剂或相当剂量的其他消毒剂处理。

22.对被朊病毒病原体污染物品和环境进行消毒处理时，注意事项有哪些？

（1）当确诊患者感染朊病毒时，应告知医疗机构感染防控委员会及诊疗涉及的相应临床科室。培训相关人员朊病毒相关医院感染、消毒处理等知识。

（2）感染朊病毒患者或疑似感染朊病毒患者高度危险组织污染的中度和高度危险物品，使用后应立即处理，防止干燥；不应使用快速灭菌程序；没有按正确方法消毒灭菌处理的物品应召回重新按规定处理。

（3）感染朊病毒患者或疑似感染朊病毒患者高度危险组织污染的中度和高度危险物品，不能清洗和只能低温灭菌的，宜按特殊医疗废物处理。

（4）使用的清洁剂、消毒剂应每次更换。

（5）每次处理工作结束后，应立即消毒清洗器具，更换个人防护用品，进行手的清洁与消毒。

23.被气性坏疽病原体污染的物品和环境消毒方法有哪些？

（1）伤口的消毒：采用3%过氧化氢溶液冲洗，伤口周围皮肤可选择碘伏原液擦拭消毒。

（2）诊疗器械的消毒：应先消毒，后清洗，再灭菌。消毒可采用含有效氯1 000～2000 mg/L的消毒液浸泡消毒30～45 min，有明显污染物时应采用含氯消毒剂5 000～10 000 mg/L浸泡消毒≥60 min，然后按规定清洗，灭菌。

（3）物体表面的消毒：手术部（室）或治疗室，每例感染患者之间应及时进行物体表面消毒，采用0.5%过氧乙酸或含有效氯500 mg/L的消毒液擦拭。

（4）环境表面的消毒：手术部（室）、治疗室、病房环境表面有明显污染时，随时消毒，采用0.5%过氧乙酸或含有效氯1 000 mg/L的消毒液擦拭。

（5）终末消毒：手术结束、患者出院、转院或死亡后应进行终末消毒。终末消毒可采用3%过氧化氢或过氧乙酸熏蒸，3%过氧化氢按照20 mL/m³气溶胶喷雾，过氧乙酸按照1 g/m³加热熏蒸，湿度70%～90%，密闭24 h；5%过氧乙酸溶液按照2.5 mL/m³气溶胶喷雾，湿度为20%～40%。

（6）织物：患者用过的床单、被罩、衣物等单独收集，需重复使用时应专包密封，标识清晰，压力蒸汽灭菌后再清洗。

24.对被气性坏疽病原体污染物品和环境进行消毒时，有哪些注意事项？

（1）患者宜使用一次性器械、器具和物品。

（2）医务人员应做好职业防护，防护和隔离应遵循《医院隔离技术规范》（WS/T 311）的要求；接触患者时应戴一次性手套，手卫生应遵循《医务人员手卫生规范》（WS/T 313）的要求。

（3）接触患者创口分泌物的纱布、布垫等敷料、一次性医疗用品、切除的组织如坏死肢体等双层封装，按医疗废物处理。医疗废物应遵循《医疗废物管理条例》的要求进行处置。

25.如何做好手术切口部位的皮肤消毒？

（1）清洁皮肤：手术部位的皮肤应先清洁；对于器官移植手术和处于重度免疫抑制状态的患者，术前可用抗菌或抑菌皂液或20 000 mg／L葡萄糖酸氯己定擦拭洗净全身皮肤。

（2）消毒方法：

1）使用浸有碘伏消毒液原液的无菌棉球或其他替代物品局部擦拭2遍，作用≥2 min。

2）使用碘酊原液直接涂擦皮肤表面，等稍干后再用70%～80%乙醇（体积分数）脱碘。

3）使用有效含量≥2 g/L氯己定−乙醇（70%，体积分数）溶液局部擦拭2～3遍，作用时间遵循产品的使用说明。

4）其他合法、有效的手术切口皮肤消毒产品，按照产品使用说明书操作。

（3）消毒范围：应在手术野及其外扩展≥15 cm部位由内向外擦拭。

26.如何做好病原微生物污染皮肤的消毒？

（1）彻底冲洗。

（2）消毒：采用碘伏原液擦拭，作用3～5 min，或用乙醇、异丙醇与氯己定配制成的消毒液等擦拭消毒，作用3～5 min。

27.如何做好黏膜、伤口创面消毒？

（1）擦拭法：

1）使用含有效碘1 000～2 000 mg/L的碘伏擦拭，作用到规定时间。

2）使用有效含量≥2 g/L氯己定−乙醇（70%，体积分数）溶液局部擦拭2～3遍，作用时间遵循产品的使用说明。

3）采用1 000～2 000 mg/L季铵盐擦拭，作用到规定时间。

（2）冲洗法：

1）使用有效含量≥2 g/L氯己定水溶液冲洗或漱洗，至冲洗液或漱洗液变清为止。

2）采用3%（30 g/L）过氧化氢冲洗伤口、口腔含漱，作用到规定时间。

3）使用含有效碘500 mg/L的消毒液冲洗，作用到规定时间。

（3）注意事项：

1）其他合法、有效的黏膜、伤口创面消毒产品，按照产品使用说明书进行操作。

2）如消毒液注明不能用于孕妇，则不可用于妊娠妇女的会阴部及阴道手术部位的消毒。

28.干热灭菌的适用范围及注意事项有哪些？

（1）适用范围：适用于耐热 、不耐湿、蒸汽或气体不能穿透物品的灭菌，如玻璃、金属等医疗用品和油类、粉剂等制品的灭菌。

（2）注意事项：

1）灭菌时灭菌物品不应与灭菌器内腔底部及四壁接触，灭菌后温度降到40 ℃

以下再开启灭菌器柜门。

2）灭菌物品包体积不应超过10 cm×10 cm×30 cm，油剂、粉剂的厚度不应超过0.6 cm，凡士林纱布条厚度不应超过1.3 cm，装载高度不应超过灭菌器内腔高度的2/3，物品间应留有空隙。

3）设置灭菌温度应充分考虑灭菌物品对温度的耐受力；灭菌有机物品或用纸质包装的物品时，温度应≤170 ℃。

4）灭菌温度达到要求时，应打开柜体的排风装置。

5）灭菌操作应遵循生产厂家的使用说明或指导手册。

29.干热灭菌的监测方法及要求有哪些？

（1）物理监测法：每灭菌批次应进行物理监测。监测方法为将多点温度检测仪的多个探头分别放于灭菌器各层内、中、外各点，关好柜门，引出导线，从记录仪中观察温度上升与持续时间。温度在设定时间内均达到预置温度，则物理监测合格。

（2）化学监测法：每一灭菌包外应使用包外化学指示物，每一灭菌包内应使用包内化学指示物，并置于最难灭菌的部位。对于未打包的物品，应使用一个或者多个包内化学指示物，放在待灭菌物品附近进行监测。经过一个灭菌周期后取出，据其颜色的改变判断是否达到灭菌要求。

（3）生物监测法：应每周监测，监测方法见《医院消毒供应中心　第3部分：清洗消毒及灭菌效果监测标准》（WS 310.3）附录B。

（4）新安装、移位和大修后，应进行物理监测法、化学监测法和生物监测法监测（重复3次），监测合格后，灭菌器方可使用。

30.环氧乙烷气体灭菌的适用范围及注意事项有哪些？

（1）适用范围：适用于不耐热、不耐湿的诊疗器械、器具和物品的灭菌，如电子仪器、纸质制品、化纤制品、塑料制品、陶瓷及金属制品等诊疗用品。不适用于食品，液体、油脂类、粉剂类等灭菌。

（2）注意事项：

1）灭菌器安装应符合要求，包括通风良好，远离火源，灭菌器各侧（包括上方）应预留51 cm空间。应安装专门的排气管道，且与大楼其他排气管道完全隔离。

2）应有专门的排气管道系统，排气管应为不通透环氧乙烷的材料如铜管等制成，垂直部分长度超过3 m时应加装集水器，排气管应导至室外，并于出口处反转向下；距排气口7.6 m范围内不应有易燃易爆物和建筑物的入风口如门或窗；排气管不应有凹陷或回圈。

3）环氧乙烷灭菌气瓶或气罐应远离火源和静电，通风良好，无日晒，存放温度低于40 ℃，不应置于冰箱中，应严格按照国家制定的有关易燃易爆物品储存要求进行处理。

4）每年对于作业环境中环氧乙烷浓度进行监测记录，在每日8 h工作中，环氧乙烷浓度TWA（时间加权平均浓度）应不超过1.82 mg/m³（1 ppm）。

5）消毒员应经专业知识和紧急事故处理的培训。过度接触环氧乙烷后，迅速将其移离中毒现场，立即吸入新鲜空气；皮肤接触后，用水冲洗接触处至少15 min，同时脱去脏衣服；眼接触液态环氧乙烷或高浓度环氧乙烷气体至少冲洗10 min，并均应尽快就诊。

6）应在环氧乙烷灭菌器内进行，灭菌器应取得消毒产品卫生许可批件。

31.过氧化氢低温等离子体灭菌的适用范围及注意事项有哪些？

（1）适用范围：适用于不耐热、不耐湿的诊疗器械的灭菌，如电子仪器、光学仪器等诊疗器械的灭菌，不适用于布类、纸类、水、油类、粉剂等材质的灭菌。

（2）注意事项：

1）灭菌物品应清洗干净、干燥。

2）灭菌物品的包装材料应符合《最终灭菌医疗器材包装材料 第2部分：灭菌包装材料要求和实验方法》（YY/T 0698.2）的非织造布和《最终灭菌医疗器材包装材料 第5部分：透气材料与塑料膜组成的可密封组合袋和卷材 要求和实验方法》（YY/T 0698.5）复合型组合袋的要求。

3）灭菌包不应叠放，不应接触灭菌腔内壁。

4）灭菌器应取得消毒产品卫生许可批件。

32.何谓低温蒸汽甲醛灭菌？

低温蒸汽甲醛灭菌是指在温度低于85 ℃时，强制排出空气后，负压状态下注入蒸汽甲醛，待灭菌物品暴露于蒸汽甲醛，在稳定的状态下维持一定时间达到灭菌要求。

33.低温甲醛蒸汽灭菌的适用范围及注意事项有哪些？

（1）适用范围：适用于不耐湿、耐热的诊疗器械、器具和物品的灭菌，如电子仪器、光学仪器、管腔器械、金属器械、玻璃器皿、合成材料物品等。

（2）注意事项：

1）应采用取得消毒产品卫生许可批件的低温甲醛蒸汽灭菌器，并使用专用灭菌溶液进行灭菌，不应采用自然挥发或熏蒸的灭菌方法。

2）低温甲醛蒸汽灭菌器操作者应培训上岗，并具有相应的职业防护知识和技能。

3）低温甲醛蒸汽灭菌器的安装及使用应遵循生产厂家使用说明书或指导手册，必要时应设置专用的排气系统。

4）运行时的周围环境甲醛浓度应<0.5 mg/m³，排水内的甲醛浓度应符合国家有关规定，灭菌物品上的甲醛浓度均值≤4.5 μg/cm²。在灭菌器内经过甲醛残留处理的灭菌物品，取出后可直接使用。

5）灭菌包装材料应使用与压力蒸汽灭菌法相同或专用的纸塑包装、无纺布、硬质容器，不应使用可吸附甲醛或甲醛不易穿透的材料如布类、普通纸类、聚乙烯膜、玻璃纸等。

6）装载时，灭菌物品应摊开放置，中间留有一定的缝隙，物品表面应尽量暴露。使用纸塑包装材料时，包装应竖立，纸面对塑面依序排放。

7）消毒后，应去除残留甲醛气体，采用抽气通风或用氨水中和法。

34.紫外线消毒的适用范围及使用方法有哪些？

（1）适用范围：适用于室内空气和物体表面的消毒。

（2）使用方法：

1）在室内无人状态下，采用紫外线灯悬吊式或移动式直接照射消毒。灯管吊装高度距离场面1.8~2.2 m。安装紫外线灯的数量平均≥1.5 W/m³，照射时间≥30 min。

2）采用紫外线消毒器对空气及物体表面进行消毒。其消毒方法及注意事项应遵循生产厂家的使用说明。

3）消毒时对环境的要求：紫外线直接照射消毒空气时，关闭门窗，保持消毒空间内环境清洁、干燥。消毒空气的适宜温度20~40 ℃，相对湿度低于80%。

35.使用中的紫外线消毒灯有哪些要求？

（1）紫外线消毒灯在电压为220 V、相对湿度为60%、温度为20 ℃时，辐射的253.7 nm紫外线强度（使用中的强度）应不低于70 μW/cm²。

（2）应定期监测消毒紫外线的辐射强度，当辐照强度低到要求值以下时，应及时更换。

（3）紫外线消毒灯的使用寿命，即由新灯的强度降低到70 μW/ cm^{2}的时间（功率≥30 W），或降低到原来新灯强度的70%（功率<30 W）的时间，应不低于1 000 h。紫外线灯生产单位应提供实际使用寿命。

36.使用中的紫外线消毒灯注意事项有哪些?

（1）应保持紫外线灯表面清洁，每周用酒精布巾擦拭一次，发现灯管表面有灰尘、油污等时，应随时擦拭。

（2）用紫外线消毒室内空气时，房间内应保持清洁干燥。当温度低于20 ℃或高于40 ℃，相对湿度大于60%时，应适当延长照射时间。

（3）采用紫外线消毒物体表面时，应使消毒物品表面充分暴露于紫外线。

（4）采用紫外线消毒纸张、织物等粗糙表面时，应适当延长照射时间，且两面均应受到照射。

（5）采用紫外线杀灭被有机物保护的微生物及空气中悬浮粒子多时，应加大照射剂量。

（6）不应使紫外线光源直接照射到人。

（7）不应在易燃、易爆的场所使用。

（8）紫外线强度计每年至少标定一次。

37.臭氧消毒的适用范围、使用方法及注意事项是什么?

（1）适用范围：适用于无人状态下病房、口腔科等场所的空气消毒和物体表面的消毒。

（2）使用方法：

1）空气消毒。在封闭空间内、无人状态下，采用20 mg/m^{3}浓度的臭氧，作用30 min，对自然菌的杀灭率达到90%以上。消毒后应开窗通风≥30 min，人员方可进入室内。

2）物体表面消毒。在密闭空间内，相对湿度≥70%，采用20 mg/m^{3}浓度的臭氧，作用60~120 min。

（3）注意事项：

1）有人情况下，室内空气中允许臭氧浓度为0.16 mg/m^3。

2）臭氧为强氧化剂，使用时对多种物品有损坏，包括使铜片出现绿色锈斑，橡胶老化、变色、弹性降低，织物漂白褪色等。

3）臭氧的杀菌作用受多种因素包括温度、相对湿度和有机物等的影响。

38.何谓空气消毒机?

空气消毒机是指利用物理、化学或其他方法杀灭或去除室内空气中微生物，并能达到消毒要求，具有独立动力、能独立运行的装置。

39.空气消毒机的使用方法有哪些要求?

（1）按各种空气消毒机的使用说明书要求使用，消毒效果应符合《空气消毒机通用卫生要求》（WS/T 648）相关要求。

（2）使用空气消毒机对拟消毒场所进行空气消毒时，应在密闭环境中进行，避免与室外空气流通，以确保消毒效果。

（3）使用臭氧空气消毒机消毒室内空气时，室内相对湿度宜≥70%，以确保消毒效果。

（4）使用产生二氧化氯、过氧化氢、过氧乙酸、臭氧等对人体有害因子的空气消毒机消毒室内空气时，应在室内无人条件下进行，消毒结束后应待室内消毒因子降低至对人无影响时（一般停机30 min以上）方可进入；情况允许时可开窗通风，以使消毒因子尽快扩散、中和；要注意对室内物品的保护，避免强氧化剂对物品的损坏。

40.邻苯二甲醛适用范围和使用方法有哪些?

（1）适用范围：适用于不耐热诊疗器械、器具与物品的浸泡消毒。

（2）使用方法：将待消毒的诊疗器械、器具与物品完全浸没于含量为5.5 g/L、pH为7.0～8.0、温度20～25 ℃的邻苯二甲醛溶液中浸泡，消毒容器加盖，作用5～12 min。

（3）用于内镜的消毒应遵循国家有关要求。

41.邻苯二甲醛使用中注意事项有哪些?

（1）诊疗器械、器具与物品消毒前应彻底清洗、干燥。新启用的诊疗器械、器具与物品先除去油污及保护膜，再用清洁剂清洗去除油脂，干燥后及时消毒。

（2）使用时应注意通风。直接接触本品会引起眼、皮肤、消化道、呼吸道黏膜损伤。接触皮肤、黏膜会导致着色，处理时应谨慎、戴手套；当溅入眼内时应及时用水冲洗，必要时就诊。

（3）配制使用应采用专用塑料容器。

（4）消毒液连续使用应≤14天。

（5）应确保使用中的浓度符合产品使用说明的要求。

（6）应密封，避光，置于阴凉、干燥、通风的环境中保存。

42.过氧乙酸的适用范围和消毒方法有哪些？

（1）适用范围：适用于耐腐蚀物品、环境、室内空气等的消毒。专用机械消毒设备适用于内镜的灭菌。

（2）消毒方法：

1）浸泡法。将待消毒的物品浸没于装有过氧乙酸的容器中，加盖。对一般物体表面，用0.1%～0.2%（1 000～2 000 mg/L）过氧乙酸溶液浸泡30 min；对耐腐蚀医疗器械的高水平消毒，采用0.5%（5 000 mg/L）过氧乙酸冲洗作用10 min，用无菌方法取出后采用无菌水冲洗干净，无菌巾擦干后使用。

2）擦拭法。大件物品或其他不能用浸泡法消毒的物品用擦拭法消毒。消毒使用的浓度和作用时间同浸泡法。

3）喷洒法。用于环境消毒时，用0.2%～0.4%（2 000～4 000 mg/L）过氧乙酸溶液喷洒，作用30～60 min。

4）喷雾法。采用电动超低容量喷雾器，使用5 000 mg/L过氧乙酸溶液，按照20～30 mL/m³的用量进行喷雾消毒，作用60 min。

5）熏蒸法。使用15%过氧乙酸（7 mL/m³）加热蒸发，相对湿度60%～80%、室温熏蒸2 h。

6）使用以过氧乙酸为灭菌剂的专用机械消毒设备灭菌内镜时，应遵循原卫生部消毒产品卫生许可批件的适用范围及操作方法。

43.过氧乙酸使用中注意事项有哪些？

（1）过氧乙酸溶液不稳定，应贮存于通风阴凉处，远离可燃物质。用前应测定有效含量，原液浓度低于12%时不应使用。

（2）过氧乙酸稀释液应现用现配，使用时限≤24 h。

（3）过氧乙酸对多种金属和织物有很强的腐蚀和漂白作用，金属制品与织物经浸泡消毒后，及时用符合要求的水冲洗干净。

（4）接触过氧乙酸时，应采取防护措施；不慎溅入眼中或皮肤上，应立即用大量清水冲洗。

（5）空气熏蒸消毒时，室内不应有人。

44.过氧化氢适用范围和使用方法有哪些？使用时有哪些注意事项？

（1）适用范围：适用于外科伤口、皮肤黏膜冲洗消毒，室内空气的消毒。

（2）消毒方法：

1）伤口、皮肤黏膜消毒，采用3%（30 g/L）过氧化氢冲洗、擦拭，作用3～5 min。

2）室内空气消毒，使用气溶胶喷雾器，采用3%（30 g/L）过氧化氢溶液按照20～30 mL/m^{3}的用量喷雾消毒，作用60 min。

（3）注意事项：

1）过氧化氢应避光、避热，室温下储存。

2）过氧化氢对金属有腐蚀性，对织物有漂白作用。

3）喷雾时应采取防护措施；谨防溅入眼内或皮肤黏膜上，一旦溅上及时用清水冲洗。

45.含氯消毒剂的适用范围及消毒方法是什么？

（1）适用范围：

1）一般含氯消毒剂适用于物品、物体表面、分泌物、排泄物等的消毒，也适用于疫源地各种污染物的处理。不宜用于室内空气、手、皮肤和黏膜的消毒。

2）次氯酸消毒剂除上述用途外，还可用于室内空气、二次供水设备设施表面、手、皮肤和黏膜的消毒。

（2）消毒方法：

1）将待消毒的物品浸没于装有含氯消毒剂溶液的容器中，加盖。对细菌繁殖体污染物品的消毒，用含有效氯500 mg/L的消毒液浸泡＞10 min，对经血传播病原体、分枝杆菌和细菌芽孢污染物品的消毒，用含有效氯2 000～5 000 mg/L消毒液，浸泡时间＞30 min。

2）擦拭法。擦拭法适用于大件物品或其他不能用浸泡消毒的物品用擦拭消毒，消毒所用的浓度和作用时间同浸泡法。

3）喷洒法。对一般污染的物品表面，用含有效氯400～700 mg/L的消毒液均匀喷洒，作用10～30 min；对经血传播病原体、结核杆菌等污染表面的消毒，用含有效氯2 000 mg/L的消毒液均匀喷洒，作用时间＞60 min。喷洒后有强烈的刺激性气味，人员应离开现场。

4）干粉消毒法。对分泌物、排泄物的消毒，用含氯消毒剂干粉加入分泌物、排泄物中，使有效氯含量达到10 000 mg/L，搅拌后作用时间>2 h；对医院污水的消毒，用干粉按有效氯50 mg/L用量加入污水中，并搅拌均匀，作用2 h后排放。

46.含氯消毒剂的注意事项有哪些?

（1）粉剂应于阴凉处避光、防潮、密封保存；水剂应于阴凉处避光、密闭保存。使用液应现配现用，使用时限≤24 h。

（2）配置漂白粉等粉剂溶液时，应戴口罩、手套。

（3）未加防锈剂的含氯消毒剂对金属有腐蚀性，不应做金属器械的消毒。加防锈剂的含氯消毒剂对金属器械消毒后，应用无菌蒸馏水冲洗干净，干燥后使用。

（4）对织物有腐蚀和漂白作用，不应做有色织物的消毒。

47.碘伏的适用范围及注意事项是什么?

（1）适用范围：适用于手、皮肤、黏膜及伤口的消毒。

（2）注意事项：

1）应置于阴凉处避光、防潮、密封保存。

2）含乙醇的碘制剂消毒液不应用于黏膜和伤口的消毒。

3）碘伏对二价金属制品有腐蚀性，不应做相应金属制品的消毒。

4）碘过敏者慎用。

48.季铵盐类消毒剂适用于哪些方面的消毒? 如何正确使用? 注意事项是什么?

（1）适用范围：适用于环境、物体表面、皮肤与黏膜的消毒。

（2）使用方法：

1）环境、物体表面消毒一般用1 000～2 000 mg/L消毒液，浸泡或擦拭消毒，作用时间15～30 min。

2）皮肤消毒。复方季铵盐消毒剂原液皮肤擦拭消毒，作用时间3～5 min。

3）黏膜消毒。采用1 000～2 000 mg/L季铵盐消毒液，作用到产品使用说明的规定时间。

（3）注意事项：不宜与阴离子表面活性剂如肥皂、洗衣粉等合用。

49.如何做好皮肤的消毒效果监测?

（1）采样时间：按照产品使用说明规定的作用时间，达到消毒效果后及时采样。

（2）采样方法：用5 cm×5 cm的灭菌规格板，放在被检皮肤处，用浸有含相应中和剂的无菌洗脱液的棉拭子1支，在规格板内横竖往返均匀涂擦各5次，并随之转动棉拭子，剪去手接触部位后，将棉拭子投入10 mL含相应中和剂的无菌洗脱液的试管内，及时送检，不规则的皮肤可用棉拭子直接涂擦采样。

（3）结果判定：皮肤消毒效果的判定标准遵循《医务人员手卫生规范》（WS/T 313）中外科手消毒卫生标准。

（4）注意事项：采样皮肤表面不足5 cm×5 cm，可用相应面积的规格板采样。

50.氯己定的适用范围、消毒方法及注意事项是什么?

（1）适用范围：适用于手、皮肤、黏膜的消毒。

（2）消毒方法：

1）擦拭法。手术部位及注射部位皮肤和伤口创面消毒，用有效含量≥2 g/L氯己定–乙醇（70%，体积比）溶液局部擦拭2～3遍，作用时间遵循产品的使用说明；外科手消毒用有效含量≥2 g/L氯己定–乙醇（70%，体积比）溶液，使用方法及作用时间应遵循产品使用说明。

2）冲洗法。对口腔、阴道或伤口创面的消毒，用有效含量≥2 g/L氯己定水溶液冲洗，作用时间遵循产品的使用说明。

（3）注意事项：不应与肥皂、洗衣粉等阴性离子表面活性剂混合使用或前后使用。

参考文件

[1]《医疗机构消毒技术规范》（WS/T 367）.

[2]《医院消毒卫生标准》（GB 15982）.

[3]《消毒管理办法》（卫生部令第27号）.

[4]《医用低温蒸汽甲醛灭菌器卫生要求》（WS/T 649）.

[5]《空气消毒机通用卫生要求》（WS/T 648）.

[6]《含氯消毒剂卫生要求》（GB/T 36758）.

第三节 隔离技术应用

1.何谓隔离？何谓屏障隔离？何谓空间隔离？

（1）隔离是指采用各种方法、技术，防止病原体从患者及携带者传播给他人的措施。

（2）屏障隔离是指在易感者与暴露源之间采用物理性屏障的隔离措施（如墙体、隔断、隔帘、薄膜）的统称。

（3）空间隔离是指利用距离与空间将易感者与暴露源进行分隔的措施，如隔离房间。

2.何谓个人防护装备（PPE）？

个人防护装备（PPE）是指用于保护医务人员避免接触感染性因子的各种屏障。包括口罩、手套、护目镜、防护面屏、防水围裙、隔离衣、防护服和个人防护装备等。

3.何谓隔离技术？

隔离技术是指采用适宜的技术、方法，防止病原体传播给他人的方法。包括空间隔离、屏障隔离、个人防护装备（PPE）的使用、污染控制技术，如清洁、消毒、灭菌、手卫生、环境管理等。

4.何谓感染链？

感染链是指感染在医院内传播的三个环节，即感染源、传播途径和易感人群。

5.何谓感染源？何谓传播途径？何谓易感人群？

（1）感染源是指病原体自然生存、繁殖并排出的宿主或场所。

（2）传播途径是指病原体从感染源传播到易感者的途径。

（3）易感人群是指对某种疾病或传染病缺乏免疫力的人群。

6.何谓标准预防?

标准预防是指针对医院所有患者和医务人员采取的一组预防感染措施。包括手卫生,根据预期可能的暴露选用手套、隔离衣、口罩、护目镜或防护面屏,以及安全注射。也包括穿戴合适的防护用品处理患者环境中污染的物品与医疗器械。标准预防基于患者的血液、体液、分泌物(不包括汗液)、非完整皮肤和黏膜均可能含有感染性因子的原则。

7.何谓额外预防?

额外预防是指在标准预防措施的基础上,针对特定情况的暴露风险和传播途径所采取的补充和额外的预防措施。如呼吸道隔离、消化道隔离、血液体液隔离、咳嗽礼仪等措施。

8.何谓空气传播? 何谓飞沫传播? 何谓接触传播?

(1)空气传播是指带有病原微生物的微粒子(≤5μm)通过空气流动导致的疾病传播。

(2)飞沫传播是指带有病原微生物的飞沫核(>5μm),在空气中短距离(1m内)移动到易感人群的口、鼻黏膜或眼结膜等导致的传播。

(3)接触传播是指病原体通过手、媒介物直接或间接接触导致的传播。

9.何谓经空气传播疾病?

经空气传播疾病是指由悬浮于空气中、能在空气中远距离传播(>1m),并长时间保持感染性的飞沫核传播的一类疾病。包括专性经空气传播疾病(如开放性肺结核)和优先经空气传播疾病(如麻疹和水痘)。

10.何谓能产生气溶胶的操作?

能产生气溶胶的操作,例如气管插管及相关操作、心肺复苏、支气管镜检、吸痰、咽拭子采样、尸检以及采用高速设备(如钻、锯、离心等)的操作等。

11.何谓呼吸道卫生?

呼吸道卫生是指呼吸道感染患者佩戴医用外科口罩、在咳嗽或打喷嚏时用纸巾盖住口鼻、接触呼吸道分泌物后实施手卫生,并与其他人保持1m以上距离的一组措施。

12.何谓个人防护用品? 个人防护用品包括哪些?

（1）个人防护用品是指用于保护医务人员避免接触感染性因子的各种屏障用品。

（2）个人防护用品包括口罩、手套、护目镜、防护面罩、防水围裙、隔离衣、防护服等。

13.何谓颗粒物?

颗粒物是指悬浮物在空气中的固态、液态或固态与液态的颗粒状物质，如粉尘、烟、雾和微生物。

14.何谓外科口罩? 何谓医用外科口罩?

（1）外科口罩是指能阻止血液、体液和飞溅物传播的，医护人员在有创操作过程中佩戴的口罩。

（2）医用外科口罩是用于覆盖住使用者的口、鼻及下颌，为防止病原物、体液、血液、颗粒物等的直接透过提供物理屏障的口罩。

15.何谓医用防护口罩? 何谓医用防护口罩密合性?

（1）医用防护口罩是指能阻止经空气传播的直径<5 μm感染因子或近距离（<1 m）接触经飞沫传播的疾病而发生感染的口罩。医用防护口罩的使用包括密合性测试、培训、型号的选择、医学处理和维护。

（2）医用防护口罩密合性是指口罩周边与具体使用者面部的密合程度。

16.医用防护口罩环氧乙烷残留量不应超过多少?

经环氧乙烷灭菌的医用防护口罩，其环氧乙烷残留量应不超过10 μg/g。

17.何谓护目镜? 何谓防护面罩（防护面屏）?

（1）护目镜是指防止患者的血液、体液等具有感染性物质溅入人体眼部的用品。

（2）防护面罩（防护面屏）是指防止患者的血液、体液等具有感染性物质溅入人体面部的用品。

18.何谓隔离衣?

隔离衣是用于保护医务人员免受到血液、体液和其他感染性物质污染，或用于保护患者避免感染的防护用品。根据与患者接触的方式，包括接触感染性物质的情况和隔离衣阻隔血液和体液的可能性选择是否穿隔离衣或选择其型号。

19.何谓医用防护服? 何谓医用一次性防护服?

（1）医用防护服是指临床医务人员在接触甲类或甲类传染病管理的传染病患者时所穿的一次性防护用品。应具有良好的防水、抗静电、过滤效率和无皮肤刺激性，穿脱方便，结合部严密，袖口、脚踝口应为弹性收口。

（2）医用一次性防护服是指医务人员在工作时接触具有潜在感染性的患者血液、体液、分泌物、空气中的颗粒物的情况下提供阻隔、防护作用的医用一次性防护服（简称防护服）。

20.何谓医用防护服关键部位?

医用防护服关键部位是指防护服的左右前襟、左右臂及背部位置。

21.何谓清洁区? 何谓潜在污染区? 何谓污染区?

（1）清洁区是指病区中不应受到传染病患者和疑似患者的病原微生物污染及传染病患者不应进入的区域。包括医务人员的值班室、卫生间、男女更衣室、浴室，以及储物间、配餐间等。

（2）潜在污染区是指毗邻污染区，存在潜在病原微生物可能的区域。包括医务人员的办公室，治疗准备室，护士站，患者用后的物品、医疗器械等的处置室，内走廊等。

（3）污染区是指病区中传染病患者和疑似患者直接接受隔离和诊疗的区域。包括病室、处置室、污物间以及患者入院、出院处理室等。

22.何谓两通道? 何谓缓冲间?

（1）两通道是指进行呼吸道传染病诊治的病区中的医务人员通道和患者通道。医务人员通道、出入口设在清洁区一端，患者通道、出入口设在污染区一端。

（2）缓冲间是指设置在清洁区与潜在污染区之间、潜在污染区与污染区之间的具有送机械通风措施的密闭室，双侧开门，其门具有互锁功能，不能同时处于开启状态。

23.何谓新风？何谓新风量？何谓换气次数？

（1）新风是指经空调系统处理后进入室内的室外空气。

（2）新风量是指由空调通风系统进入室内的新鲜空气的体积换气量。

（3）换气次数是指单位时间的通风换气值，以单位时间送入或排出房间的空气体积除以房间的体积计算，常用单位为AC/h或AC/min。

24.何谓负压病区（房）？

负压病区（房）是指通过特殊通风装置，使病区（房）的空气按照由清洁区向污染区流动，使病区（房）内的压力低于室外压力。负压病区（房）排出的空气需经处理，确保对环境无害。病室与外界压差宜为−30 Pa，缓冲间与外界压差宜为−15 Pa。

25.何谓负压隔离病区（房）？

负压隔离病区（房）是指用于隔离通过或可能通过空气传播的传染病患者或疑似患者的病房。采用通风方式，使病房区域空气由清洁区向污染区定向流动，并使病房空气静压低于周边相邻相通区域空气静压，以防止病原微生物向外扩散。

26.何谓床单位消毒？何谓终末消毒？

（1）床单位消毒是指对患者住院期间、出院、转院、死亡后所用的床及床周围物体表面进行的清洁与消毒。

（2）终末消毒是指传染源离开疫源地后，对疫源地进行的一次彻底的消毒。如传染病患者出院、转院或死亡后，对病室进行的最后一次消毒。

27.隔离的管理要求有哪些？

（1）在新建、改建与扩建时，建筑布局应符合医院卫生学要求，并应具备隔离预防的功能，区域划分应明确、标识清楚。

（2）应根据国家的有关法规，结合本医院的实际情况，制定隔离预防制度并实施。

（3）隔离的实施应遵循"标准预防"和"基于疾病传播途径的预防"的原则。

（4）应加强传染病患者的管理，包括隔离患者，严格执行探视制度。

（5）应采取有效措施，管理感染源、切断传播途径和保护易感人群。

（6）应加强医务人员隔离与预防知识的培训，为其提供合适的、必要的防护用品，掌握常见传染病的传播途径、隔离方式和防护技术，熟练掌握操作规程。

（7）医务人员的手卫生应符合《医务人员手卫生规范》（WS/T 313）要求。

（8）隔离区域的消毒应符合国家有关规定。

28.呼吸道传染病病区的建筑布局要求有哪些？

（1）应设在医院相对独立的区域，分为清洁区、潜在污染区和污染区，设立两通道和三区之间的缓冲间。

（2）缓冲间两侧的门不应同时开启，以减少区域之间空气流通。

（3）经空气传播疾病的隔离病区，应设置负压病房，病房的气压宜为-30 Pa，缓冲间的气压宜为-15 Pa。

29.呼吸道传染病病区的隔离要求有哪些？

（1）应严格服务流程和三区的管理。各区之间界线清楚，标识明显。

（2）病室内应有良好的通风设施。

（3）各区应安装适量的非手触式开关的流动水洗手池。

（4）不同种类传染病患者应分室安置。

（5）疑似患者应单独安置。

（6）受条件限制的医院，同种疾病患者可安置于一室，两病床之间距离不少于1.1 m。

30.负压病房的建筑布局要求有哪些？

（1）应设病房及缓冲间，通过缓冲间与病区走廊相连。病房采用负压通风，上送风、下排风；病房内送风口应远离排风口，排风口应置于病床床头附近，排风口下缘靠近地面但应高于地面10 cm。门窗应保持关闭。

（2）病房送风和排风管道上宜设置压力开关型的定风量阀，使病房的送风量、排风量不受风管压力波动的影响。

（3）负压病房内应设置独立卫生间，有流动水洗手和卫浴设施。配备室内对讲设备。

31.负压病房的隔离要求有哪些?

（1）送风应经过初、中效过滤，排风应经过高效过滤处理，每小时换气6次以上。

（2）应设置压差传感器，用来检测负压值，或用来自动调节不设定风量阀的通风系统的送、排风量。病房的气压宜为-30 Pa，缓冲间的气压宜为-15 Pa。

（3）应保障通风系统正常运转，做好设备日常保养。

（4）一间负压病房宜安排一个患者，无条件时可安排同种呼吸道感染疾病患者，并限制患者到本病房外活动。

（5）患者出院所带物品应消毒处理。

32.负压隔离病房建筑布局与隔离要求有哪些?

（1）应设在相对独立的区域，既可独成一体，也可集中设置于建筑的一端。

（2）内部分为清洁区、潜在污染区和污染区，各区应相对集中布置，并有能阻隔空气传播的物理屏障和明显的警示标志。

（3）地面、墙壁、屋顶等应平整、光滑、耐腐蚀，接缝处应密封，且便于清洁和消毒。

（4）负压隔离病房污染区内围护结构的所有缝隙和贯穿处的接缝都应可靠密封。

（5）区域之间应设置缓冲间，缓冲间宜便于医用推车和普通医疗设施的进出。

（6）宜采用单人间设计。

（7）房间面积应考虑医疗及患者的生活需要。

（8）室内净高度不应小于2.6 m，如无特殊要求，高度也不宜大于3.0 m。

（9）病房通过缓冲间与潜在污染区（走廊）连接，缓冲间的门应具有互锁功能并有应急解锁功能。

（10）缓冲间污染区侧的互锁门关闭1 min后才允许开启清洁区侧的互锁门。

（11）负压隔离病房应在与其相邻的走廊的潜在污染区的墙上设置内外侧窗门互锁的传递窗，传窗结构应密闭。

（12）每间病房内应设置独立的卫生间。

（13）通向外界的门应向外开启，内门应向静压大的一侧开启。

（14）负压隔离病房宜设不可开启的密闭窗并加装窗帘等遮挡装置。

（15）隔离病房内宜设置内外通话系统、视频监控系统。

（16）隔离病房应增设门禁系统，限制患者的活动范围。

33.负压隔离病房的气流组织与压差控制有哪些要求?

（1）负压隔离病房的送风口与排风口布置应符合定向气流组织原则，送风口应设置在房间上部，排风口应设置在病床床头附近，应利于污染空气就近尽快排出。

（2）不同污染等级区域压力梯度的设置应符合定向气流组织原则，应保证气流从清洁区→潜在污染区→污染区方向流动。

（3）相邻相通不同污染等级房间的压差（负压）不小于5 Pa，负压程度由高到低依次为病房卫生间、病房房间、缓冲间与潜在污染走廊（见图4-3-1）。清洁区气压相对室外大气压应保持正压。

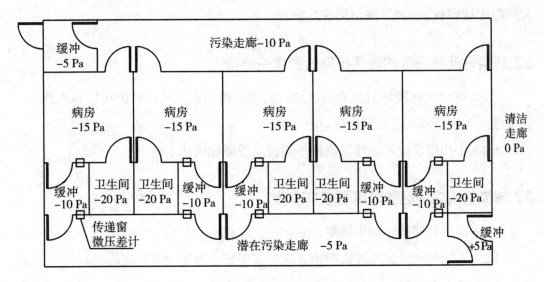

图4-3-1　负压隔离病房的气流组织和压差控制

如采用不同于图4-3-1的单走廊设计，宜加注明"如需要可在病房与内走廊相对的另一侧设置污物走廊，该走廊相对于室外气压维持-5～-10 Pa"。

（4）有压差的区域，应在外侧人员目视区域设置微压差计，并标志明显的安全压差范围指示。

（5）对设置的微压差计应定期检查校正并记录。

34.负压隔离病房的卫生和环境参数有哪些要求?

（1）空气细菌菌落总数应符合《医院空气净化管理规范》（WS/T 368）中4.2.3的要求。

（2）物体表面微生物应≤10 cfu/cm²。

（3）负压隔离病房污染区和潜在污染区的换气次数宜为10～15次/h，人均新风量不应少于40 m³/h；负压隔离病房清洁区的换气次数宜为6～10次/h。

（4）负压隔离病房的温度宜控制在20～26 ℃范围内。

（5）负压隔离病房的相对湿度宜控制在30%～70%范围内。

（6）负压隔离器病房的噪声应不大于50 dB（A）。

（7）负压隔离器病房的照度应不小于50 lx。

35.负压隔离病房物体表面微生物监测方法是什么？

采用25 cm²的接触皿与被测物体表面接触，轻压10 s，然后放入培养箱中按规定的温度培养48 h，测算细菌菌落总数。

36.感染性疾病病区的建筑布局的要求有哪些？

（1）应设在医院相对独立的区域，远离儿科病房、重症监护病房和生活区。设单独入、出口和入、出院处理室。

（2）中小型医院可在建筑物的一端设立感染性疾病病区。

37.感染性疾病病区的隔离要求有哪些？

（1）应分区明确，标识清楚。

（2）不同种类的感染性疾病患者应分室安置；每间病室不应超过4人，病床间距应不少于1.1 m。

（3）病房应通风良好，自然通风或安装通风设施，以保证病房内空气清新。

（4）应配备适量非手触式开关的流动水洗手设施。

38.普通病区的建筑布局与隔离要求有哪些？

（1）在病区的末端，应设一间或多间隔离病房。

（2）感染性疾病患者与非感染性疾病患者宜分房安置。

（3）受条件限制的医院，同种感染性疾病、同种病原体感染患者可安置于一病房，病床间距宜大于 0.8 m。

（4）病情较重的患者宜单人间安置。

（5）病房床位数单排不应超过 3床；双排不应超过 6床。

39.门诊的建筑布局要求有哪些?

（1）普通门诊应单独设立出入口，设置问讯、预检分诊、挂号、候诊、诊断、检查、治疗、交费、取药等区域，流程清楚，路径便捷。

（2）儿科门诊应自成一区，出入方便，并设预检分诊、隔离诊查室等。

（3）感染疾病科门诊应符合国家有关规定。

40.门诊的隔离要求有哪些?

（1）普通门诊、儿科门诊、感染疾病科门诊宜分开挂号、候诊。

（2）诊室应通风良好，应配备适量的流动水洗手设施和（或）配备速干手消毒剂。

（3）建立预检分诊制度，发现传染病患者或疑似传染病患者，应到专用隔离诊室或引导至感染疾病科门诊诊治，可能污染的区域应及时消毒。

41.何时佩戴医用外科口罩?何时佩戴医用防护口罩?

（1）医用外科口罩应当在预检分诊、发热门诊及全院诊疗区域使用，需正确佩戴。污染或潮湿时随时更换。

（2）医用防护口罩原则上在发热门诊、隔离留观病区（房）、隔离病区（房）和隔离重症监护病区（房）等区域，以及进行采集呼吸道标本、气管插管、气管切开、无创通气、吸痰等可能产生气溶胶的操作时使用。一般4 h更换，污染或潮湿时随时更换。其他区域和在其他区域的诊疗操作，原则上不使用。

42.护目镜、防护面罩的使用要求有哪些?

（1）下列情况应使用护目镜或防护面罩：

1）在进行诊疗、护理操作，可能发生患者血液、体液、分泌物等喷溅时。

2）近距离接触经飞沫传播的传染病患者时。

3）为呼吸道传染病患者进行气管切开、气管插管等近距离操作，可能发生患者血液、体液、分泌物喷溅时，应使用全面型防护面罩。

（2）佩戴前应检查有无破损，佩戴装置有无松懈。每次使用后应清洁与消毒。

（3）应正确佩戴及摘去护目镜。

（4）禁止戴着护目镜、防护面罩离开诊疗区域。

43.医用乳胶手套使用有哪些要求？

（1）应根据不同操作的需要，选择合适种类和规格的手套。

1）接触患者的血液、体液、分泌物、排泄物、呕吐物及污染物时，应戴清洁手套。

2）进行手术等无菌操作、接触患者破损皮肤、黏膜时，应戴无菌手套。

（2）应正确戴脱无菌手套。

（3）一次性手套应一次性使用。

44.在什么情况下使用隔离衣？什么情况下使用防护服？

（1）应根据诊疗工作的需要，选用隔离衣或防护服。防护服应符合《医用一次性防护服技术要求》（GB 19082）的规定。隔离衣应后开口，能遮盖住全部衣服和外露的皮肤。

（2）下列情况应穿隔离衣：

1）接触经接触传播的感染性疾病患者如传染病患者、多重耐药菌感染患者等时。

2）对患者实行保护性隔离时，如大面积烧伤患者、骨髓移植患者等患者的诊疗、护理时。

3）可能受到患者血液、体液、分泌物、排泄物喷溅时。

（3）下列情况应穿防护服：

1）临床医务人员在接触甲类或按甲类传染病管理的传染病患者时。

2）接触经空气传播或飞沫传播的传染病患者，可能受到患者血液、体液、分泌物、排泄物喷溅时。

（4）应正确穿脱隔离衣和防护服，方法及注意事项应符合要求。

45.防水围裙的使用有哪些要求？

（1）防水围裙分为重复使用的围裙和一次性使用的围裙。

（2）可能受到患者的血液、体液、分泌物及其他污染物质喷溅、进行重复使用医疗器械的清洗时，应穿防水围裙。

（3）重复使用的围裙，每班使用后应及时清洗与消毒。遇有破损或渗透时，应及时更换。

（4）一次性使用围裙应一次性使用，受到明显污染时应及时更换。

46.工作圆帽的使用有哪些要求?

（1）工作圆帽分为布制工作圆帽和一次性工作圆帽。

（2）进入污染区和洁净环境前、进行无菌操作等时应戴工作圆帽。

（3）被患者血液、体液污染时，应立即更换。

（4）布制工作帽应保持清洁，每次或每天更换与清洁。

（5）一次性工作圆帽应一次性使用。

47.不同传播途径疾病的隔离原则有哪些?

（1）在标准预防的基础上，医院应根据疾病的传播途径（接触传播、飞沫传播、空气传播和其他途径的传播），结合本院的实际情况，制定相应的隔离与预防措施。

（2）一种疾病可能有多重传播途径时，应在标准预防的基础上，采取相应传播途径的隔离与预防。

（3）隔离病房应有隔离标志，并限制人员的出入，黄色为空气传播的隔离，粉色为飞沫传播的隔离，蓝色为接触传播的隔离。

（4）传染病患者或可疑传染病患者应安置在单人隔离房间。

（5）受条件限制的医院，同种病原体感染的患者可安置于一病房。

48.接触传播的隔离与预防措施有哪些?

接触经接触传播疾病如肠道感染、多重耐药菌感染、皮肤感染的患者，在标准预防的基础上，还应采用接触传播的隔离与预防。

（1）患者的隔离：

1）应限制患者的活动范围。

2）应减少转运，如需要转运时，应采取有效措施，减少对其他患者、医务人员和环境表面的污染。

（2）医务人员的防护：

1）接触隔离患者的血液、体液、分泌物、排泄物等物质时，应戴手套；离开隔离病房前，接触污染物后应摘除手套，洗手和（或）手消毒。手上有伤口时应戴双层手套。

2）进入隔离病房，从事可能污染工作服的操作时，应穿隔离衣；离开病房前，脱下隔离衣，按要求悬挂，每天更换清洗与消毒；或使用一次性隔离衣，用后按医疗废物管理要求进行处置。

3）接触甲类传染病、乙类传染病按甲类管理的疾病时，应按要求穿脱防护服，离开病房前，脱去防护服，防护服按医疗废物管理要求进行处置。

49.《医院隔离技术规范》中空气传播的隔离与预防措施有哪些?

接触经空气传播的疾病如肺结核、水痘等，在标准预防的基础上，还应采用空气传播的隔离与预防。

（1）患者的隔离：

1）无条件收治时，应尽快转送至有条件收治呼吸道传染病的医疗机构进行收治，并注意转运过程中医务人员的防护。

2）当患者病情容许时，应戴医用外科口罩，定期更换，并限制其活动范围。

3）应严格空气消毒。

（2）医务人员的防护：

1）应严格按照区域流程，在不同的区域，穿戴不同的防护用品，离开时按要求摘脱，并正确处理使用后物品。

2）进入确诊或可疑传染病患者房间时，应戴一次性工作圆帽、医用防护口罩；进行可能产生喷溅的诊疗操作时，应戴防护目镜或防护面罩，穿医用一次性防护服，当接触患者及其血液、体液、分泌物、排泄物等物质时应戴医用乳胶手套。

3）医用防护用品使用的具体要求应遵循有关规定。

50.飞沫传播的隔离与预防的要求有哪些?

接触经飞沫传播的疾病，如百日咳、白喉、流行性感冒、病毒性腮腺炎、流行性脑脊髓膜炎等，在标准预防的基础上，还应采用飞沫传播的隔离预防。

（1）患者的隔离：

1）遵循不同传播疾病的隔离途径、隔离原则对患者进行隔离与预防。

2）应减少转运，当需要转动时，医务人员应注意防护。

3）患者病情容许时，应戴医用外科口罩，并定期更换。应限制患者的活动范围。

4）患者之间，患者与探视者之间相隔距离在1 m以上，探视者应戴医用外科口罩。

5）加强通风，或进行空气的消毒。

（2）医务人员的防护：

1）应严格按照区域流程，在不同的区域，穿戴不同的防护用品，离开时按要求摘脱，并正确处理使用后物品。具体流程与操作应符合医务人员防护用品穿脱程序。

2）与患者近距离（1 m以内）接触，应戴工作圆帽、医用防护口罩；进行可能产生喷溅的诊疗操作时，应戴护目镜或防护面罩，穿医用一次性防护服；当接触患者及其血液、体液、分泌物、排泄物等物质时应戴医用乳胶手套。防护用品使用的具体要求应遵循相关规定。

51.穿脱防护用品的注意事项有哪些?

（1）医用防护口罩的效能持续应用6~8 h，遇污染或潮湿，应及时更换。

（2）离开隔离区前应对佩戴的眼镜进行消毒。

（3）医务人员接触多个同类传染病患者时，医用一次性防护服可连续应用。

（4）医务人员接触疑似患者时，医用一次性防护服应每个患者之间进行更换。

（5）医用一次性防护服被患者血液、体液、污物污染时，应及时更换。

（6）戴医用防护口罩或全面型呼吸防护器应进行面部密合性试验。

52.常见传染病传染源、传播途径及隔离预防措施要求有哪些?

常见传染病传染源、传播途径及隔离预防措施的要求如表4-3-1所示。

表4-3-1　常见传染病传染源、传播途径及隔离预防

疾病名称		传染源	传播途径				隔离预防						
			空气	飞沫	接触	生物媒介	口罩	帽子	手套	防护镜	隔离衣	防护服	鞋套
病毒性肝炎	甲型、戊型	潜伏期末期和急性期患者			+		±	±	+		+		
	乙型、丙型、丁型	急性和慢性患者及病毒携带者			#		±	±	+				
麻疹		麻疹患者	+	++	+		+	+	+		+		
流行性腮腺炎		早期患者和隐性感染者		+			+	+			+		
脊髓灰质炎		患者和病毒携带者		+	++	苍蝇、蟑螂	+	+	+		+		

疾病名称	传染源	传播途径				隔离预防						
		空气	飞沫	接触	生物媒介	口罩	帽子	手套	防护镜	隔离衣	防护服	鞋套
流行性出血热	啮齿类动物、猫、猪、狗、家兔	++		+		+	+	+	±	±		
狂犬病	患病或隐性感染的犬、猫、家畜和野兽			+		+	+	+	±	±		
伤寒、副伤寒	患者和带菌者			+		±	±	+		+		
细菌性痢疾	患者和带菌者			+		±	±	+		+		
霍乱	患者和带菌者			+		+	+	+		+		+
猩红热	患者和带菌者	++	+			+	+	+		+		
白喉	患者、恢复期或健康带菌者	++	+			+	+	+		+		
百日咳	患者	+				+	+	±		+		
流行性脑脊髓膜炎	流脑患者和脑膜炎双球菌携带者	++	+			+	+	+	±	+		
鼠疫 肺鼠疫	感染了鼠疫杆菌的啮齿类动物和患者	++	+	鼠蚤		+	+	+	±	+		
鼠疫 腺鼠疫	感染了鼠疫杆菌的啮齿类动物和患者		+	鼠蚤		±	±	+	±	+		
炭疽	患病的食草类动物和患者	+	+			+	+	+	±	+		
流行性感冒	患者和隐性感染者	+	+			+	+			+		
肺结核	开放性肺结核患者	+	++			+	+	+	±	+		
SARS	患者	++	+			+	+	+	±	+	+	+
HIV	患者和病毒携带者		●					+		+		
手足口病	患者和隐性感染者	+	+			+	+	+	±	+		
梅毒	梅毒螺旋体感染者		●					+		+		
淋病	淋球菌感染者		■					+		+		
人感染高致病性禽流感	病禽、健康带毒的禽	+	+			+	+	+	±		+	+

注：1.在传播途径一列中，"+"：其中传播途径之一；"++"：主要传播途径。
　　2.在隔离预防一列中，"+"：应采取的防护措施；"±"：工作需要可采取的防护措施；"#"为接触患者的血液、体液而传播；●为性接触或接触患者的血液、体液而传播；■为性接触或接触患者分泌物污染的物品而传播。

53.常见传染病潜伏期、隔离期和观察期有哪些要求?

常见传染病潜伏期、隔离期和观察期的要求如表4-3-2所示。

表4-3-2　常见传染病潜伏期、隔离期和观察期

疾病名称		潜伏期		隔离时间	密切接触者观察
		常见	最短~最长		
病毒性肝炎	甲型	30天	15~45天	自发病日起隔离4周	甲、戊型,急性乙、丙型肝炎密切接触者医学观察6周
	乙型	70天	30~180天	隔离至肝功能正常,并且HBV-DNA、HCV-RNA、HDV-RNA转阴	
	丙型	8周	2~26周		
	丁型	6~12周	3~12周		
	戊型	40天	15~75天	自发病日起隔离4周	
麻疹		10天	6~21天	自发病日起至出疹后5天,伴呼吸道并发症者应延长到出疹后10天	医学观察21天
流行性腮腺炎		14~21天	8~30天	自发病日起至腮腺消肿为止	医学观察21天
脊髓灰质炎		5~14天	3~35天	自发病日起至少隔离40天,第1周呼吸、消化道隔离,1周后消化道隔离	医学观察20天
流行性出血热		7~14天	4~46天	至症状消失	—
狂犬病		1~3月	5天~19年	至症状消失	—
伤寒		7~14天	3~60天	体温正常后15天或症状消失后5天、10天便培养2次阴性	医学观察21天
副伤寒		8~10天	2~15天		
细菌性痢疾		1~4天	数小时~7天	症状消失后隔日一次便培养,连续2次阴性	医学观察7天
霍乱		1~3天	数小时~7天	症状消失后6天并隔日一次便培养,连续3次阴性	医学观察5天,便培养3次阴性并服药预防
猩红热		2~5天	1~7天	自治疗日起不少于7天,且咽拭子培养3次阴性	医学观察7天
白喉		2~4天	1~7天	症状消失后咽拭子培养2次(隔日1次)阴性,并至少症状消失后7天	医学观察7天
百日咳		7~10天	2~21天	自发病起40天或痉咳后30天	医学观察21天
流行性脑脊髓膜炎		2~3天	1~10天	症状消失后3天,不少于病后7天	医学观察7天
鼠疫	肺鼠疫	1~3天	数小时~12天	症状消失后痰培养6次阴性	接触者医学观察9天,预防接种者观察12天
	腺鼠疫	2~5天	1~8天	淋巴肿大完全消散后再观察7天	

疾病名称	潜伏期		隔离时间	密切接触者观察
	常见	最短～最长		
炭疽	1～5天	0.5～14天	症状消失，溃疡愈合，分泌物或排泄物培养2次（间隔5天）阴性	医学观察8～12天
流行性感冒	1～3天	数小时～4天	体温正常2天或病后7天	医学观察4天
肺结核	14～70天	隐性感染可持续终生	症状小时后连续3次痰培养结核菌阴性	医学观察70天
SARS	4～5天	2～14天	症状消失后5～7天	医学观察14天
HIV	2天～10年	数月～15年	终身采取血液隔离	医学观察6个月
手足口病	2～7天		治愈	医学观察7天
梅毒	2天～3周	10～90天	完全治愈	医学观察90天，90天内有过性接触的予以青霉素治疗
淋病	2～5天	1～14天	感染的新生儿、青春期前儿童隔离至有效抗生素治疗后24 h；成人治愈	医学观察14天
人感染高致病性禽流感	3～4天	3～7天	目前尚无人传染人，不需隔离	医学观察21天

54.常见多重耐药菌感染患者的隔离措施有哪些要求？

常见多重耐药菌感染患者的隔离措施如表4-3-3所示。

表4-3-3 常见多重耐药菌感染患者的隔离措施

隔离措施	耐甲氧西林/苯唑西林的金黄色葡萄球菌	耐万古霉素的金黄色葡萄球菌	其他多重耐药菌
患者安置	单间或同种病原同室隔离	单间隔离	单间或同种病原同室隔离
人员限制	限制，减少人员出入	严格限制，医护人员相对固定，专人诊疗护理	限制，减少人员出入
手部卫生	遵循《医务人员手卫生规范》（WS/T 313）	严格遵循《医务人员手卫生规范》（WS/T 313）	遵循《医务人员手卫生规范》（WS/T 313）
眼、口、鼻防护	近距离操作如吸痰、插管等戴防护镜	近距离操作如吸痰、插管等戴防护镜	近距离操作如吸痰、插管等戴防护镜
隔离衣	可能污染工作服时穿隔离衣	应穿一次性隔离衣	可能污染工作服时穿隔离衣
仪器设备	用后应清洁、消毒和灭菌	专用，用后应清洗与灭菌	用后应清洁、消毒和灭菌

续表

隔离措施	耐甲氧西林/苯唑西林的金黄色葡萄球菌	耐万古霉素的金黄色葡萄球菌	其他多重耐药菌
物体表面	每天定期擦拭消毒，擦拭用抹布用后消毒	每天定期擦拭消毒，抹布专用，擦拭用抹布用后消毒	每天定期擦拭消毒，擦拭用抹布用后消毒
终末消毒	床单位消毒	终末消毒	床单位消毒
标本运送	密闭容器运送	密闭容器运送	密闭容器运送
生活物品	无特殊处理	清洁、消毒后，方可带出	无特殊处理
医疗废物	防渗漏密闭容器运送，利器弃置于利器盒	双层医疗废物袋，防渗漏密闭容器运送，利器弃置于利器盒	防渗漏密闭容器运送，利器弃置于利器盒
解除隔离	临床症状好转或治愈	临床症状好转或治愈，连续两次培养阴性	临床症状好转或治愈

55.经空气传播疾病医院感染防控的管理要求有哪些？

（1）应根据国家有关法规，结合本医疗机构的实际情况，制定经空气传播疾病医院感染预防与控制的制度和流程，建筑布局合理、区域划分明确、标识清楚，并定期检查与督导，发现问题及时改进。

（2）应遵循早发现、早报告、早隔离、早治疗的原则，按照《医疗机构传染病预检分诊管理办法》的要求，落实门诊、急诊就诊患者的预检分诊和首诊负责制。

（3）应执行疑似和确诊呼吸道传染病患者的安置和转运的管理要求，呼吸道传染病及新发或不明原因传染病流行期间，应制定并落实特定的预检分诊制度。

（4）应遵循《医院隔离技术规范》（WS/T 311）的要求，做好疑似或确诊呼吸道传染病患者的隔离工作；应遵循《医疗机构消毒技术规范》（WS/T 367）的要求，做好接诊和收治疑似或确诊呼吸道传染病区域的消毒工作。

（5）工作人员应掌握经空气传播疾病医院感染的防控知识，遵循标准预防，遇有经空气传播疾病疑似或确诊患者时，应遵守经空气传播疾病医院感染防控的规章制度与流程，做好个人防护。

（6）应为工作人员提供符合要求的防护用品。

56.为积极应对新冠肺炎疫情，医疗机构应为医务人员提供防护用品的具体要求有哪些？

（1）在医务人员频繁操作的医疗活动场所和出入口均应设置流动水洗手池、非触摸式水龙头开关，配备手消毒剂和干手纸巾等手卫生设施。

（2）在高风险病区、隔离病区或传染病病区应设有专门的防护更衣区域。

（3）防护更衣区域除了配备上述防护用品外，还应设置靠椅（靠凳）、污衣袋、医疗废物装放容器以及沐浴设施等。

（4）所有防护用品均应符合国家相应标准，按不同型号进行配备，并便于使用。

（5）防护更衣区的出入口处张贴防护服的穿、脱流程图。

（6）制定更衣区域的清洁消毒制度与流程，明确岗位职责。

57.经空气传播疾病患者转运要求有哪些？

（1）患者转运包括从就诊地到临时安置地，从临时安置地到集中安置地。应制定经空气传播疾病患者院内转运与院外转运的制度与流程。

（2）疑似或确诊呼吸道传染病患者和不明原因肺炎的患者应及时转运至有条件收治的定点医疗机构救治。

（3）转运时，工作人员应做好经空气传播疾病的个人防护，转运中避免进行产生气溶胶的操作。

（4）疑似或确诊经空气传播疾病患者在转运途中，病情容许时应戴医用外科口罩。

（5）转运过程中若使用转运车辆，应通风良好，有条件的医疗机构可采用负压转运车。转运完成后，应及时对转运车辆进行终末消毒，终末消毒应遵循《医疗机构消毒技术规范》（WS/T 367）的要求。

（6）患者确定转运时，应告知接诊医疗机构或医疗机构相关部门的工作人员。

58.经空气传播疾病患者安置要求有哪些？

（1）临时安置地应确保相对独立，通风良好或安装了带有空气净化消毒装置的集中空调通风系统，有手卫生设施，并符合《医务人员手卫生规范》（WS/T 313）的要求。

（2）集中安置地应相对独立，布局合理，分为清洁区、潜在污染区和污染区，三区之间应设置缓冲间，缓冲间两侧的门不应同时开启，无逆流，不交叉。病室房内应设置卫生间。

（3）疑似或确诊经空气传播疾病患者宜安置在负压病区（房）中。应制定探视制度，并限制探视人数和时间。

（4）疑似患者应单人间安置，确诊的同种病原体感染的患者可安置于同一病房，床间距不小于1.2 m。

（5）患者在病情容许时宜戴医用外科口罩，其活动宜限制在隔离病室内。

（6）无条件收治呼吸道传染病患者的医疗机构，对暂不能转出的患者，应安置在通风良好的临时留观病室或空气隔离病室。

（7）经空气传播疾病患者在医疗机构中的诊疗应遵循医疗机构相关规定。

59.经空气传播疾病培训与健康教育要求有哪些？

（1）医疗机构应定期开展经空气传播疾病医院感染预防与控制知识的培训，内容可包括常见经空气传播疾病的种类、传播方式与隔离预防措施，防护用品的正确选择及佩戴，呼吸道卫生、手卫生、通风等。

（2）医疗机构应在经空气传播疾病防控的重点区域、部门和高风险人群中开展经空气传播疾病防控知识培训，对就诊患者和工作人员进行经空气传播疾病防控的健康教育。

（3）在发生经空气传播疾病及新发或不明原因传染病流行时，医疗机构应采取多种形式针对该传染病防控进行宣传和教育。

60.经空气传播疾病清洁、消毒与灭菌要求有哪些？

（1）空气净化与消毒应遵循《医院空气净化管理规范》（WS/T 368）的相关要求。

（2）物体表面清洁与消毒应遵循《医疗机构消毒技术规范》（WS/T 367）的相关要求。

（3）经空气传播疾病及不明原因的呼吸道传染病病原体污染的诊疗器械、器具和物品的清洗、消毒或灭菌应遵循《医院消毒供应中心　第1部分：管理规范》（WS 310.1）、《医院消毒供应中心　第2部分：清洗消毒及灭菌技术操作规范》（WS 310.2）、《医院消毒供应中心　第3部分：清洗消毒及灭菌效果监测标准》（WS 310.3）及相关标准的要求。

（4）患者转出、出院或死亡后，应按照《医疗机构消毒技术规范》（WS/T 367）的要求进行终末消毒。

（5）清洗、消毒产品应合法、有效。

（6）患者死亡后，应使用防渗漏的尸体袋双层装放，必要时应消毒尸袋表面，并尽快火化。

（7）医疗废物处理应遵循医疗废物管理的有关规定。

61.医疗机构工作人员经空气传播疾病预防与控制要求有哪些?

（1）工作人员诊治疑似或确诊经空气传播疾病患者时，应在标准预防的基础上，根据疾病的传播途径采取空气隔离的防护措施。

（2）工作人员防护用品选用应按照分级防护的原则。进入确诊或疑似空气传播疾病患者房间时，应佩戴医用防护口罩或呼吸器；根据暴露级别选戴帽子、手套、护目镜或防护面罩，穿隔离衣。

（3）工作人员个人防护用品使用的具体要求和穿脱个人防护用品的流程与操作应遵循《医院隔离技术规范》（WS/T 311）的要求，确保医用防护口罩在安全区域最后脱卸。使用后的一次性个人防护用品应遵循《医疗废物管理条例》的要求处置；可重复使用的个人防护用品应清洗、消毒或灭菌后再用。

（4）应根据疫情防控需要，开展工作人员的症状监测，必要时应为高风险人群接种经空气传播疾病疫苗。

（5）工作人员发生经空气传播疾病职业暴露时，应采用相应的免疫接种和（或）预防用药等措施。

（6）标本的采集与处理应遵循《临床实验室生物安全指南》（WS/T 442）的相关要求。

62.医务人员的分级防护要求有哪些?

医务人员的分级防护要求如表4-3-4所示。

表4-3-4　医务人员的分级防护要求

防护等级	使用情况	防护用品									
		外科口罩	医用防护口罩	防护面屏或护目镜	手卫生	乳胶手套	工作服	隔离衣	防护服	工作圆帽	鞋套
一般防护	普通门急诊、普通病房医务人员	+	-	-	+	±	+	-	-	-	-
一级防护	发热门诊与感染疾病科医务人员	+	-	-	+	+	+	+	-	-	-
二级防护	进入疑似或确诊经空气传播疾病患者安置地或为患者提供一般诊疗操作	-	+	±	+	+	+	±★	±★	+	+

续表

防护等级	使用情况	防护用品									
		外科口罩	医用防护口罩	防护面屏或护目镜	手卫生	乳胶手套	工作服	隔离衣	防护服	工作圆帽	鞋套
三级防护	为疑似或确诊患者进行产生气溶胶操作时	–	+	+	+	+	+	–	+	+	+

注："+"应穿戴的防护用品，"–"不需穿戴的防护用品，"±"根据工作需要穿戴的防护用品，"±★"为二级防护级别中，根据医疗机构的实际条件，选择穿隔离衣或防护服。

63.《医疗机构感染预防与控制基本制度（试行）》感染防控标准预防措施执行管理制度的含义及基本内容是什么？

（1）含义：感染防控标准预防措施执行管理制度是医疗机构中各相关主体自觉、有效、规范地执行感染防控标准预防措施的规范性要求。

（2）基本内容：标准预防主要包括手卫生、隔离、环境清洁消毒、诊疗器械/物品清洗消毒与灭菌、安全注射等措施。医疗机构应当加强资源配置与经费投入，以保障感染防控标准预防措施的落实；不得以控制成本和支出为由，挤占、削减费用，影响标准预防措施的落实。

64.《医疗机构感染预防与控制基本制度（试行）》感染防控标准预防措施中隔离的含义及基本要求是什么？

（1）含义：感染防控标准预防措施中的隔离是医疗机构及医务人员针对诊疗过程中出现或者可能出现的感染传播风险，依法、规范地设立有效屏障的规范性要求。

隔离对象分为两类：一类是具有明确或可能的感染传播能力的人员，对其按照感染源进行隔离；另一类是具有获得感染可能的高风险目标人员，对其进行保护性隔离。隔离屏障包括物理屏障和行为屏障。物理屏障以实现空间分隔为基本手段，行为屏障以规范诊疗活动和实施标准预防为重点。

（2）基本要求：

1）根据感染性疾病的传播途径及特点，制订并实施本机构的隔离措施管理规定。

2）对需要实施隔离措施的患者，应当采取单间隔离或同类患者集中隔离的方式；对医务人员加强隔离技术培训；为隔离患者和相关医务人员提供必要的个人防护用品；隔离患者所用诊疗物品应当专人专用（听诊器、血压计、体温计等）。

3）在严格标准预防的基础上，按照疾病传播途径和防控级别实施针对性隔离措施。

4）加强对隔离患者的探视、陪护人员的感染防控知识宣传教育与管理，指导和监督探视、陪护人员根据患者感染情况选用合适的个人防护用品。

5）对隔离措施执行情况进行督查、反馈，并加以持续质量改进。

65.隔离防控措施的评价内容有哪些？

（1）有符合医院特点的隔离工作制度，并落实。

（2）医务人员知晓本岗位的隔离知识与技能。

（3）医院的隔离工作应符合《医院隔离技术规范》（WS/T 311）的要求。

（4）对重点部门隔离工作有定期的检查、总结分析与反馈，提出改进措施。

参考文件

［1］《医院隔离技术规范》（WS/T 311）.

［2］《经空气传播疾病医院感染预防与控制规范》（WS/T 511）.

［3］《国家卫生健康委办公厅关于进一步加强医疗机构感染预防与控制工作的通知》（国卫办医函〔2019〕480号）.

［4］《医院感染预防与控制评价规范》（WS/T 592）.

［5］《医用外科口罩》（YY 0469）.

［6］《医用防护口罩技术要求》（GB 19083）.

［7］《医用防护服的选用评估指南》（YY/T 1498）.

［8］《医用一次性防护服技术要求》（GB 19082）.

［9］《医院负压隔离病房环境控制要求》（GB/T 35428）.

［10］《国家卫生健康委办公厅关于印发新冠肺炎期间医务人员防护技术指南（试行）的通知》（国卫办医函〔2020〕155号）.

［11］《国家卫生健康委办公厅关于印发新型冠状病毒感染的肺炎防控中常见医用防护用品使用范围指引（试行）的通知》（国卫办医函〔2020〕75号）.

第五章
抗菌药物和多重耐药菌管理

第一节　抗菌药物合理使用

1.医疗机构抗菌药物管理工作机构或专（兼）职人员的主要职责有哪些?

（1）贯彻执行抗菌药物管理相关的法律、法规、规章，制定本机构抗菌药物管理制度并组织实施。

（2）审议本机构抗菌药物供应目录，制定抗菌药物临床应用相关技术性文件，并组织实施。

（3）对本机构抗菌药物临床应用与细菌耐药情况进行监测，定期分析、评估、上报监测数据并发布相关信息，提出干预和改进措施。

（4）对医务人员进行抗菌药物管理相关法律、法规、规章制度和技术规范培训，组织对患者合理使用抗菌药物的宣传教育。

2.抗菌药物临床应用管理工作中对感染防控有哪些要求?

（1）严格落实医疗机构感染防控基础措施，提高医务人员手卫生依从性，执行有关操作规范和技术标准。

（2）重点加强对ICU、呼吸、急诊等重点科室以及基层医疗机构的感染防控，减少中心静脉导管相关血流感染、呼吸机相关性肺炎、导尿管相关尿路感染、透析相关感染、手术部位感染、操作后肺炎以及多重耐药感染的发生，加强碳青霉烯类耐药革兰阴性菌所致感染的防控和监测。

（3）通过做好医疗机构感染防控，控制耐药菌、机会致病菌及其他病原微生物的传播，降低感染风险，减少不必要的抗菌药物使用需求。

3.抗菌药物治疗性应用的基本原则有哪些?

（1）诊断为细菌性感染者方有指征应用抗菌药物。

（2）尽早查明感染病原，根据病原种类及药物敏感试验结果选用抗菌药物。

（3）抗菌药物的经验治疗。

（4）按照药物的抗菌作用及其体内过程特点选择用药。

（5）综合患者病情、病原菌种类及抗菌药物特点制订抗菌治疗方案。

4.非手术患者抗菌药物预防性应用基本原则有哪些?

（1）用于尚无细菌感染征象但暴露于致病菌感染的高危人群。

（2）预防用药适应证和抗菌药物选择应基于循证医学证据。

（3）应针对一种或两种最可能的细菌感染进行预防用药，不宜盲目地选用广谱抗菌药或多药联合预防多种细菌多部位感染。

（4）应限于针对某一段特定时间内可能发生的感染，而非任何时间可能发生的感染。

（5）应积极纠正导致感染风险增加的原发疾病或基础状况。可以治愈或纠正者，预防用药价值较大；原发疾病不能治愈或纠正者，药物预防效果有限，应权衡利弊决定是否预防用药。

（6）以下情况原则上不应预防使用抗菌药物：普通感冒、麻疹、水痘等病毒性疾病；昏迷、休克、中毒、心力衰竭、肿瘤、应用肾上腺皮质激素等患者；留置导尿管、留置深静脉导管以及建立人工气道（包括气管插管或气管切口）患者。

5.围手术期抗菌药物预防用药原则有哪些?

围手术期抗菌药物预防用药，应根据手术切口类别、手术创伤程度、可能的污染细菌种类、手术持续时间、感染发生机会和后果严重程度、抗菌药物预防效果的循证医学证据、对细菌耐药性的影响和经济学评估等因素，综合考虑决定是否预防用抗菌药物。但抗菌药物的预防性应用并不能代替严格的消毒、灭菌技术和精细的无菌操作，也不能代替术中保温和血糖控制等其他预防措施。

（1）清洁手术（Ⅰ类切口）：手术脏器为人体无菌部位，局部无炎症、无损伤，也不涉及呼吸道、消化道、泌尿生殖道等人体与外界相通的器官。手术部位无污染，通常不需预防用抗菌药物。但在下列情况时可考虑预防用药：

1）手术范围大、手术时间长、污染机会增加。

2）手术涉及重要脏器，一旦发生感染将造成严重后果者，如头颅手术、心脏手术等。

3）异物植入手术，如人工心瓣膜植入、永久性心脏起搏器放置、人工关节置换等。

4）有感染高危因素如高龄、糖尿病、免疫功能低下（尤其是接受器官移植者）、营养不良等患者。

（2）清洁-污染手术（Ⅱ类切口）：手术部位存在大量人体寄殖菌群，手术时可能污染手术部位引致感染，故此类手术通常需预防用抗菌药物。

（3）污染手术（Ⅲ类切口）：已造成手术部位严重污染的手术。此类手术需预防用抗菌药物。

（4）污秽-感染手术（Ⅳ类切口）：在手术前即已开始治疗性应用抗菌药物，术中、术后继续，此不属预防应用范畴。

6.预防用抗菌药物给药方案包括哪些？

（1）给药方法：给药途径大部分为静脉输注，仅有少数为口服给药。

静脉输注应在皮肤、黏膜切开前 0.5～1 h内或麻醉开始时给药，在输注完毕后开始手术，保证手术部位暴露时局部组织中抗菌药物已达到足以杀灭手术过程中沾染细菌的药物浓度。万古霉素或氟喹诺酮类等由于需输注较长时间，应在手术前1～2 h开始给药。

（2）预防用药维持时间：抗菌药物的有效覆盖时间应包括整个手术过程。

1）手术时间较短（＜2 h）的清洁手术术前给药一次即可。如手术时间超过3 h或超过所用药物半衰期的 2 倍以上，或成人出血量超过1 500 mL，术中应追加一次。

2）清洁手术的预防用药时间不超过 24 h，心脏手术可视情况延长至48 h。

3）清洁-污染手术和污染手术的预防用药时间亦为 24 h。

4）污染手术必要时延长至48 h。

5）过度延长用药时间并不能进一步提高预防效果，且预防用药时间超过48 h，耐药菌感染机会增加。

7.围手术期预防用药抗菌药物品种选择有哪些？

（1）根据手术切口类别、可能的污染菌种类及其对抗菌药物敏感性、药物能否在手术部位达到有效浓度等综合考虑。

（2）选用对可能的污染菌针对性强、有充分的预防有效的循证医学证据、安全、使用方便及价格适当的品种。

（3）应尽量选择单一抗菌药物预防用药，避免不必要的联合使用。预防用药应针对手术路径中可能存在的污染菌。如心血管、头颈、胸腹壁、四肢软组织手术和骨科手术等经皮肤的手术，通常选择针对金黄色葡萄球菌的抗菌药物。结肠、直肠和盆腔手术，应选用针对肠道革兰阴性菌和脆弱拟杆菌等厌氧菌的抗菌药物。

（4）头孢菌素过敏者，针对革兰阳性菌可用万古霉素、去甲万古霉素、克林霉素；针对革兰阴性杆菌可用氨曲南、磷霉素或氨基糖苷类。

（5）对某些手术部位感染会引起严重后果者，如心脏人工瓣膜置换术、人工关节置换术等，若术前发现有耐甲氧西林金黄色葡萄球菌（MRSA）定植的可能或者该机构MRSA发生率高，可选用万古霉素、去甲万古霉素预防感染，但应严格控制用药持续时间。

（6）不应随意选用广谱抗菌药物作为围手术期预防用药。鉴于国内大肠埃希菌对氟喹诺酮类药物耐药率高，应严格控制氟喹诺酮类药物作为外科围手术期预防用药。

8.哪些特殊诊疗操作建议预防用抗菌药物？建议推荐的药物有哪些？

特殊诊疗操作建议预防用抗菌药物和推荐的药物如表5-1-1所示。

表5-1-1 特殊诊疗操作抗菌药物预防应用的建议

诊疗操作名称	预防用药建议	推荐药物
血管（包括冠状动脉）造影术、成形术、支架植入术及导管内溶栓术	不推荐常规预防用药。对于7天内再次行血管介入手术者、需要留置导管或导管鞘超过24 h者，则应预防用药	第一代头孢菌素
主动脉内支架植入术	高危患者建议使用1次	第一代头孢菌素
下腔静脉滤器植入术	不推荐预防用药	—
先天性心脏病封堵术	建议使用1次	第一代头孢菌素
心脏射频消融术	建议使用1次	第一代头孢菌素
血管畸形、动脉瘤、血管栓塞术	通常不推荐，除非存在皮肤坏死	第一代头孢菌素
脾动脉、肾动脉栓塞术	建议使用，用药时间不超过24 h	第一代头孢菌素
肝动脉化疗栓塞（TACE）	建议使用，用药时间不超过24 h	第一、二代头孢菌素或甲硝唑
肾、肺或其他（除肝外）肿瘤化疗栓塞	不推荐预防用药	—

续表

诊疗操作名称	预防用药建议	推荐药物
子宫肌瘤-子宫动脉栓塞术	不推荐预防用药	—
食管静脉曲张硬化治疗	建议使用，用药时间不超过24 h	第一、二代头孢菌素，头孢菌素过敏患者可考虑氟喹诺酮类
经颈静脉肝内门腔静脉分流术（TIPS）	建议使用，用药时间不超过24 h	氨苄西林/舒巴坦或阿莫西林/克拉维酸
肿瘤的物理消融术（包括射频、微波和冷冻等）	不推荐预防用药	—
经皮椎间盘摘除术及臭氧、激光消融术	建议使用	第一、二代头孢菌素
经内镜逆行胰胆管造影（ERCP）	建议使用1次	第二代头孢菌素或头孢曲松
经皮肝穿刺胆道引流或支架植入术	建议使用	第一、二代头孢菌素或头孢霉素类
内镜黏膜下剥离术（ESD）	一般不推荐预防用药；如为感染高危切除（大面积切除、术中穿孔等）建议用药时间不超过24 h	第一、二代头孢菌素
经皮内镜胃造瘘置管	建议使用，用药时间不超过24 h	第一、二代头孢菌素
输尿管镜和膀胱镜检查，尿动力学检查；震波碎石术	术前尿液检查无菌者，通常不需预防用药，但对于高龄、免疫缺陷状态、存在解剖异常等高危因素者，可予预防用药	氟喹诺酮类或SMZ/TMP或第一、二代头孢菌素或氨基糖苷类
腹膜透析管植入术	建议使用1次	第一代头孢菌素
隧道式血管导管或药盒置入术	不推荐预防用药	—
淋巴管造影术	建议使用1次	第一代头孢菌素

注：1.操作前半小时静脉给药。

2.手术部位感染预防用药有循证医学证据的第一代头孢菌素主要为头孢唑啉，第二代头孢菌素主要为头孢呋辛。

3.我国大肠埃希菌对氟喹诺酮类耐药性高，预防应用严加限制。

9.抗菌药物分级原则有哪些？

根据安全性、疗效、细菌耐药性、价格等因素。将抗菌药物分为三级。

（1）非限制使用级：经长期临床应用证明安全、有效，对病原菌耐药性影响较小，价格相对较低的抗菌药物。应是已列入基本药物目录，《国家处方集》和《国家基本医疗保险、工伤保险和生育保险药品目录》收录的抗菌药物品种。

（2）限制使用级：经长期临床应用证明安全、有效，对病原菌耐药性影响较大，或者价格相对较高的抗菌药物。

（3）特殊使用级：具有明显或者严重不良反应，不宜随意使用；抗菌作用较强、抗菌谱广，经常或过度使用会使病原菌过快产生耐药的；疗效、安全性方面的临床资料较少，不优于现用药物的；新上市的，在适应证、疗效或安全性方面尚需进一步考证的、价格昂贵的抗菌药物。

10.医疗机构建立细菌耐药预警机制应采取哪些措施?

医疗机构应当开展细菌耐药监测工作，建立细菌耐药预警机制，并采取下列相应措施。

（1）主要目标细菌耐药率超过30%的抗菌药物，应当及时将预警信息通报本机构医务人员。

（2）主要目标细菌耐药率超过40%的抗菌药物，应当慎重经验用药。

（3）主要目标细菌耐药率超过50%的抗菌药物，应当参照药敏试验结果选用。

（4）主要目标细菌耐药率超过75%的抗菌药物，应当暂停针对此目标细菌的临床应用，根据追踪细菌耐药监测结果，再决定是否恢复临床应用。

11.抗菌药物临床应用相关控制指标有哪些?

（1）综合医院住院患者抗菌药物使用率不超过60%，门诊患者抗菌药物处方比例不超过20%，急诊患者抗菌药物处方比例不超过40%，抗菌药物使用强度力争控制在每百人天40 DDDs以下。

（2）口腔医院住院患者抗菌药物使用率不超过70%，门诊患者抗菌药物处方比例不超过20%，急诊患者抗菌药物处方比例不超过50%，抗菌药物使用强度力争控制在每百人天40 DDDs以下。

（3）肿瘤医院住院患者抗菌药物使用率不超过40%，门诊患者抗菌药物处方比例不超过10%，急诊患者抗菌药物处方比例不超过10%，抗菌药物使用强度力争控制在每百人天30 DDDs以下。

（4）儿童医院住院患者抗菌药物使用率不超过60%，门诊患者抗菌药物处方比例不超过25%，急诊患者抗菌药物处方比例不超过50%，抗菌药物使用强度力争控制在每百人天20 DDDs以下（按成人规定日剂量标准计算）。

（5）精神病医院住院患者抗菌药物使用率不超过5%，门诊患者抗菌药物处方比例不超过5%，急诊患者抗菌药物处方比例不超过10%，抗菌药物使用强度力争控制在每百人天5 DDDs以下。

（6）妇产医院（含妇幼保健院）住院患者抗菌药物使用率不超过60%，门诊患者抗菌药物处方比例不超过20%，急诊患者抗菌药物处方比例不超过20%，抗菌药物使用强度力争控制在每百人天40 DDDs以下。

（7）住院患者手术预防使用抗菌药物时间控制在术前30 min至2 h（剖宫产手术除外），抗菌药物品种选择和使用疗程合理。Ⅰ类切口手术患者预防使用抗菌药物比例不超过30%，原则上不联合预防使用抗菌药物。其中，腹股沟疝修补术（包括补片修补术）、甲状腺疾病手术、乳腺疾病手术、关节镜检查手术、颈动脉内膜剥脱手术、颅骨肿物切除手术和经血管途径介入诊断手术患者原则上不预防使用抗菌药物；Ⅰ类切口手术患者预防使用抗菌药物时间原则上不超过24 h。

12.接受抗菌药物治疗前微生物标本送检率有哪些要求？

（1）接受抗菌药物治疗的住院患者抗菌药物使用前微生物检验样本送检率不低于30%。

（2）接受限制使用级抗菌药物治疗的住院患者抗菌药物使用前微生物检验样本送检率不低于50%。

（3）接受特殊使用级抗菌药物治疗的住院患者抗菌药物使用前微生物送检率不低于80%。

13.医疗机构多重耐药菌感染使用抗菌药物的要求有哪些？

（1）应当认真落实抗菌药物临床合理使用的有关规定，严格按照抗菌药物临床使用的基本原则，切实落实抗菌药物的分级管理，正确、合理地实施个体化抗菌药物给药方案，根据临床微生物检测结果，合理选择抗菌药物，严格执行围手术期抗菌药物预防性使用的相关规定，避免因抗菌药物使用不当导致细菌耐药的发生。

（2）要建立和完善临床抗菌药物处方审核制度，定期向临床医师提供最新的抗菌药物敏感性总结报告和趋势分析，正确指导临床合理使用抗菌药物，提高抗菌药物处方水平。

14.医疗机构如何开展抗菌药物遴选和评估工作？

医疗机构应当建立抗菌药物遴选和定期评估制度。

（1）遴选和新引进抗菌药物品种，应当由临床科室提交申请报告，经药学部门提出意见后，由抗菌药物管理工作组审议。

（2）抗菌药物管理工作组2/3以上成员审议同意，并经药事管理与药物治疗学委员会2/3以上委员审核同意后方可将抗菌药物列入采购供应目录。

（3）抗菌药物品种或者品规存在安全隐患、疗效不确定、耐药率高、性价比差或者违规使用等情况的，临床科室、药学部门、抗菌药物管理工作组可以提出清退或者更换意见。清退意见经抗菌药物管理工作组1/2以上成员同意后执行，并报药事管理与药物治疗学委员会备案；更换意见经药事管理与药物治疗学委员会讨论通过后执行。

（4）清退或者更换的抗菌药物品种或者品规原则上12个月内不得重新进入本机构抗菌药物供应目录。

15.预防感染、轻度感染、严重感染使用抗菌药物的级别要求是什么？

（1）医疗机构和医务人员应当严格掌握使用抗菌药物预防感染的指征。预防感染、治疗轻度或者局部感染应当首选非限制使用级抗菌药物；严重感染、免疫功能低下合并感染或者病原菌只对限制使用级抗菌药物敏感时，方可选用限制使用级抗菌药物。

（2）严格控制特殊使用级抗菌药物使用。特殊使用级抗菌药物不得在门诊使用。

16.医疗机构抗菌药物临床应用监测及临床微生物标本检测有哪些工作要求？

（1）应当开展抗菌药物临床应用监测工作，分析本机构及临床各专业科室抗菌药物使用情况，评估抗菌药物使用适宜性；对抗菌药物使用趋势进行分析，对抗菌药物不合理使用情况应当及时采取有效干预措施。

（2）应当根据临床微生物标本检测结果合理选用抗菌药物。临床微生物标本检测结果未出具前，医疗机构可以根据当地和本机构细菌耐药监测情况经验选用抗菌药物，临床微生物标本检测结果出具后根据检测结果进行相应调整。

17.医疗机构对院、科两级抗菌药物临床应用情况开展调查的项目包括哪些？

医疗机构应每月对院、科两级抗菌药物临床应用情况开展调查。项目包括：

（1）住院患者抗菌药物使用率、使用强度和特殊使用级抗菌药物使用率、使用强度。

（2）Ⅰ类切口手术抗菌药物预防使用率和品种选择，给药时机和使用疗程合理率。

（3）门诊抗菌药物处方比例、急诊抗菌药物处方比例。

（4）抗菌药物联合应用情况。

（5）感染患者微生物标本送检率。

（6）抗菌药物品种、剂型、规格、使用量、使用金额，抗菌药物占药品总费用的比例。

（7）分级管理制度的执行情况。

（8）其他反映抗菌药物使用情况的指标。

（9）临床医师抗菌药物使用合理性评价。

18.基础性医疗机构感染防控措施中，抗菌药物合理使用的管理要求有哪些？

（1）有抗菌药物合理使用管理组织、制度，包括抗菌药物分级管理制度及具体措施，并落实。

（2）有主管部门与相关部门共同监管抗菌药物合理使用的协作机制，各部门职责分工明确。

（3）有抗菌药物临床应用与细菌耐药情况监测，定期分析、评估、上报监测数据并发布相关信息，提出干预和改进措施，并落实。

（4）有抗菌药物管理相关法律、法规、规章制度和技术规范培训，医务人员知晓相关知识。

（5）感染防控部门参与医院抗菌药物合理使用的管理。

（6）抗菌药物的使用符合《抗菌药物临床应用管理办法》的要求。

（7）有信息系统的医疗机构，宜采用信息技术进行抗菌药物合理应用的管理。

19.碳青霉烯类抗菌药物临床应用的建议有哪些？

（1）严格掌握药物临床应用适应证。

（2）规范碳青霉烯类抗菌药物在儿童患者中的应用。

（3）规范碳青霉烯类抗菌药物在特殊人群中的应用。

20.严格掌握碳青霉烯类抗菌药物临床应用适应证有哪些要求？

（1）《抗菌药物临床应用指导原则（2015年版）》明确碳青霉烯类抗菌药物临床应用适应证：

1）多重耐药但对本类药物敏感的需氧革兰阴性杆菌所致严重感染。

2）脆弱拟杆菌等厌氧菌与需氧菌混合感染的重症患者。

3）病原菌尚未查明的严重免疫缺陷患者感染的经验治疗。

（2）对照这3个适应证，临床合理应用的重点包括：

1）"重症感染"是指因感染导致患者出现低血压、低氧血症、脏器功能损害等临床表现。而对于"重症患者"，则需要认真鉴别是否存在感染后，再决定是否需要使用抗菌药物，特别是碳青霉烯类药物。

2）多重耐药菌感染的重症患者才有使用碳青霉烯类抗菌药物的指征。应当提倡耐药菌感染抗菌治疗的多样化，对于一些轻中度的多重耐药菌感染，宜选择其他类别的抗菌药物，如产ESBL细菌所致的轻中度感染也可根据药敏结果选用其他类别抗菌药物。

3）有用药适应证的患者应当强调病原学诊断，及时降阶梯治疗。在应用碳青霉烯类抗菌药物前，必须送检标本做病原学检查，明确病原及药敏结果时，应当及时进行病情评估，合理采用降阶梯治疗。

4）按病原菌类别及抗菌药物药代动力学/药效学特性选择合适的碳青霉烯类品种。①亚胺培南、美罗培南、帕尼培南及比阿培南的体外抗菌活性相仿（最低抑菌浓度接近），对于某些重症感染及广泛耐药菌感染（如CRE感染）则应保证足够的用量，选择说明书或有循证医学证据的权威指南推荐给药剂量较大的品种。②厄他培南可用于中、重度细菌性感染，其半衰期长，可以按一天一次给药。

5）除厄他培南可用于直结肠择期手术的预防用药外，碳青霉烯类抗菌药物无其他预防用药指征，不可作为预防用药。

6）多重耐药定植菌或携带状态，不宜使用碳青霉烯类抗菌药物治疗。

21.碳青霉烯类抗菌药物使用过程中医疗机构感染防控及专档管理要求有哪些？

（1）加大医疗机构感染防控力度。手卫生等医疗机构基础防控措施适用于所有耐药菌的防控。应当重视CRE感染高危人群的主动筛查，逐步建立医疗机构CRE等耐药菌的筛查制度，对感染及携带者需进行隔离。对于CRAB感染，则通过加强环境消毒、阻断接触传播来加强医疗机构感染防控措施。通过强化医疗机构感染防控，遏制碳青霉烯类抗菌药物耐药菌株的播散。

（2）落实专档管理要求。作为特殊使用级抗菌药物，应当按照《关于进一步加强抗菌药物临床应用管理遏制细菌耐药的通知》（国卫办医发〔2017〕10号）要求，加强碳青霉烯类抗菌药物的专档管理。

参考文件

［1］《抗菌药物临床应用指导原则》（国卫办医发〔2015〕43号）.

［2］《多重耐药菌医院感染预防与控制技术指南（试行）》（卫办医政发〔2011〕5号）.

［3］《抗菌药物临床应用管理办法》（卫生部令第84号）.

［4］《医院感染预防与控制评价规范》（WS/T 592）.

［5］《关于进一步开展全国抗菌药物临床应用专项整治活动的通知》（卫办医政发〔2013〕37号）.

［6］《关于持续做好抗菌药物临床应用管理工作的通知》（国卫办医发〔2019〕12号）.

［7］《关于印发碳青霉烯类抗菌药物临床应用专家共识等3个技术文件的通知》（国卫办医函〔2018〕822号）.

第二节　多重耐药菌感染防控

1.何谓多重耐药菌?

多重耐药菌主要是指对临床使用的三类或三类以上抗菌药物同时呈现耐药的细菌。

2.《医院感染管理质量控制指标（2015年版）》中多重耐药菌主要包括哪些?

《医院感染管理质量控制指标（2015年版）》中多重耐药菌主要包括：耐碳青霉烯类肠杆菌科细菌（CRE）、耐甲氧西林金黄色葡萄球菌（MRSA）、耐万古霉素肠球菌（VRE）、耐碳青霉烯鲍曼不动杆菌（CRABA）、耐碳青霉烯铜绿假单胞菌（CRPAE）。

3.医疗机构如何重视和加强多重耐药菌感染防控工作?

（1）应当高度重视多重耐药菌感染的预防和控制，针对多重耐药菌感染的诊断、监测、防控等各个环节，结合本机构实际工作，制订并落实多重耐药菌感染管理的规章制度和防控措施。

（2）应从医疗、护理、临床检验、感染防控等多学科的角度，采取有效措施，预防和控制多重耐药菌的感染。

4.医疗机构如何加强重点部门和重点人群的多重耐药菌感染的预防和控制?

（1）医疗机构要采取有效措施，预防和控制多重耐药菌感染。

（2）要加大对重症监护病房（ICU）、新生儿病区（室）、血液科病房、呼吸科病房、神经科病房、烧伤病房等重点部门的管理力度，落实各项防控措施。

（3）要加大对长期收治在ICU的患者，或接受过广谱抗菌药物治疗或抗菌药物治疗效果不佳的患者，留置各种管道以及合并慢性基础疾病的患者等重点人群的管理力度，落实各项防控措施。

5. 强化多重耐药菌感染防控的措施有哪些？

（1）加强医务人员手卫生。

（2）严格实施隔离措施。

（3）遵守无菌技术操作规程。

（4）加强清洁和消毒工作。

6.对确定或高度疑似多重耐药菌感染患者或定植患者应该采取什么隔离措施？

（1）医疗机构应当对所有患者实施标准预防措施。

（2）对确定或高度疑似多重耐药菌感染患者或定植患者，应当在标准预防的基础上，实施接触隔离措施，预防多重耐药菌传播。

1）尽量选择单间隔离，也可以将同类多重耐药菌感染患者或定植患者安置在同一房间。隔离房间应当有隔离标识。不宜将多重耐药菌感染或者定植患者与留置各种管道、有开放伤口或者免疫功能低下的患者安置在同一房间。多重耐药菌感染或者定植患者转诊之前应当通知接诊的科室，采取相应隔离措施。没有条件实施单间隔离时，应当进行床旁隔离。

2）与患者直接接触的相关医疗器械、器具及物品如听诊器、血压计、体温计、输液架等要专人专用并及时消毒处理。轮椅、担架、床旁心电图机等不能专人专用的医疗器械、器具及物品要在每次使用后擦拭消毒。

3）医务人员对患者实施诊疗护理操作时，应当将高度疑似或确诊多重耐药菌感染患者或定植患者安排在最后进行。接触多重耐药菌感染患者或定植患者的伤口、溃烂面、黏膜、血液、体液、引流液、分泌物、排泄物时，应当戴手套，必要时穿隔离衣，完成诊疗护理操作后，要及时脱去手套和隔离衣，并进行手卫生。

7.为了预防与控制多重耐药菌的传播，医疗机构应该怎样加强清洁和消毒工作？

（1）医疗机构要加强多重耐药菌感染患者或定植患者诊疗环境的清洁、消毒工作，特别要做好ICU、新生儿病区（室）、血液科病房、呼吸科病房、神经科病房、烧伤病房等重点部门物体表面的清洁、消毒。要使用专用的抹布等物品进行清洁和消毒。

（2）对医务人员和患者频繁接触的物体表面（如心电监护仪、微量输液泵、呼吸机等医疗器械的面板或旋钮表面、听诊器、计算机键盘和鼠标、电话机、患者床栏杆和床头桌、门把手、水龙头开关等），采用适宜的消毒剂进行擦拭、消毒。

（3）被患者血液、体液污染时应当立即消毒。出现多重耐药菌感染暴发或者疑似暴发时，应当增加清洁、消毒频次。

（4）在多重耐药菌感染患者或定植患者诊疗过程中产生的医疗废物，应当按照医疗废物有关规定进行处理和管理。

8.医疗机构如何建立和完善对多重耐药菌的监测工作？

（1）加强多重耐药菌监测工作。医疗机构应当重视感染防控部门的建设，积极开展常见多重耐药菌的监测。对多重耐药菌感染患者或定植高危患者要进行监测，及时采集有关标本送检，必要时开展主动筛查，以及时发现、早期诊断多重耐药菌感染患者和定植患者。

（2）提高临床微生物实验室的检测能力。医疗机构应当加强临床微生物实验室的能力建设，提高其对多重耐药菌检测及抗菌药物敏感性、耐药模式的监测水平。临床微生物实验室发现多重耐药菌感染患者和定植患者后，应当及时反馈感染防控部门以及相关临床科室，以便采取有效的治疗和感染控制措施。患者隔离期间要定期监测多重耐药菌感染情况，直至临床感染症状好转或治愈方可解除隔离。

临床微生物实验室应当至少每半年向全院公布一次临床常见分离细菌菌株及其药敏情况，包括全院和重点部门多重耐药菌的检出变化情况和感染趋势等。

9.医疗机构在落实《遏制细菌耐药国家行动计划（2016-2020年）》时的监测方式、监测对象包括哪些？

（1）监测方式：普遍监测、主动监测和目标监测。

（2）监测对象：三级、二级医院和基层医疗机构住院和门诊患者，从而获得全面细菌耐药流行病学数据。

10.医疗机构制定抗菌药物供应目录的管理要求是什么？

（1）要严格落实品种、品规要求，其中碳青霉烯类抗菌药物注射剂型严格控制在3个品规内。

（2）要按照规定调整抗菌药物供应目录，调整周期原则上为2年，最短不少于1年，并在目录调整后15日内报核发其《医疗机构许可证》的卫生健康行政部门备案。

11.如何加强抗菌药物临床应用管理技术支撑体系建设？

（1）各级卫生健康行政部门和医疗机构要加强感染科、临床微生物室和临床药学等学科建设，逐步建立涵盖感染性疾病诊疗、疑难疾病会诊、医疗机构感染控制、抗菌药物应用管理等相关内容的诊疗体系，并在抗菌药物临床应用管理中发挥重要作用。

（2）要加强医务人员培训，落实《国家处方集》《抗菌药物临床应用指导原则（2015版）》《国家抗微生物治疗指南》等要求，并将抗菌药物临床应用管理和临床路径管理工作进行有效结合，发挥临床路径在规范诊疗行为、促进合理用药工作中的作用。

（3）要加大医师、药师、微生物检验人员和管理人员培训，提高合理使用抗菌药物的技术能力和管理能力。

（4）要加强医疗机构信息化建设，发挥信息技术对抗菌药物临床应用管理的技术支撑作用。

12.何谓多重耐药菌感染发现率？如何计算？其意义是什么？

（1）定义：多重耐药菌感染发现率指多重耐药菌感染患者数（例次数）与同期住院患者总数的比例。

（2）计算公式：

多重耐药菌感染发现率=多重耐药菌感染患者数（例次数）/同期住院患者
总数×100%

（3）意义：反映医院内多重耐药菌感染的情况。

13.何谓多重耐药菌感染检出率？如何计算？其意义是什么？

（1）定义：多重耐药菌感染检出率是指多重耐药菌检出菌株数与同期该病原体检出菌株总数的比例。

（2）计算公式：

多重耐药菌感染检出率=多重耐药菌检出菌株数/同期该病原体检出菌株
总数×100%

（3）意义：反映医院内多重耐药菌感染的总体情况和某种特定菌种多重耐药菌感染情况。

14.《医疗机构感染预防与控制基本制度（施行）》中多重耐药菌感染防控制度的含义及基本要求是什么？

（1）含义：多重耐药菌感染防控制度是医疗机构为预防和控制多重耐药菌引发的感染及其传播，根据本机构多重耐药菌流行趋势和特点开展的监测、预防与控制等活动的规范性要求。目前要求纳入目标防控的多重耐药菌包括但不限于：耐甲氧西林金黄色葡萄球菌（MRSA）、耐万古霉素肠球菌（VRE）、耐碳青霉烯类抗菌药物肠杆菌科细菌（CRE）、耐碳青霉烯类抗菌药物鲍曼不动杆菌（CR-AB）和耐碳青霉烯类抗菌药物铜绿假单胞菌（CR-PA）等。

（2）基本要求：

1）制订并落实多重耐药菌感染防控规范，明确各责任部门和岗位的分工、职责和工作范围等。

2）依据本机构和所在地区多重耐药菌流行趋势和特点，确定多重耐药菌监控范围，加强信息化监测，采取有效措施预防和控制重点部门和易感者的多重耐药菌感染。

3）加强感染防控、感染病学、临床微生物学、重症医学和临床药学等相关学科的多部门协作机制，提升专业能力。

4）加强针对本机构相关工作人员的多重耐药菌感染防控知识培训。

5）严格执行多重耐药菌感染防控核心措施，核心措施包括但不限于：手卫生、接触隔离、环境清洁消毒、可复用器械与物品的清洁消毒灭菌、抗菌药物合理使用、无菌技术操作、标准预防、减少侵入性操作，以及必要的针对环境和患者的主动监测和干预等。

6）规范病原微生物标本送检，严格执行《抗菌药物临床应用指导原则》，合理选择并规范使用抗菌药物。

15.多重耐药菌感染防控措施的评价内容有哪些？

（1）针对多重耐药菌医疗机构感染的监测、预防和控制等各个环节，结合实际工作，制订并落实多重耐药菌感染管理的规章制度和防控措施。

（2）有落实预防与控制多重耐药菌（如耐甲氧西林金黄色葡萄球菌、耐碳青霉烯类鲍曼不动杆菌、耐碳青霉烯类肠杆菌科细菌、耐万古霉素肠球菌等）感染的有效措施，包括手卫生、隔离、无菌操作、环境清洁与消毒等。

（3）根据细菌耐药性监测情况，加强抗菌药物临床应用管理，落实抗菌药物的合理使用。

（4）医务人员知晓多重耐药菌感染防控知识与技能。

（5）有多重耐药菌感染的监测与控制的检查、分析与反馈，多重耐药菌感染预防与控制有效。

（6）有多部门（临床科室、微生物实验室或检验部门、感染防控部门、医务部门、护理部门等）多重耐药菌感染防控的合作机制，发生多重耐药菌感染暴发时能有效发挥作用。

（7）至少每季度向机构内公布临床常见分离细菌菌株及其药敏情况，包括机构内和重点部门多重耐药菌的检出变化情况和感染趋势等。

参考文件

［1］《多重耐药菌医院感染预防与控制技术指南（试行）》（卫办医政发〔2011〕5号）.

［2］《国家卫生计生委办公厅关于印发麻醉等6个专业质控指标（2015年版）的通知》（国卫办医函〔2015〕252号）.

［3］《卫生部办公厅关于加强多重耐药菌医院感染控制工作的通知》（卫办医发〔2008〕130号）.

［4］《关于印发〈遏制细菌耐药国家行动计划（2016–2020年）〉的通知》（国卫医发〔2016〕43号）.

［5］《国家卫生计生委办公厅关于进一步加强抗菌药物临床应用管理遏制细菌耐药的通知》（国卫办医发〔2017〕10号）.

［6］《国家卫生健康委办公厅关于进一步加强医疗机构感染预防与控制工作的通知》（国卫办医函〔2019〕480号）.

［7］《医院感染预防与控制评价规范》（WS/T 592）.

第六章
传染病感染防控

第一节 医疗机构传染病感染防控

1.《国家卫生计生委办公厅关于加强医疗机构传染病管理工作的通知》（国卫办医函〔2017〕250号）中，对医疗机构加强传染病管理提出哪些要求？

（1）提高认识，完善传染病管理体系建设。

1）深刻认识加强医疗机构传染病管理工作的重要意义。

2）完善传染病防治工作体系建设。

（2）全面加强医疗机构传染病管理工作。

1）完善医疗机构传染病管理制度规范。

2）加大传染病检测力度。

3）规范诊疗，强化质量管理。

4）加强医疗机构感染防控，控制传染病医源性传播。

5）依法做好传染病上报工作。

（3）加大医疗机构传染病管理工作保障力度。

1）完善并落实医疗机构传染病管理支持政策。

2）加强医疗机构人员管理和培训。

3）开展传染病防治科普宣教。

2.《国家卫生计生委办公厅关于加强医疗机构传染病管理工作的通知》（国卫办医函〔2017〕250号）中，对加强医疗机构感染防控，控制传染病医源性传播提出了哪些要求？

（1）各级卫生健康行政部门要将医疗机构感染防控纳入医疗管理常规内容，各级各类医疗机构要完善医疗机构感染防控制度，建立健全医疗机构感染防控组织，明确部门、人员和岗位职责。

（2）医疗机构严格落实传染病防治和医疗机构感染防控有关要求：

1）加强发热门诊、肠道门诊、急诊、输血科、手术部（室）、注射室、医学检验实验室等传染病传播风险较高部门的管理，做到区域划分明确，布局流程合理，防护设施完善。

2）规范医疗场所环境清洁和重复使用医疗器械管理，严格落实标准预防和无菌操作规程，规范手术、内镜检查、注射、采血等侵入性操作管理。

3）严格落实《医疗废物管理条例》等要求，加强医疗废物规范化管理，防范医疗废物污染环境和传播传染病的风险。

3.《国务院办公厅关于加强传染病防治人员安全防护的意见》（国办发〔2015〕1号）中，对加强传染病患者转运救治的感染防治与职业防护工作提出了哪些要求？

（1）根据区域卫生规划要求，按照填平补齐的原则，在充分调研论证的基础上，重点加强综合性医院感染性疾病科和传染病专科医院的功能分区及污水、污物处理等安全防护设施建设。

（2）医疗机构要做好传染病患者的接诊和相关处置工作。对于承担传染性强、原因不明传染病转运救治任务的定点医疗机构，要配置负压担架、负压救护车和负压病房，确保转运救治过程中患者家属及医务人员安全。

（3）完善医疗机构感染防控规范和标准，健全医疗机构感染防控组织机构，重点加强医疗机构预检分诊和发热门诊、肠道门诊工作，落实医疗机构感染监测、消毒隔离和医务人员手卫生、职业防护及职业暴露后干预等关键防控措施，强化对患者及其家属的健康教育，保障群众就医和医务人员从业安全。卫生健康行政部门要指导承担转运救治任务的单位和运输企业做好相关人员防护。

4.《医疗机构内传染病相关感染预防与控制制度》的含义是什么？有哪些基本要求？

（1）含义：《医疗机构内传染病相关感染预防与控制制度》是医疗机构及医务人员依法依规开展本机构内传染病相关感染防控活动的规范性要求。

（2）基本要求：

1）诊疗区域空间布局、设备设施和诊疗流程等符合传染病相关感染预防与控制的要求。

2）确定承担本机构内传染病疫情监测、报告、预防和控制工作的主体部门、人员及其职责；明确感染防控部门或人员指导监督本机构内传染病相关感染防控工作开展的职责。

3）严格执行传染病预检分诊要求，重点询问和关注就诊者发热、呼吸道症状、消化道症状、皮肤损害等临床表现和流行病学史，并了解就诊者症状出现以来的就医、用药情况。医疗机构不具备相应的救治条件时，应当规范采取就地隔离或转诊至有能力救治的医疗机构等措施。

4）根据传染病传播途径的特点，对收治的传染病患者采用针对性措施阻断传播途径，防止传染病传播；做好疫点管理，及时进行终末消毒，按规范做好医疗废物处置。

5）定期对工作人员进行传染病防控和职业暴露防护知识、技能的培训；为从事传染病诊疗工作的医务人员提供数量充足且符合规范要求的个人防护用品，并指导、监督其正确选择和使用。

5.《中华人民共和国传染病防治法》中规定的传染病分几类？每类传染病名称及种类是什么？哪些乙类传染病采取甲类传染病管理？

（1）《中华人民共和国传染病防治法》规定的传染病分为甲类、乙类和丙类，共38种。

（2）每类传染病名称及种类：

1）甲类传染病：鼠疫、霍乱。共2种。

2）乙类传染病：传染性非典型肺炎、艾滋病、病毒性肝炎、脊髓灰质炎、人感染高致病性禽流感、麻疹、流行性出血热、狂犬病、流行性乙型脑炎、登革热、炭疽、细菌性和阿米巴性痢疾、肺结核、伤寒和副伤寒、流行性脑脊髓膜炎、百日咳、白喉、新生儿破伤风、猩红热、布鲁氏菌病、淋病、梅毒、钩端螺旋体病、血吸虫病、疟疾。共25种。

3）丙类传染病：流行性感冒、流行性腮腺炎、风疹、急性出血性结膜炎、麻风病、流行性和地方性斑疹伤寒、黑热病、包虫病、丝虫病、手足口病，除霍乱、细菌性和阿米巴性痢疾、伤寒和副伤寒以外的感染性腹泻病。共11种。

（3）乙类传染病中采取甲类传染病的预防、控制措施的有：传染性非典型肺炎、炭疽中的肺炭疽和人感染高致病性禽流感。

其他乙类传染病和突发原因不明的传染病需要采取本法所称甲类传染病的预防、控制措施的，由国务院卫生健康行政部门及时报经国务院批准后予以公布、实施。

6.国家卫生健康委员会在哪份文件中规定了新型冠状病毒感染的肺炎为乙类传染病，实施甲类传染病的预防、控制措施等相关要求？

《中华人民共和国国家卫生健康委员会公告》（2020年第1号）规定：

（1）将新型冠状病毒感染的肺炎纳入《中华人民共和国传染病防治法》规定的乙类传染病，并采取甲类传染病的预防、控制措施。

（2）将新型冠状病毒感染的肺炎纳入《中华人民共和国国境卫生检疫法》规定的检疫传染病管理。

参考文件

［1］《中华人民共和国传染病防治法》（2013年6月修正）.

［2］《国务院办公厅关于加强传染病防治人员安全防护的意见》（国办发〔2015〕1号）.

［3］《国家卫生计生委办公厅关于加强医疗机构传染病管理工作的通知》（国卫办医函〔2017〕250号）.

［4］《国家卫生健康委办公厅关于进一步加强医疗机构感染预防与控制工作的通知》（国卫办医函〔2019〕480号）.

［5］《中华人民共和国国家卫生健康委员会公告》（2020年第1号）.

第二节　新冠肺炎感染防控

1.《医疗机构内新型冠状病毒感染预防与控制技术指南（第一版）》中，对医疗机构有效降低新冠病毒在医疗机构内的传播，提出了哪些基本要求?

　　基本要求包括：制定应急预案和工作流程、开展全员培训、做好医务人员防护、关注医务人员健康、加强医疗机构感染监测、做好清洁消毒管理、加强患者就诊管理、加强患者教育、加强感染暴发管理和加强医疗废物管理等10个方面。

2.《医疗机构内新型冠状病毒感染预防与控制技术指南（第一版）》中，对医疗机构的医务人员防护提出了哪些要求?

　　（1）医疗机构和医务人员应当强化标准预防措施的落实，做好诊区、病区（房）的通风管理，严格落实《医务人员手卫生规范》（WS/T 313）要求，佩戴医用外科口罩/医用防护口罩，必要时戴乳胶手套。

　　（2）采取飞沫隔离、接触隔离和空气隔离防护措施，根据不同情形，做到防护到位。

　　（3）医务人员使用的防护用品应当符合国家有关标准。

　　（4）医用外科口罩、医用防护口罩、护目镜、隔离衣等防护用品被患者血液、体液、分泌物等污染时应当及时更换。

　　（5）正确使用防护用品，戴手套前应当洗手，脱去手套或隔离服后应立即用流动水洗手。

　　（6）严格执行锐器伤防范措施。

　　（7）每位患者用后的医疗器械、器具应当按照《医疗机构消毒技术规范》（WS/T 367）要求进行清洁与消毒。

3.《医疗机构内新型冠状病毒感染预防与控制技术指南（第一版）》中，采取飞沫隔离、接触隔离和空气隔离防护措施，根据不同情形做到哪些防护?

　　（1）接触患者的血液、体液、分泌物、排泄物、呕吐物及污染物品时：戴清洁手套，脱去手套后洗手。

（2）可能受到患者血液、体液、分泌物等喷溅时：戴医用防护口罩、护目镜、穿防渗隔离衣。

（3）为疑似患者或确诊患者实施可能产生气溶胶的操作（如气管插管、无创通气、气管切开、心肺复苏、插管前手动通气和支气管镜检查等）时：

1）采取空气隔离措施。

2）佩戴医用防护口罩，并进行密闭性能检测。

3）眼部防护（如护目镜或防护面屏）。

4）穿防体液渗入的长袖隔离衣，戴手套。

5）操作应当在通风良好的房间内进行。

6）房间中人数限制在患者所需护理和支持的最低数量。

4.《医疗机构内新型冠状病毒感染预防与控制技术指南（第一版）》中，对加强患者管理有哪些要求？

（1）对疑似或确诊患者及时进行隔离，并按照指定规范路线由专人引导进入隔离区。

（2）患者进入病区前更换患者服，个人物品及换下的衣服集中消毒处理后，存放于指定地点由医疗机构统一保管。

（3）指导患者正确选择、佩戴医用外科口罩，正确实施咳嗽礼仪和手卫生。

（4）加强对患者探视或陪护人员的管理。

（5）对被隔离的患者，原则上其活动限制在隔离病房内，减少患者的移动和转换病房；若确需离开隔离病房或隔离区域时，应当采取相应措施如佩戴医用外科口罩，防止患者对其他患者和环境造成污染。

（6）疑似或确诊患者出院、转院时，应当更换干净衣服后方可离开，按《医疗机构消毒技术规范》（WS/T 367）对其接触环境进行终末消毒。

（7）疑似或确诊患者死亡的，对尸体应当及时进行处理。处理方法：用含有效氯3 000 mg/L的消毒液或0.5%过氧乙酸棉球或纱布填塞患者口、鼻、耳、肛门等所有开放通道；用双层布单包裹尸体，装入双层尸体袋中，由专用车辆直接送至指定地点火化。患者住院期间使用的个人物品经消毒后方可随家属带回家。

5.《国家卫生健康委办公厅关于加强重点地区重点医院发热门诊管理及医疗机构内感染防控工作的通知》（国卫办医函〔2020〕102号）中，对降低医疗机构内感染风险提出了哪些要求？

（1）全面加强医疗机构感染防控管理。

（2）严格落实感染防控分区管理。

（3）采取科学防范的个人防护措施。

（4）合理配置医务人员。

（5）降低医务人员暴露风险。

6.《国家卫生健康委办公厅关于进一步加强疫情期间医疗机构感染防控工作的通知》（国卫办医函〔2020〕226号）中，对如何进一步加强感染防控工作提出了哪些要求？

（1）结合分区分级管理，加强区域部署和指导落实。

（2）严格落实标准预防，采取相应防护措施。

（3）加强门急诊预检分诊，落实"四早"要求。

（4）加强患者收入院管理和住院患者管理。

（5）做好院内感染监测和健康监测。

（6）细化重点人群医疗服务流程。

（7）做好日常的医疗机构感染防控。

7.《国家卫生健康委办公厅关于进一步加强疫情期间医疗机构感染防控工作的通知》（国卫办医函〔2020〕226号）中，对各级卫生健康行政部门提出了哪些要求？

（1）各级卫生健康行政部门结合分区分级管理，加强区域部署和指导落实。

1）要高度重视疫情期间医疗机构感染防控工作，把做好预防和控制医疗机构感染作为疫情防控工作的重中之重，以及开展日常医疗服务的基础和前提。要根据辖区内新冠肺炎的流行程度和区域风险等级，加强区域内协调部署，毫不放松落实感染防控各项要求。

2）要加强对辖区内医疗机构感染防控工作的现场指导，及时发现问题、纠正错误，既避免防控不足，也避免防控过度。对存在问题较多的医疗机构，要建立整改台账，实行限时销号管理。

（2）各级卫生健康行政部门要做好日常的医疗机构感染防控，要将感染防控工作作为考核医疗机构的标准之一，加强日常监督管理。

8.《国家卫生健康委办公厅关于进一步加强疫情期间医疗机构感染防控工作的通知》（国卫办医函〔2020〕226号）中，对医疗机构严格落实标准预防和采取相应防护措施提出了哪些要求？

（1）要严格落实标准预防，进入医疗机构的各类人员均应当正确选择和佩戴口罩、正确进行手卫生。

（2）做好环境通风管理，落实分区管理要求，合理划分清洁区、潜在污染区和污染区，区别医务人员通道和患者通道。

（3）医务人员防护按照《新冠肺炎疫情期间医务人员防护技术指南（试行）》（国卫办医函〔2020〕155号）执行，正确合理使用防护用品。在标准预防的基础上，根据诊疗操作的风险高低进行额外防护。

（4）可能接触到患者血液、体液、分泌物或实施产生气溶胶操作时，选择佩戴护目镜/防护面屏、隔离衣、医用防护口罩等防护用品。

9.《国家卫生健康委办公厅关于进一步加强疫情期间医疗机构感染防控工作的通知》（国卫办医函〔2020〕226号）中，对医疗机构加强患者收入院管理和住院患者管理提出了哪些要求？

（1）要根据本区域的风险等级，严格执行本地人民政府关于"四类人员"（确诊病例、疑似病例、发热症状患者、密切接触者）相关管理要求，制定本机构疫情期间患者入院筛查流程。

（2）对有流行病学史、存在新冠肺炎感染风险的入院患者，可通过影像学、病原学和血清学检测方法做进一步鉴别诊断。

（3）鼓励中、高风险地区有条件的医疗机构设置过渡病房，对新收入院的患者进行单间收治，待排除新冠病毒感染后再转至常规病房进一步住院治疗，降低潜在医疗机构交叉感染风险。

（4）患者住院期间要加强陪护人员、探视人员的管理，根据本地区的疫情流行情况制定陪护、探视的管理制度。

10. 《国家卫生健康委办公厅关于进一步加强疫情期间医疗机构感染防控工作的通知》（国卫办医函〔2020〕226号）中，对医疗机构做好院内感染监测和健康监测提出了哪些要求？

（1）要开展感染防控的主动监测，切实做好急诊患者、血液透析、肿瘤放疗化疗患者等重点人群的感染监测工作，对手术治疗、内镜操作等侵入性操作环节实现监测全覆盖。

（2）通过主动监测，及时发现散发感染病例、聚集性感染病例和疑似新冠肺炎患者的情况，采取相应防控和调查措施。

（3）要建立健康状况强制报告制度，要求全体医务人员、其他工作人员（包括保洁、配送、保安、护工等）、患者和陪护人员每天或定期报告个人健康状况，及时发现发热及有呼吸道症状的人员并采取相应措施。

11. 《国家卫生健康委办公厅关于进一步加强疫情期间医疗机构感染防控工作的通知》（国卫办医函〔2020〕226号）中，对医疗机构做好细化重点人群医疗服务流程提出了哪些要求？

（1）对于孕产妇、急诊手术患者、急性心脑血管疾病患者、血液透析患者、恶性肿瘤患者等人群，各级各类医疗机构要重点保障其医疗需求，因地制宜制定针对性的诊疗流程和应急预案。

（2）对于急诊患者且不能排除新型冠状病毒感染时，可按照疑似患者收治和防护，保证患者和医务人员安全。

（3）对于门诊慢性病患者，除视病情延长处方用量外，鼓励互联网医院开展线上复诊，鼓励医疗机构开展线上咨询和就医指导，并做好药品的供应保障。

12. 《国家卫生健康委办公厅关于进一步加强疫情期间医疗机构感染防控工作的通知》（国卫办医函〔2020〕226号）中，对医疗机构做好日常的感染防控工作提出了哪些要求？

（1）要认真落实《医疗机构感染预防与控制基本制度（试行）》（国卫办医函〔2019〕480号），加强感染防控专（兼）职人员的配备，加大感染防控经费投入，落实各级感染防控组织的责任。

（2）严格开展全员岗前感染防控培训工作，未经培训合格不得上岗。按照相关技术标准和规范，使重点部门的建筑布局和工作流程符合要求，并配备必要的设备设施，为工作人员提供方便的洗澡等清洁条件。

（3）将标准预防理念贯穿到日常各项工作，做好消毒、隔离、预防职业暴露、医疗废物管理等工作，降低医疗机构感染发生风险。

13.《关于印发重点场所重点单位重点人群新冠肺炎疫情防控相关防控技术指南的通知》（联防联控机制综发〔2020〕139号）中对医疗机构提出了哪些要求？

（1）制定工作总体方案和应急预案，明确工作责任主体，成立工作组织，完善工作流程，开展应急培训和演练等。

（2）储备防护用品和消毒物资，规范消毒、隔离和防护工作，各部门密切协作，确保消毒、隔离和防护措施落实到位。

（3）完善网络挂号、就诊预约功能，并积极推广。

（4）设立体温检测点，对进入医疗机构的人员进行体温测量，体温正常者方可进入。

（5）进入医疗机构的就医人员应佩戴口罩。

（6）诊疗环境应通风良好。

（7）医疗机构所有区域保持卫生干净整洁，加强医疗废物的管理，垃圾及时清运，并按常规进行物体表面及地面的清洁消毒。

（8）加强对重点部门（发热门诊、急诊、隔离病房等）环境的清洁消毒。

（9）设立分诊点，分诊点具备消毒隔离条件和配备必要的防护用品，做好预检分诊。

（10）病区通风良好，空气流向由清洁区流向污染区，有条件的医疗机构建立空气负压病房或者采用循环风空气消毒器（机）进行空气消毒。

（11）做好就诊患者的管理，尽量减少患者拥挤和人群聚集，排队时与他人保持1 m以上距离，以减少医疗机构感染风险。

（12）医疗机构的随时消毒和终末消毒由医疗机构安排专人进行，选择合法有效的消毒产品，采取正确的消毒方法，并做好个人防护，疾病预防控制机构做好技术指导。

14. **《关于落实常态化疫情防控要求进一步加强医疗机构感染防控工作的通知》（联防联控机制综发〔2020〕169号）中，对医疗机构严格落实发热门诊管理提出了哪些要求？**

（1）要压实发热门诊的"前哨"责任，严格落实首诊负责制。

（2）发热门诊的所有医务人员均应当熟练掌握并落实新冠肺炎防控和诊疗方案，加强个人防护，规范开展新冠病毒核酸样本采集、运送、保存和检测。

（3）对新冠肺炎疑似或确诊患者，医务人员应当按照有关规定迅速报告和隔离，及时转入定点医院进一步诊断治疗，不得擅自允许患者自行转院或离院。

15. **《关于落实常态化疫情防控要求进一步加强医疗机构感染防控工作的通知》（联防联控机制综发〔2020〕169号）中，对医疗机构加强陪护、探视的管理提出了哪些要求？**

（1）要加强病房管理，制定严格的陪护、探视制度。鼓励医疗机构实施视频探视。

（2）要加强优质护理服务，实施非必要不陪护、不探视。必须陪护或探视的，应当严格限制陪护、探视人员数量和时间，并做好个人防护，减少人员近距离接触。

（3）对陪护和探视人员，应当做好体温监测、健康状况和信息登记等工作，严格限制其行进路线、活动范围。

（4）加强病区病房门禁、安保管理，减少未经允许的探视和陪护，以及无关人员的随意出入。

16. **《关于落实常态化疫情防控要求进一步加强医疗机构感染防控工作的通知》（联防联控机制综发〔2020〕169号）中，对强化新冠病毒核酸检测提出了哪些要求？**

（1）各地应当加强医疗机构实验室建设，对所有三级医院以及县医院开展建设，使其迅速达到新冠病毒核酸检测条件；对其他二级以上医院也应当同时加强建设，使其逐步达到新冠病毒核酸检测条件，根据疫情防控形势需要随时能够开展核酸检测工作。

（2）医疗机构要对发热门诊患者、门急诊中高度怀疑感染新冠病毒患者、入院患者、陪护人员以及医疗机构工作人员等，按照"应检尽检、愿检尽检"的原则，开展新冠病毒核酸检测，及时发现医疗机构感染的风险。

参考文件

［1］《国家卫生健康委办公厅关于印发医疗机构内新型冠状病毒感染预防与控制技术指南（第一版）的通知》（国卫办医函〔2020〕65号）.

［2］《国家卫生健康委办公厅关于加强重点地区重点医院发热门诊管理及医疗机构内感染防控工作》（国卫办医函〔2020〕102号）.

［3］《国家卫生健康委办公厅关于进一步加强疫情期间医疗机构感染防控工作的通知》（国卫办医函〔2020〕226号）.

［4］《关于印发重点场所重点单位重点人群新冠肺炎疫情防控相关防控技术指南的通知》（联防联控机制综发〔2020〕139号）.

［5］《关于落实常态化疫情防控要求进一步加强医疗机构感染防控工作的通知》（联防联控机制综发〔2020〕169号）.